Meinen Lehrern, die mir die Grundlagen
für meine Arbeit gaben,
meinen mutigen Patienten, die mich so oft
auf der Suche nach der Wahrheit unterstützt haben,
und meinen Schülern, die ihr Vertrauen
in diese Arbeit setzen.

Dietrich Klinghardt

Dank meinem Lehrer Dietrich Klinghardt
für seine Inspiration und Begleitung.
Ein großer Dank meiner Familie für die Geduld,
mit der sie auf so vieles verzichtet hat,
und für ihre bedingungslose Unterstützung,
damit dieses Buch entstehen konnte.
Dank auch allen Freunden,
die hinter mir standen und stehen.

Ariane Zappe

Bibliografische Information der Deutschen Nationalbibliothek
Die Deutsche Nationalbibliothek verzeichnet diese Publikation in der Deutschen Nationalbibliografie; detaillierte bibliografische Daten sind im Internet über http://dnb.d-nb.de abrufbar.

Verlag: INK Verlag
INK – Institut für Neurobiologie nach Dr. Klinghardt GmbH
Lektorat: Helgard Schmitz M.A.
Gesamte Gestaltung: Christine Magiera/Altamedinet GmbH
Umschlagfoto: Fabian Kall
Druck: CPI books GmbH, Ulm
Printed in Germany
ISBN 978-3-9808972-2-8

SophiaMed
WEISHEIT WISSEN MEDIZIN

Dr. med. Dietrich Klinghardt I Ariane Zappe

Die biologische Behandlung der Lyme-Borreliose

DIE PERSISTENZ VON ERREGERN ALS URSACHE CHRONISCHER ERKRANKUNGEN

Langjährige klinische Erfahrungen mit M. Alzheimer, Autismus, Multipler Sklerose, Amyotropher Lateralsklerose, M. Parkinson, Müdigkeit und Erschöpfung, Schlafstörungen, Schmerzzuständen und neurologischen Symptomen

INK

INHALTSVERZEICHNIS

Hinweise zum Verständnis dieses Buches

Dieses Buch kann als Nachschlagewerk eingesetzt werden. Zu diesem Zweck wurde ein besonders detailliertes Inhaltsverzeichnis erstellt. Manche Passagen oder Sätze erscheinen in verschiedenem Kontext mehrmals.

Die hier vorgestellten Behandlungsvorschläge sind das Ergebnis jahrzehntelanger Erfahrungen, empirischer Forschungen und der vertrauensvollen Arbeit mit unzähligen Patienten in der Praxis von Dr. Klinghardt, dem „SophiaHealth©-Institute" in Seattle/USA.

Die Arbeit von Dr. Klinghardt beruht auf einer vom ihm entwickelten umfassenden Methode zur Diagnostik und Therapie chronischer Erkrankungen. Sie ist ein Zusammenschluss der Einzeldisziplinen Autonomer Response Test (ART), Psycho-Kinesiologie (PK) und Mentalfeld-Techniken (MFT), die ein stringentes System bilden (Näheres dazu S. 360ff.).

Man muss nicht in dieser Methode ausgebildet sein, um die Therapievorschläge in diesem Buch anwenden zu können, jedoch hat sich unsere methodische Arbeit als sehr zuverlässig und zielführend erwiesen. Außerdem sind wir überzeugt von der Integrität dieser biologischen Behandlungsweise.

In Deutschland wird die Ausbildung in dieser Methode über das **Institut für Neurobiologie nach Dr. Klinghardt** *(www.ink.ag)* mit Sitz in Glottertal bei Freiburg in Kursen organisiert und das Gedankengut von Dr. Klinghardt an Therapeuten vermittelt.

SophiaMed©-System

Aus dem Aspekt der Borreliose-Therapie ergab sich eine Behandlungsform, die die Bezeichnung SophiaMed© erhielt.

Das System umfasst das Behandlungskonzept in 4 Phasen basierend auf den Methoden **ART (Autonomer Response Test), PK (Psycho-Kinesiologie) und MFT (Mentalfeld-Techniken)** (vgl. S. 360ff.) in Kombination mit moderner Labordiagnostik und umfassender Begleittherapie.

SophiaMed© ist aus dem Erfahrungsschatz der Heilpraktiker und Ärzte am SophiaHealth©-Institut entstanden und zu einem Konzept und einer strukturierten Vorgehensweise für die Arbeit mit chronisch Kranken geworden.

Definition der „Lyme-Borreliose"

Der Begriff der **Lyme-Borreliose** bezog sich ursprünglich ausschließlich auf Krankheitsbilder, die durch den Erreger Borrelia burgdorferi („sensu strictu") ausgelöst wurden. Heute schließt der Begriff der Lyme-Borreliose alle Krankheitsbilder ein, die durch die verschiedenen Borrelienarten und die bekannten Co-Infektionen ausgelöst werden („sensu lato").

In diesem Buch verwenden wir den Begriff Lyme-Borreliose als übergeordnete Bezeichnung einer komplexen Erkrankung, die sowohl von Spirochäten als auch von deren Prä-, Co- und opportunistischen Infektionen ausgelöst wird.

SophiaMed© Online

Um unsere Leser an neuen Entwicklungen in der Behandlung der Lyme-Borreliose teilhaben zu lassen, wurde eine Webseite entwickelt, in der wir die in diesem Buch angesprochenen Protokolle aktualisiert zur Verfügung stellen: ***www.sophiamed.online.***

Protokolle, die inhaltlich in direkter Verbindung mit diesem Buch stehen, sind zugänglich unter dem Passwort: ***OnlineVersion.***

1 CHRONISCH KRANK IM 21. JAHRHUNDERT

Vorwort von Dr. med. Dietrich Klinghardt

Die Zeiten, in denen monokausale Symptome eindeutigen Diagnosen und Therapien zugeordnet werden konnten, sind lange vorbei. Der chronisch kranke Patient des 21. Jahrhunderts beschreibt diffuse, häufig wechselnde und schwer greifbare Symptome, die immer öfter mangels tieferen Verständnisses als psychische Störung bewertet und therapiert werden:

- Müdigkeit, Erschöpfung und Unlust am Leben
- Depressive Stimmungslage bis hin zur Depression
- Schlafstörungen und mangelnde nächtliche Regeneration
- Diffuse körperliche Schmerzen, Gelenkschmerzen
- Überempfindlichkeiten und Unverträglichkeiten
- Chronische Nebenhöhlen- und Halsbeschwerden
- Probleme mit Kurzzeitgedächtnis, Konzentration und Wortfindung
- Schwächegefühl, Kurzatmigkeit und schneller Puls
- Dysregulation der Körpertemperatur, generelles Kältegefühl und Nachtschweiß
- Vermehrter Durst, aber auch vermehrte Urinausscheidung
- Husten, Kopfschmerzen oder eingetrübte Sicht
- Eigenartige neurologische Symptome wie Zittern, Vibrieren oder Taubheit.

STUDIE

Surg Neurol Int 23-Jul-2015;6:123
Neurological deaths of American adults (55-74) and the over 75's by sex compared with 20 Western countries 1989-2010: Cause for concern
Twenty country (TC) average 55-74 male rates per million (pm) rose 2 % to 503 pm, USA increased by 82 % to 627 pm. TC average females rose 1% to 390 pm, USA rising 48 % to 560 pm. **TC average over 75's male and female increased 117 % and 143 %; USA rising 368 % and 663 %.**
Colin Pritchard, Emily Rosenorn-Lanng

Diese Studie zeigt, dass in den USA neurologische Erkrankungen als Todesursache bei Frauen in den letzten 20 Jahren **um 663 % zugenommen** haben.

Der Anstieg neurologischer Funktionsstörungen des Gehirns verläuft exponentiell, nicht linear: Gedächtnisverlust, Hyperaktivität, Aufmerksamkeitsdefizite, Autismus, Multiple Sklerose, Morbus Parkinson, Morbus Alzheimer usw. Die alten Demarkationslinien lassen sich nicht länger anwenden – bestimmte Symptome, die traditionell mit einer Diagnose verbunden waren, vermischen sich heute mit Symptomen einer grundverschiedenen klinischen Diagnose mit einem neuen Namen.

Wissenschaftler sagen voraus, dass im Jahr 2025 die Hälfte der neugeborenen Kinder Autismus oder andere neurologische Probleme entwickeln werden.

Basierend auf der Durchsicht verfügbarer Statistiken des CDC (Centers for Disease Control and Prevention), veröffentlichter Abhandlungen, Informationen von Gewerkschaften von Lehrern und Pflegepersonal, persönlichen Gesprächen und Erfahrungen mit Patienten, ist meine Prognose noch bedeutend besorgniserregender, besonders für Jungen: 2025 werden nur noch sehr wenige neugeborene Jungen ihr genetisches Potential entfalten können. Androgene (männliche Geschlechtshormone wie Testosteron) haben einen negativen synergistischen Effekt mit Quecksilber, anderen Toxinen und vielen mikrobiellen Infektionen, weshalb noch mehr Jungen als Mädchen betroffen sind.

In den meisten Kindertagesstätten, Kindergärten und Grundschulen herrscht schon heute Krisenstimmung, die sowohl von den Medien als auch von den Politikern ignoriert wird.

Wir leben nicht losgelöst von unserer Umwelt

Die physische, emotionale, soziale, mentale und spirituelle Umwelt, in der wir aufwachsen und leben, beeinflusst entscheidend, wie wir uns fühlen, was wir denken, wie wir Ereignisse um uns herum interpretieren und wie unser Organismus auf die Umgebung reagiert.

Wir befinden uns in einem osmotischen Gleichgewicht mit einer Umwelt, die täglich mehr vergiftet wird. Mehrere semi-permeable Membranen trennen uns von ihr: Haut, Lungen- und Darmepithel, Schleimhäute. Mit der Zeit würde sich die Toxin-Konzentration in unserem Bindegewebe und unseren Zellen der der Umwelt anpassen, wenn nicht Billionen von enzymatischen Pumpen in unseren Zellen 24 Stunden am Tag, 7 Tage die Woche mit einem enormen Aufwand an Energie gegen dieses Gefälle arbeiten würden. Diese Energie aber fehlt uns für andere, schönere Dinge des Lebens.

5-Ebenen-Modell

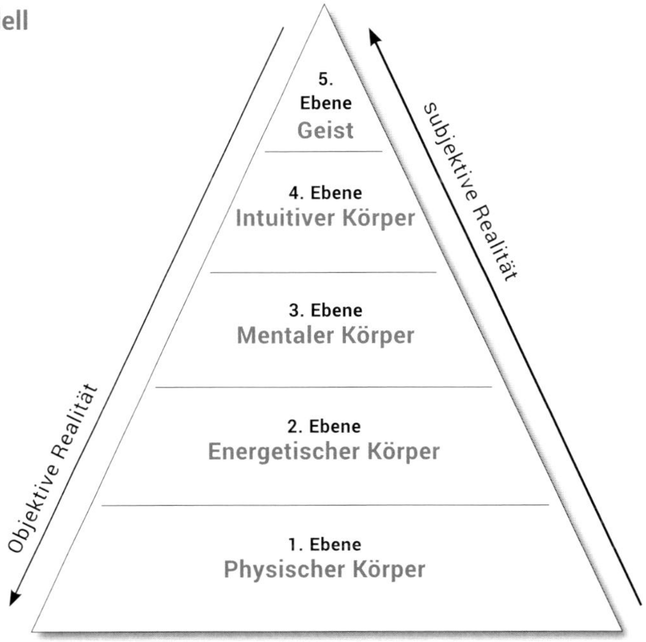

Die Körper	Eigene Erfahrung auf dieser Ebene	Anatomie	Dazugehörige Wissenschaften	Diagnostik	Behandlungs-methoden
5. Seelenkörper	Glückseligkeit, Einheit mit Gott, Erleuchtung	Geist, höheres Bewusstsein	Spiritualität	Wissende Klarheit und bewusste göttliche Führung	Selbstheilung, Gebet, echte Meditation, sich fügen
4. Intuitiver Körper	Intuition, Trance, Träume, Kreativität, objektive Kunst, meditative Zustände, Fremdenergien, Ahnungen, außer-körperliche und Nahtoterfahrungen, Archetypen und Engel	Vierte Dimension, das kollektive Unbewusste, Turiya, Bewusstsein, „No-mind"	Mathematik, Integrative Biophysik, Mystik, Schamanismus, Quantenphysik	Beobachtung (Phänomenologie), systemische MFT und PK, Familienauf-stellung, Radiästhesie, Traumdeutung, Resonanzen in der Kunsttherapie	Systemische Familien-aufstellung, kreative Kunst (Zeichnen, Sin-gen, Tanzen, Spielen Trommeln), Schama-nismus, Hypnotherapie, Jungsche Psycho-therapie, Rituale und Symbolarbeit
3. Mentaler Körper	Denken, Glauben, Glaubenssätze, Grundannahmen, Einstellungen, Erinnerung, Fernheilung	Mentalfeld, Verstand, Gedächtnis, morpho-genetisches Feld, Informationsfeld, der Wille	Psychologie, Homöopathie, Theologie,	Therapeutisches Gespräch, Frage-bogenteste (MMFI, FPI...), Psycho-Kinesiologie, und MFT, homöopathisches Repertorisieren	Psychotherapie, Homöopathie, Farblicht-therapie, MFT und andere „energetische" psychotherapeutische Maßnahmen, Tarot-karten, Radionik
2. Elektrischer Körper	Gefühle, energetische Wahrnehmungen, Stärke und Schwäche, Kraft	Elektromagnetische Wellen, Schwerkraft, Aktionspotenziale, Hirnwellen, Aura, Nadis, Chakras, Meridiane, Akupunkturpunkte	Elektronik, Elektronmedizin	Thermogramm, EEG, EKG, EMG, ART, Kinesiologie, chinesi-sche Pulsmessung, Kirlian-Fotografie, CAT und PET-Scan, Röntgenaufnahmen, Ultraschall, RAC, EAV	Neuraltherapie, Berührung, Akupunktur, Atemtherapie, Qi-Gong, Tai-Chi, Ultraschall, Lichttherapie, Sophia-Matrix® Technik
1. Physischer Körper	Sinneswahrnehmungen: Geruch, Geschmack, Sehen, Hören, Fühlen; körperliche Bewegung, Handeln	Anatomische Struktur, Biochemie, Moleküle, Atome, subatomare Teilchen	Mechanik, Chemie, klassische Biologie, Anatomie, Genfor-schung, Ernährungs-wissenschaften, Toxikologie	Körperliche Untersuchung, Labormedizin	Ernährung, Chirurgie, Zahnmedizin, Osteo-pathie, Medikamente, Kräuter, orthomole-kulare Substanzen, Kranken-gymnastik, Sport, Körperarbeit, Sophia-Matrix® Technik

Die Belastbarkeit unseres Organismus mit den allgegewärtigen Stressoren unterscheidet sich von Individuum zu Individuum und wird von einer Reihe teilweise prognostizierbarer Faktoren beeinflusst: Genetik, Epigenetik, Lebensstil, familiäres, soziales und politisches Umfeld, Liebe, finanzielle Lage, Ernährung, Bewegung, Toxin-Exposition, Einfluss elektromagnetischer Felder, medizinische Versorgung, Intellekt, persönliches Schicksal, Glück oder Unglück.

Diese Vielfältigkeit sowohl der Einflüsse als auch der therapeutischen Möglichkeiten nahm ich schon vor langer Zeit zum Anlass, eine Struktur zu entwickeln, die durch das Modell von den 5 Ebenen veranschaulicht wird.

Der physische Körper verdankt seine intelligente Regulation den höheren Ebenen. Gleichzeitig aber beziehen die höheren Ebenen ihre Energie aus den unteren, die wir durch gute Nährstoffe und Entgiftung gezielt unterstützen können. Wird lediglich im physischen Bereich behandelt, gibt es meist nur wenig spürbare Veränderungen in den höheren Körpern, und keine bleibende Genesung.

Die 7 Faktoren

Dietrich Klinghardt teilt die Gesamtheit der bekannten Stressoren in 7 Faktoren ein, die wir alle bei Diagnose und Therapie berücksichtigen müssen. Der erste Faktor bezieht sich auf die höheren Ebenen (Mentalkörper, Traumkörper), die nächsten 3 Faktoren beziehen sich auf den Energiekörper (2-4) und die Faktoren 5-7 auf den physischen Körper. Während des Autonomen Response Tests (s. S.360) wird der Einfluss eines jeden Faktors getestet und gegebenenfalls behandelt.

Als ich die Einteilung der 7 Faktoren vor 35 Jahren festlegte, konnten wir sie ohne zu große kumulative Effekte testen und erfolgreich behandeln. Heute sehen wir negative Synergien von seelischen Traumen und persistierenden Infektionen mit menschengemachten Toxinen, hauptsächlich Quecksilber, Aluminium, Blei und Glyphosat sowie elektromagnetische Felder, die den dramatischen Anstieg chronischer Erkrankungen im 21. Jahrhundert erklären.

Die 7 Faktoren

Mental-Körper
Intuitiver Körper

1. **Unerlöste seelische Konflikte und posttraumatische Belastungsstörungen**
   Verletzungen des Mentalkörpers und der höheren Körper

Energie Körper

2. **Energetische Blockaden und Störungen**
   Verletzungen, Narben, Zähne u. Mundraum, Piercings, Tattoos, Brillen, Blockierungen und Asymmetrien des Energiekörpers (EK). Dazu gehören unter anderem: Umkehrung des Flusses in den Meridianen, Traumabedingte EK-Abrisse, Biophotonenfeldasymmetrien, Fehlkommunikation zwischen verschiedenen Anteilen des EK, blockierte Akupunkturpunkte und autonome Ganglien, Elektrogalvanismus von Zähnen, Zahnstörfelder
3. **Lebensmittel- und Umweltallergien**
   Allergien auf Lebensmittel (Gluten, Kasein, Lactose u.a.), Hausstaub, Pollen, Bettfedern usw.
4. **Geopathische Belastung und biophysikalischer Stress**
   gestörter Schlaf- oder Arbeitsplatz, Sitzplatz im Auto usw.

Physischer Körper

5. **Toxinbelastungen**
   Schwermetalle wie Quecksilber, Aluminium, Organophosphate wie Glyphosat, Lösungsmittel, Medikamentenrückstände, Haarfärbemittel, Petrochemikalien, Holzschutzmittel, Verunreinigungen von Lebensmitteln, Biotoxine (Toxine von Bakterien, Viren, Pilzen), ...
6. **Mangelzustände**
   Proteine, Fettsäuren, biologische Kohlenhydrate, Salz, Spurenelemente, Vitamine, Enzyme, Wasser, Sauerstoff
7. **Die strukturelle Komponente**
   Okklusion (Biss), Wirbel- und Beckenverschiebungen, Lymphstau, Faszienverkürzungen, Haltungsschäden usw.

Was sind die Konsequenzen aus chemischer und elektromagnetischer Verschmutzung?

Ein mit Toxinen belasteter See verliert Fischarten und bezaubernde Wasserpflanzen. An deren Stelle finden wir giftige Algen und pathogene Bakterien, Protozoen, Pilze und Viren. Nur die höher entwickelten Lebensformen sterben aus. Der See beginnt zu stinken, trübt sich – er „kippt“.

Das Gleiche passiert im vergifteten menschlichen Körper: wir fühlen uns schlecht, wir sehen schlecht aus und wir riechen schlecht. So wie sich die Toxin-Konzentration in unserem Organismus erhöht, werden gesunde, symbiotische, apathogene Keime in jedem Mikrobiom unseres Körpers (Gehirn, Darm, Lungen, Nieren-Blasen-Trakt, Nebenhöhlen usw.) verdrängt oder zu dyssymbiotischen, pathogenen und krankmachenden Keimen verändert. Als Resultat finden wir pathogene Pilze, Streptokokken, Staphylokokken, Clostridien, Borrelien, Bartonellen u.v.m., die durch ihre Aktivität unser Immunsystem blockieren und den Weg für weitere opportunistische Trittbrettfahrer freimachen: Askariden, Babesien, Lungenwurm, Herpes Viren, Retroviren usw.

Die herausragende Rolle der Lyme-Borreliose

STUDIE

From the British Medical Journal December 2015: "Editorial"
Published 03 December 2015
"Lyme disease: time for a new approach?" Recently, the medical community has been collectively forced out of its comfort zone on Lyme disease by increasing evidence of the complexity of this multisystem disease.
Liesbeth Borgermans, Professor, et al.

Spätestens seit Erscheinen dieser Studie im British Medical Journal im Dezember 2015 kann die Ärzteschaft nicht mehr die Augen verschließen und muss die zunehmenden Beweise der Komplexität der Lyme-Borreliose als Multi-System-Erkrankung wahrnehmen. Die deutsche Regierung hat 2010 bereits darauf hingewiesen:

„Die Lyme-Borreliose zählt zu den am meisten unterschätzten und verharmlosten Krankheiten in Deutschland"

Wolfgang Zöller, Patientenbeauftragter der Bundesregierung, 13.08.2010

2005 wurde die Lyme-Borreliose in einem Ärztebrief als potentielle Plage des 21. Jahrhunderts bezeichnet:

STUDIE

Townsend Letter for Doctors and Patients, Jan 2005, 70-79
Lyme disease, potential plague of the 21st century.
R Bradford and H Allen

Der Begriff der chronischen Infektionen ist mittlerweile in der Wissenschaft durch den Begriff der persistierenden Infektionen ersetzt worden.

STUDIE

Infect Drug Resist. 2011; Epub 2011 May 3
Evaluation of in-vitro antibiotic susceptibility of different morphological forms of Borrelia burgdorferi.
RESULTS:
Doxycycline reduced spirochetal structures ≈ 90 % but increased the number of round body forms about twofold.
Sapi E, et al.

Der Gebrauch von Antibiotika führt zwar zu einer Reduzierung der akuten, vollständigen Spirochätenform, verdoppelt aber laut dieser Studie die Zystenformen oder zellwandfreien L-Formen der Mikroben, die daraufhin über Jahrzehnte relativ symptomlos oder symptomarm überdauern, also persistieren können. Auf die verschiedenen Mechanismen der Reaktivierung persistierende Infektionen gehen wir im Kapitel über die Entstehung chronischer Erkrankungen näher ein.

Eine Langzeitbehandlung von Antibiotika kann somit nur selten zu einem dauerhaften Erfolg führen.

VERÖFFENTLICHUNG
Fachzeitschrift für Neurobiolgie Hier & Jetzt, 2-2000, s. 4-7
Chronische Borreliosen die Seuche des 21. Jahrhunderts
Dr. med. Dietrich Klinghardt

Mittlerweile stehe ich mit meiner Meinung nicht mehr alleine da. In USA, wo die Brisanz der Lyme-Borreliose schon vor längerer Zeit erkannt wurde, konnte ich durch meine therapeutische Arbeit auf der Grundlage meines biologischen Therapiekonzepts vielen schwer erkrankten Menschen helfen, die oft nach langer Odyssee und nicht mehr mit allzu viel Hoffnung zu mir gekommen waren. Von den vielen Therapeuten, die sie zuvor aufgesucht haben (oft mehr als 20), hörten sie in der Regel, dass definitiv keine Lyme-Infektion vorliege. Meine klinische Erfahrung seit 1991 macht deutlich, dass die chronische Borreliose unbemerkt im Hintergrund vieler chronischer Erkrankungen abläuft, die dann als schulmedizinische Diagnose mit verschiedensten Namen versehen werden. Unbehandelt erschwert die chronische Borreliose Therapie und Prognose der diagnostizierten Erkrankung.

Schulmedizinische Diagnosen beschreiben meist die Symptome mit lateinischen Namen, geben aber keinen Hinweis auf die Ursache der Erkrankung.

Wissenschaftliche Studien und neuartige Labordiagnostik bestätigen heute unsere Erkenntnisse aus 25 Jahren klinischer Erfahrung.

In meiner Praxis in Seattle unterscheide ich drei Arten von Patienten:

- 20 % meiner Patienten sind nicht mit Borrelien infiziert
- 50 % meiner Patienten sind Träger von Borrelien und Co-Infektionen, aber ihre Erkrankungen und Symptome stehen in keiner direkten Verbindung zur Präsenz der Keime
- 30 % meiner Patienten sind Träger von Borrelien und Co-Infektionen und ihre Symptome werden auch tatsächlich durch die Keime verursacht.

Ist die Spirochäten-Infektion der letzte Tropfen, der das Fass zum Überlaufen bringt? War das Bindegewebe des Patienten mit anderen Infektionen (Streptokokken einer nicht-diagnostizierten Tonsillitis, Clostridium difficile nach einem Krankenhausaufenthalt, Parasiten- und Virenbefall, unerkannte Mykoplasmen...) und Toxinen (Schimmelpilzgifte, Metalle, Pestizide, Medikamentenrückständen...) überlastet und durch trägen Lymphfluss und chronische Verstopfung blockiert? Diese Idee wurde erstmals von dem Arzt Rudolph Virchow im 19. Jahrhundert formuliert. Er hat damals bereits demonstriert, dass Mikroben nur in kontaminiertem Gewebe wachsen.

Oder war die Spirochäten-Infektion der Impuls, der das System blockierte, die Toxinausscheidung verhinderte und das Immunsystem lahm legte? Dann wäre alles oben Genannte sekundäre Folge der Modulation unseres Systems durch die intelligenten Lyme-Mikroben?

Erst seit kurzem sehen wir noch einen weiteren überraschenden Zusammenhang: Fast alle unserer symptomatischen, Borreliose infizierten Patienten zeigen fehlgeleitete Immunreaktionen auf Streptokokken. Aus Studien, die wir später im Buch noch zeigen werden, wissen wir, dass ein großer Teil von Schwangeren vor der Geburt Streptokokken im Geburtskanal aufweist. Wir führen hier den Begriff der Prä-Infektionen ein – die schockartige erste Konfrontation des Immunsystems eines Neugeborenen mit Streptokokken könnte das Immunsystem derart irritieren, dass eine adäquate Antwort auf Keime der Lyme-Borreliose später nicht mehr möglich ist. Dies ist möglicherweise der entscheidende Unterschied zwischen einem symptomlosen und einem symptomatischen Borreliose-Patienten. So oder so wird die Borreliose mit ihren Co-Infektionen noch immer viel zu häufig übersehen.

Der Grund dafür liegt auf der Hand: die bisher unzureichende Labordiagnostik mittels indirekter Erregernachweise, die einen hohen Prozentsatz an falsch-negativen Ergebnissen aufweist.

Heute sind wir in der Lage mit PCR-Testung Mikroben-DNA nachzuweisen und sind nicht mehr auf Antikörpertestung oder klassischen Kulturnachweis angewiesen. So wurde man auch auf die sogenannten "dormant microbes" aufmerksam – Mikroben, die sich in ihrem Schlafzustand nicht kultivieren lassen und vom Immunsystem unentdeckt bleiben, die aber durchaus zum Leben erwachen können und dann die verschiedensten Symptome verursachen. Studien dazu zeigen wir im Verlauf des Buches. Wir gehen davon aus, dass dormant microbes eine persistierende Form der Erreger ist, die wir bereits beschrieben haben.

Der vor kurzem von mir in der Praxis eingeführte „Urin-PCR-Test" (mehr dazu in Kap. 4.3.2.1, S. 141) nach Provokation durch eine gezielte manuelle, tiefe Bindegewebstherapie wie der SophiaMatrix®-Technik, zeichnet jetzt ein revolutionär neues Bild. Die DNA von Borrelien und den entsprechenden Co-Infektionen können nach Gewebemobilisation im Urin zuverlässig nachgewiesen werden. Damit steht uns zum ersten Mal auch für persistierende Erregerformen eine Nachweismethode zur Verfügung. Ergebnisse von Urin-PCR-Tests nach manueller Provokation bei unseren Patienten hat meine Annahmen der letzten 30 Jahre nun auch labortechnisch bestätigt:

„... und es sind doch Infektionen!“

Die Ergebnisse des Autonomen Response Tests, die seit Jahren auf die Existenz dieser Infektionen hinweisen, werden bestätigt (im Durchschnitt finden wir eine Übereinstimmung von 94 %) – genauso wie die Erfolge unserer biologischen Behandlung der chronischen Infektionen.

Mit der Durchführung der provozierten PCR-Testung können wir bewirken, dass chronische Krankheiten nach einem langen Leidensweg der Patienten als Infektionserkrankung anerkannt werden und öffnen den betroffenen Menschen den Weg zu adäquaten Therapien.

Die chronische Borreliose muss besser diagnostiziert und therapiert werden.

Da die chronische Borreliose als Diagnose bis vor kurzem von der Schulmedizin abgelehnt wurde, sind in diesem Feld kaum Lösungsansätze entstanden – und die wenigen beschränken sich zumeist auf eine Antibiotika-Therapie, deren Berechtigung auf In-Vitro-Studien basiert.

STUDIEN

J Rheumatol1994;21(3):454-61
Lyme disease: an infectious and postinfectious syndrome.
Sixty-two percent of a retrospective evaluation of 215 Lyme disease patients from Westchester County, NY, remained ill an average of 3.2 years after antibiotic treatment.
Asch ES, Bujak DI, Weiss M, et al.

Ann Intern Med 1994;121(8):560-7
The long-term clinical outcomes of Lyme disease. A population-based retrospective cohort study.
Thirty-four percent of a population-based, retrospective cohort were ill an average of 6.2 years after antibiotic treatment.
Shadick NA, Phillips CB, Logigian EL, et al

62 % der Lyme-Patienten waren im Durchschnitt 3,2 Jahre nach Anwendung einer Antibiotika-Behandlung noch immer krank. Die zweite Studie kam zu dem Ergebnis, dass 34 % auch 6,2 Jahre nach der Antibiose noch immer Symptome aufwiesen.

STUDIE

Int J Epidemiol2005;34(6):1340-5
Post-Lyme borreliosis syndrome: a meta-analysis of reported symptoms.
This meta-analysis provides strong evidence that some patients with LB have fatigue, musculoskeletal pain, and neurocognitive difficulties that may last for years despite antibiotic treatment.
Cairns V, Godwin J.

In dieser Studie wird berichtet, dass Symptome wie Müdigkeit, muskuloskeletale Schmerzen und neurokognitive Probleme bei Lyme-Patienten trotz Antibiotika-Therapie noch Jahre andauern.

Ein Großteil der nach medizinischen Leitlinien mit Antibiotika behandelten Patienten erfährt auf längere Sicht keine Besserung des Zustands, häufig sogar eher eine Verschlechterung der Symptomatik. So schien es uns erforderlich, bei der Behandlung der **chronischen** Borreliose einen anderen Weg einzuschlagen, der in diesem Buch beschrieben wird.

STUDIE

Infect Drug Resist. 2011; Epub 2011 May 3
Evaluation of in-vitro antibiotic susceptibility of different morphological forms of Borrelia burgdorferi.

> "Although antibiotic therapy is usually effective early in the disease, **relapse may occur when administration of antibiotics is discontinued.** Studies have suggested that **resistance and recurrence of Lyme disease might be due to formation of different morphological forms of B. burgdorferi, namely round bodies (cysts) and biofilm-like colonies.**
> RESULTS:
> **Doxycycline reduced spirochetal structures ≈ 90 % but increased the number of round body forms about twofold."**
> *Sapi E, et al.*

Resistenzen und Wiederaufflammen der Symptome nach Absetzen der Antibiose sind erwiesen. Eine antibiotische Behandlung sollte daher erst in Betracht gezogen werden, wenn die biologische Grundbehandlung vom Patienten in Ausnahmefällen nicht toleriert wird oder nicht den gewünschten Erfolg zeigt.

Die Therapie sollte grundsätzlich mit der hier vorgestellten biologischen Behandlung beginnen, die eine höhere Erfolgsquote aufweist, auch bei Erkrankten, die schon viele Jahre mit Antibiotika behandelt wurden. Die hier dargestellten Konzepte kristallisierten sich aus zahlreichen klinisch erprobten, naturheilkundlichen Mitteln und Methoden heraus.

Wie sieht es mit psychisch-spirituell-emotionalen Ursachen unserer chronischen Erkrankungen aus?

In meiner Arbeit habe ich schon immer die Zusammenhänge zwischen psychisch-emotionalen Traumen, toxischen Belastungen und Infektionen berücksichtigt.

Es ist allerdings heute nur sehr schwer festzulegen, ob die emotionalen und spirituellen Themen des Patienten ursächlich verantwortlich sind für seine Erkrankung oder ein Nebenprodukt eines gestörten Gehirns sind – gestört sowohl in der Biochemie als auch im Stoffwechsel durch chronische Infektionen und akkumulierte Toxine im zentralen Nervensystem. Aufgrund unserer Erfahrung an den Sophia-Health©-Instituten sind wir davon überzeugt, dass wir uns um diese Themen in jedem Fall Hand in Hand mit einer Therapie der physischen *und* energetischen Probleme und losgelöst voneinander kümmern müssen.

Es fällt auf, dass die chronischen Erkrankungen in unserer westlichen Welt sehr zugenommen haben, ohne dass sie auf vermehrte objektive emotionale und psychische Trigger zurückzuführen wären, wie etwa häusliche Gewalt, Missbrauch, Kriegstraumen, Hungersnot, Völkerwanderung usw.

Trotzdem beeinflussen diese Trigger maßgeblich unsere Fähigkeit, mit Infektionen umzugehen und Toxine zu entgiften und modifizieren unser Schmerzempfinden und unsere Wahrnehmung von Wohlgefühl oder Unbehagen. Wenn die psycho-emotionale Arbeit mit unseren Patienten als nicht relevant bei ihren Heilungsprozessen eingeschätzt wird, muss ich das als einen gravierenden Fehler ansehen.

Und doch möchte ich davor warnen, das psychologische Modell von Krankheiten zu sehr in den Vordergrund zu stellen. Es könnte von den menschengemachten Ursachen unserer chronischen Erkrankungen im 21. Jahrhundert ablenken und Schuld oder Schuldgefühle auf den Klienten projizieren, wo wir eigentlich andere Komponenten als verantwortlich in Betracht ziehen müssen: Habgier, Rücksichtslosigkeit, mangelndes Bewusstsein oder gewaltsame Ausbeutung unserer Erde.

Der Sauerstoffgehalt unserer Atmosphäre sinkt, die Trinkwasserqualität nimmt ab. Wir werden mit Informationen überladen und gleichzeitig fehlen uns Nährstoffe. Nahrungsmittel sind genmanipuliert und übermäßig mit Pestiziden, Insektiziden und Herbiziden belastet. Wir verbringen kaum noch Zeit in gesunder Natur, so es sie überhaupt noch gibt, der Zusammenhalt von Familien, Freundschaften und Partnerschaften schrumpft, soziale Gemeinschaften zerfallen, und die Menschen versinken in persönlicher Isolation.

Verschlechtert sich der Zustand der Individuen, geht es auch mit den Familien, dem Gemeinwesen und dem Sozialsystem bergab. Es ist höchste Zeit, die Kräfte zu bündeln, den Blick nach vorne zu wenden und Optimismus zu entwickeln.

Das 4-Phasen-Konzept

Dieses Konzept ist auf medizinisch-therapeutischer Ebene unser Ansatz, noch gesunde Menschen und auch künftige Generation zu schützen und den Schwerkranken gangbare und bezahlbare Wege zurück zur Gesundheit zu zeigen. In den Sophia-Health©-Instituten wird das gesamte Konzept konsequent umgesetzt:

Phase 1: Die Wiederherstellung der normalen und eher engen physiologischen Parameter sowie eine Erhöhung der Resilienz auf energetischer, emotionaler und mentaler Ebene.

Phase 2: Die Entgiftung und damit Befreiung unserer Rezeptoren, metabolischen Enzyme, Zellorganellen und der DNA selbst von blockierenden Substanzen.

Phase 3: Die Immunmodulation: Das Immunsystem befindet sich durch die zahlreichen Angriffe in einem Zustand von Chaos. Wir führen es mit unseren Mitteln zur Funktionsfähigkeit zurück.

Phase 4: Die Reorganisation aller Mikrobiome in der Umwelt, im Umfeld des Patienten und im Körper mit Reduktion der Pathogene und Unterstützung des Wachstums der lebengebenden Keime.

Die Therapie sollte nach den Angaben in diesem Buch und auf der SophiaMed©-Internetseite immer wieder individuell angepasst und entsprechend modifiziert werden. Diese insgesamt erfolgreiche Vorgehensweise ist für viele Menschen erschwinglich, ist nur in geringem Maße invasiv und erfordert auch nur gelegentliche Besuche beim Behandler. Unsere Methode, die am INK Institut für Neurobiologie nach Dr. Klinghardt vermittelt wird, erfordert Selbstverantwortung und Mitarbeit des Patienten. Die Behandlungsdauer des vollen Programms liegt zwischen 9 und 18 Monaten, anschließend empfehlen wir eine vorbeugende Minimalbehandlung, die lebenslang durchgeführt werden sollte. So wird die Behandlung gleichzeitig zu einem geeigneten Instrument, viele andere Erkrankungen abzuwehren.

Dieses Buch soll aufklären helfen, will den diagnostischen Blick für die Ursachen des dramatischen Anstiegs von chronischen Erkrankungen sowie die larvierte, chronische, persistierende Borreliose schärfen und eine unkomplizierte biologische Behandlung auf Grundlage neuester wissenschaftlicher Studien und 25-jähriger klinischer Erfahrung vorstellen – und will dazu beitragen, dass die Schulmedizin sich verstärkt der Anerkennung der chronischen Borreliose zuwendet, damit in der Zukunft auch Forschungsgelder für weiterführende Lösungen zur Verfügung gestellt werden.

Darüber hinaus sollte jeder Therapeut und jeder genesene Patient sozial und politisch aktiv werden, um den Kurs unserer vergifteten und missbrauchten Erde noch in eine andere Richtung zu wenden.

Dietrich Klinghardt

September 2016

2 ENTSTEHUNG CHRONISCHER ERKRANKUNGEN

2.1 Persistierende Infektionen

2.1.1 Persistierende Formen von Keimen

Keime können chronisch über einen längeren Zeitraum aktiv sein und Immunreaktionen und Symptome provozieren. Es existieren aber auch Erscheinungsformen, die es ihnen ermöglichen, relativ unbemerkt zu persistieren und Jahrzehnte später durch ganz verschiedene Umstände wieder mit entsprechender Symptomatik reaktiviert zu werden.

Der Wissenschaftler Prof. Günther Enderlein prägte bereits in der ersten Hälfte des 20. Jahrhunderts den Begriff Pleomorphismus, indem er eine große Flexibilität in der Erscheinungsform von Keimen belegt.

Grundsätzlich finden wir Keime außer in der **aktiven Form mit vollständiger Zellmem-bran (im Fall der Spirochäten die Korkenzieherform)** noch in 3 weiteren, **persistierenden Zuständen oder Stadien in Organismen. Es gibt:**

1. die **Zystenform**
2. die **zellwand-arme L-Form**
3. die **DNA-Angliederung an ein fremdes Genom –** die DNA von Spirochäten kann sich in die DNA von anderen Keimen oder von Wirtszellen eingliedern.

Jede Erscheinungsform der Mikroben führt zu unterschiedlichen Immunreaktionen und damit zu unterschiedlichen Symptomen. Die Behandlung jedes dieser Stadien erfordert unterschiedliche, gezielte Maßnahmen.

Fast alle gegenwärtig verwendeten Antibiotikaprotokolle führen lediglich zu einer Verschiebung von einem Stadium zum anderen und nicht zu einer Ausheilung. Mit den immunologischen Testverfahren, die zurzeit gebräuchlich sind, können nur die lebendigen Spirochäten nachgewiesen werden, nicht aber die persistierenden Formen. Wie wir später noch zeigen, erfordert jedes Stadium ein eigenes Testverfahren.

Leider gibt es in der Literatur immer wieder Verwirrung über die terminologische Unterscheidung zwischen Zellwand-armen Formen (cell-wall-deficient CWD) und Zystenformen, was sicherlich die Erforschung dieser Stadien behindert hat.

Während der Begriff „L-Form" oder „Spheroplast" häufig für die zellwand-arme Erscheinung von Kokkobazillen verwendet wird, findet man den Begriff „Zystenform" oder „Round Body" als Beschreibung ähnlicher morphologischer Formen in Bezug auf die Spirochäten.

Wir möchten hier trotzdem versuchen, die Begriffe genauer zu unterscheiden.

2.1.1.1 Zystenformen

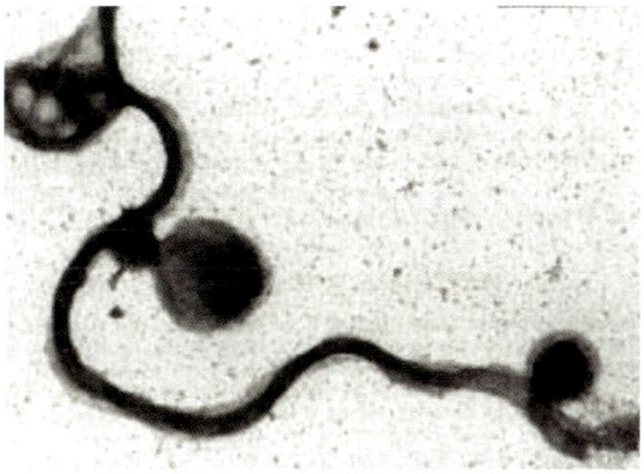

Die Zystenform wude im Jahr 1995 24 Stunden nach Antibiotikagabe nachgewiesen.

Granule formation in B. burgdorferi after 24 h incubation with ceftriaxone (Antibiotikum).
Kersten A; Poitschek C; Rauch S; Aberer E.1995.

STUDIE

Clin Microbiol Rev. 1997 Apr; 10(2): 320-344. PMCID: PMC172922
Bacterial persistence and expression of disease.
Microorganisms within the genera **Treponema, Borrelia, and Leptospira** are often characterized by **large cyst-like bodies** that are present in their developmental cycles. These cyst-like bodies **resemble L-form large bodies.** With free-living spirochetes, a classic spirochete may appear in the interior of the cyst. They also resemble L-forms in their erratic regeneration when transferred to fresh culture medium.
The spirochetal cysts differ from L-form bodies by forming only a few spirochetes rather than the numerous bacterial forms packing a reverting L-form body. **Tiny retractile dense forms and their development into spiral organisms are also well documented.**
G J Domingue, Sr and H B Woody

Zystenformen, die der L-Form ähneln, wurden auch bei Spirochäten beobachtet.

STUDIE

Infection. 1998 May-Jun;26(3):144-50

In vitro conversion of Borrelia burgdorferi to cystic forms in spinal fluid, and transformation to mobile spirochetes by incubation in BSK-H medium.

Normal, mobile spirochetes were inoculated into spinal fluid, and the spirochetes were **converted to cysts** (spheroplast L-forms) **after 1-24 h**. When these cystic forms were transferred to a rich BSK-H medium, the cysts were **converted back to normal, mobile spirochetes after incubation for 9 to 17 days.**

When neuroborreliosis is suspected, it is necessary to realize that B. burgdorferi can be present in a cystic form, and these cysts have to be recognized by microscopy. This study may also explain why cultivation of spinal fluid often is negative with respect to B. burgdorferi.

Brorson O, Brorson SH.

Normale, mobile Spirochäten **bilden im Kontakt mit Rückenmarksflüssigkeit innerhalb von einer bis 24 Stunden Zystenformen** aus, die sich in einem speziellen Nährmedium innerhalb von 9 bis 17 Tagen wieder in eine mobile Spirochätenform zurückentwickelten.

Der von Neurologen oft verwendete Test, um eine Neuroborreliose auszuschließen, ist die Rückenmarkspunktion mit anschließender Untersuchung auf Antikörper gegen Zellwandbestandteile der vollständigen Spirochätenform. Die hier gezeigte Studie verdeutlicht, warum dieser Test meist falsch-negativ ausfällt und daraufhin den Patienten die lebenserhaltende Therapie vorenthalten wird.

2.1.1.2 Zellwandfreie L-Formen

STUDIE

Journal of General Microbiology, 1949

Origin, Development and Significance of L-Forms in Bacterial Cultures.

Emmy Klieneberger-Nobel, Lister Institute, London

Zellwand-arme Formen wurden von Emmy Klieneberger-Nobel bereits im Jahr 1935 beschrieben. Sie nannte diese L-Formen nach dem Lister Institut, in dem sie arbeitete.

STUDIEN

Bacteriol Rev. 1951 Dec;15(4):245-88

The L forms of bacteria.

Dienes L, Weinberger HJ.

J Bacteriol. 1967 Feb
Morphology and Reproductive Processes of the L Forms of Bacteria I. Streptococci and Straphylocci.
Louis Dienes

Louis Dienes und die mit Dr. Klinghardts Arbeit vertraute Wissenschaftlerin Dr. Lida Mattman zeigten früh, dass verschiedene Bakterien zellwand-arme Kolonien bilden und sich unter bestimmten Bedingungen auch wieder in ihre vollständig ausgebildete Bakterienform zurückentwickeln konnten.

Ausführliche Forschungen wurden 1997 von Domingue und Woodyveröffentlicht, die die mögliche Rolle von persistierenden Infektionen bei chronischen Erkrankungen diskutierten.

STUDIE

Clin Microbiol Rev. 1997 Apr; 10(2): 320-344. PMCID: PMC172922
Bacterial persistence and expression of disease.
Probably all known bacterial species can be converted to CWDB (cell wall deficient bacteria) by a variety of inducing agents. Among the best known of such agents are **cell wall-inhibiting antibiotics, high concentrations of amino acids** (notably glycine and phenylalanine agents such as lysostaphin), and **peptidases** and **lytic enzymes** that digest the murein of the cell wall.
It has been demonstrated that **L-form colonies can be propagated indefinitely** in the presence of inducing agents in suitable media.
Removal of the inducing agent may result **in reversion to the parent bacterial form,** or the organisms may remain stabilized as L-forms that are incapable of reversion to a wall-containing form.
These data clearly indicated that **the stable L-forms could persist for prolonged periods in cells, remained viable,** and were culturable from these cells as L-forms per se.
Over time, **penicillin treatment** of the animals converted the unstable
CWDB to **stable nonreverting L-forms** in vivo.
These studies have shown that the **pathogenic potential of CWDB is related to their prevalence during antibiotic therapy.** The increased susceptibility of bacteria (pretreated with certain antibiotics) to leukocytic action may be diminished for CWDB.
An overall conclusion to be drawn from all animal studies employing unstable and stable L-forms as infecting agents is **that L-forms are most pathogenic when reverting to the parent bacteria as transitional forms with part of the cell wall or as fully reverted organisms.** The exception is the finding of Kagan et al., who demonstrated that group A streptococcal L-forms per se were pathogenic in their models. The overall theme of persistence in the wall-deficient/defective phase is supported by most of the studies and **provides a basis for reevaluating the mechanisms of persistence of bacteria in relapsing and mysterious diseases suspected of being bacterial in origin.**
G J Domingue, Sr and H B Woody

Spätestens seit dieser Studie gehen wir davon aus, dass jedes Bakterium in der Lage ist, spontan eine zellwand-freie L-Form zu bilden, lange Zeit in dieser Form im Gewebe zu persistieren und jederzeit wieder aktiv zu werden.

Unter Antibiotika, die auf die Zerstörung der Mikroben-Zellwand abzielen, aber auch unter hohen Konzentrationen von Aminosäuren wie Glycin und Phenylalanin, Peptidasen und Enzyme, die die Mikroben-Zellwand auflösen, entwickelten sich zellwandfreie Formen der Bakterien in unbegrenzter Menge. Diese stabilen L-Formen konnten für längere Zeit in Zellen persistieren und überlebensfähig bleiben.

Die Autoren der Studie kamen zu dem Schluss, dass diese L-Formen ihre größte Pathogenität aufwiesen, wenn sie sich zum ursprünglichen Bakterium mit Teilen der Zellwand oder vollständiger Zellwand zurückentwickelten.

Die persistierende Form der Bakterien ist nicht durch Antibiotika (mit Ausnahme von Daptomycin, was leider bisher nur in einer in-vitro Studie nachgewiesen wurde) zu erreichen und macht neue Therapiewege dringend erforderlich.

Transmission EM of Fig. 3-type specimen, showing a spheroidal form in which a bacterium-like cell is evolving within the core.

Note the wall (W) and internal membranes (M). Another spheroidal form (bottom arrow) contains no microbial structures. Bar, 0.51 mm.

Clin Microbiol Rev. 1997 Apr; 10(2): 320-344.
PMCID: PMC172922

Bacterial persistence and expression of disease.
G J Domingue, Sr and H B Woody

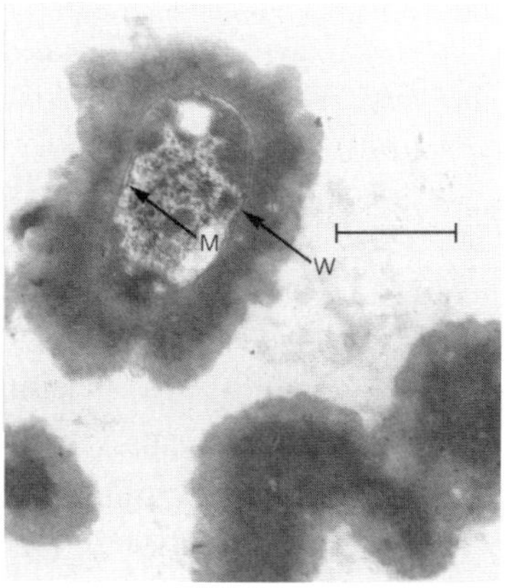

Diese elektromikroskopische Aufnahme aus der oben genannten Studie von 1997 zeigt die Entwicklung einer bakteriellen Zellwand in einem kugelartigen Gebilde (Spheroplast).

Die Studienergebnisse von 1997 wurden 2015 durch Forschungen von Doulgas Kell et.al. erweitert:

STUDIE

Version 2. F1000Res. 2015; 4: 179, published online 2015 Sep 7
Individuality, phenotypic differentiation, dormancy and 'persistence' in culturable bacterial systems: commonalities shared by environmental, laboratory, and clinical microbiology.
"Considerable evidence, using methods similar to those common in environmental microbiology, now suggests that **many supposedly non-communicable, chronic and inflammatory diseases are exacerbated (if not indeed largely caused) by the presence of dormant or persistent bacteria** (the ability of whose components to cause inflammation is well known).
This implies that measures designed to assess and to inhibit or remove such organisms (or their access to iron) might be of much therapeutic benefit."
Douglas Kell, Marnie Potgieter and Etheresia Pretorius

Die Autoren dieser Studien schließen aus ihren Ergebnissen, dass viele chronische Entzündungsprozesse durch die Reaktivierung persistierender Bakterien verstärkt oder sogar verursacht werden. In dieser Studie ist bereits ein Hinweis auf einen Zusammenhang mit Eisen zu finden, den wir später im Kapitel über freies Eisen wieder aufgreifen werden.

Es ist nicht verwunderlich, dass sich mit der Menge und Vielfalt an immunsuppressiven und antimikrobiellen Medikamenten eine pleomorphe, mutierende und persistierende Mikroben-Population entwickelt hat. Diese Keimformen können schwerwiegende, pathologische Folgen oftmals Jahrzehnte nach der Medikation verursachen.

Mögliche Mechanismen, die eine Reaktivierung dieser persistierenden Mikroben verursachen, sind zeitweise immunschwächende Prozesse wie schwerer emotionaler Stress, Toxin-Exposition, Mangelernährung oder die Anwesenheit von freiem Eisen. Auch die Konfrontation mit einer weiteren Infektion beeinflusst nachhaltig und negativ das Verhältnis von Mikroben und Wirt.

Wir gehen weiter unten detailliert auf diese Mechanismen ein.

Die Anwendung von patentierten chemischen Substanzen, die nur gegen die im Plasma frei schwimmenden Spirochäten, nicht aber gegen persistierende Formen getestet wurden, muss hinterfragt werden.

Der heute erbrachte eindeutige mikrobiologische Nachweis dieser persistierenden Keimformen sollte jeden Therapeuten ermutigen, die hier vorgestellte biologische Behandlung persistierender Infektionen in Betracht zu ziehen, auch wenn herkömmliche, meist antikörperbasierte Erregernachweise negativ sind.

Wir nutzen in unserer Behandlung bekannte biologische Prinzipien und Strategien, um die persistierenden Formen im intrazellulären, geschützten Lebensraum zu erreichen und gleichzeitig das gesunde Mikrobiom zu schützen. Dabei wird darauf geachtet, dass persistierende Keime nicht reaktiviert werden, was zu einem erneuten Aufflammen von Immunreaktionen und Symptomen führen würde.

2.1.1.3 DNA-Angliederung an ein fremdes Genom

Daneben gibt es aber noch einen dritten Mechanismus, der u.a. von der Immunologin Dr. Gitte Jensen erforscht wurde. Sie fand Nachweise von DNA einer Spezies wie Borrelien an der DNA bisher harmloser Bakterien anderer Spezies.

Noch erstaunlicher ist ihr Nachweis von verlängerter DNA in einigen menschlichen Tumorzellen, was den Verdacht nahelegt, dass Mikroben auch an menschliche Zellen DNA weitergeben können. Ob, wie und wann diese DNA-Anteile abgelesen werden, bleibt noch zu erforschen.

In einem Organismus müssen also Borrelien in ihren ursprünglichen Erscheinungsformen nicht mehr existieren, sehr wohl aber noch Teile ihrer DNA in Zellen anderer Mikroben oder sogar in Wirtszellen. Hier wird wieder deutlich, warum herkömmliche Nachweise aufgrund von Antikörpertests oft fehlleiten.

2.1.2 Reaktivierung persistierender Formen

Diese Studie über „dormant microbes", schlafende, persistierende Mikroben, kommt zu dem Ergebnis, dass chronische, vermeintlich nicht übertragbare, entzündliche Erkrankungen durch die Präsenz von persistierenden Bakterien verschlechtert oder sogar weitgehend verursacht werden. Eine Reaktivierung der Mikroben geht häufig mit einer Verfügbarkeit von ungebundenem Eisen einher.

STUDIE

Version 2. F1000Res. 2015; 4: 179, Published online 2015 Sep 7
Individuality, phenotypic differentiation, dormancy and 'persistence' in culturable bacterial systems: commonalities shared by environmental, laboratory, and clinical microbiology "...many supposedly non-communicable, chronic and inflammatory diseases are exacerbated (if not indeed largely caused) by the presence of dormant or persistent bacteria (the ability of whose components to cause inflammation is well known).
This dormancy (and resuscitation therefrom) often reflects the extent of the availability of free iron."
Douglas Kell, Marnie Potgieter, Etheresia Pretorius

Hier scheint also ein Mechanismus der Reaktivierung aufgedeckt worden zu sein – freies, ungebundenes Eisen.

Der Genforscher Bob Miller untersucht derzeit Genvariationen (Einzelnukleotid-Polymorphismus oder SNP, Single Nucleotide Polymorphism) von Borreliose-Patienten auf Übereinstimmungen. Interessanterweise fand er signifikant häufiger eine Genvariation des Gens HFE (Chromosom 6), das in Verbindung mit Hämochromatose steht, also einer erhöhten Aufnahme von Eisen.

Ebenso kann freies Eisen im Gewebe nach Mikroblutungen entstehen. Aus den roten Blutkörperchen tritt Eisen aus, das nicht rückresorbiert wird. Wir kennen diesen Zusammenhang bei Multipler Sklerose, der später im Buch näher beschrieben wird. Vielleicht wird hier ein Zersetzungsprozess angestoßen, wie er von Natur aus erst nach dem physischen Tod mit dem Freiwerden von Eisen aus den roten Blutkörperchen beginnen sollte.

Eine Rückresorption wird vermutlich durch die Bindung an Ferritin erreicht, das bei Entzündungen oft im Blut erhöhte Werte aufweist. Allerdings beschränkt sich die Bindungsfähigkeit von Ferritin nicht auf Eisen, sondern dehnt sich auf viele Metalle aus, darunter auch Aluminium.

STUDIE

Clin Biochem. 2013 Jan;46(1-2):89-93. doi: 10.1016/j.clinbiochem.2012.10.023. Epub 2012 Oct 24
Possible relationship between Al/ferritin complex and Alzheimer's disease. "Ferritin is the main iron-storage protein capable of containing thousands of iron atoms.The results obtained confirm the hypothesis of a functional role of ferritin as a regulatory protein of toxic metals and clearly indicate **that ferritin from Alzheimer's patients has a content of aluminum higher than that of controls."**
De Sole P, et al.

Das Ferritin von Alzheimer-Patienten war in dieser Studie zu 62 % mit Aluminium besetzt. Eine Kontrollgruppe zeigte eine Besetzung von teilweise nur 25 %.

Dr. Klinghardt machte schon früh die Erfahrung, dass der Einsatz von aluminiumbindenden Mitteln eine schnellere Kontrolle über Borrelien und Co-Infektionen ermöglicht.

Es ist anzunehmen, dass die Reaktivierung persistenter Keime auch forciert wird, wenn Nervenschutz und Immunsystem des Organismus geschwächt sind. Das geschieht grundsätzlich durch alle Stressoren, die in der Tabelle der 7 Faktoren aufgeführt sind und bei der ART-Testung immer berücksichtigt und mitbehandelt werden müssen.

Eine besondere Rolle spielen dabei emotionaler Stress durch unerlöste seelische Traumen, Stress auf der energetischen Ebene durch den exponentiellen Anstieg elektromagnetischer Felder sowie die physische Belastung des Organismus durch endogene Gifte und Umweltgifte. Die folgende Liste zeigt die von uns am häufigsten beobachteten Stressoren:

- emotionaler Stress oder ungeheilte Traumen
- Giftexposition, v.a. Quecksilber, Blei, Aluminium und Glyphosat
- Schimmelpilzbelastung im Haus
- elektromagnetische Felder
- ungünstiger Biss und Kiefergelenksprobleme (verschlechtern den Lymphabfluss aus dem Gehirn und führen zu einer Neurotoxinansammlung im Gehirn)
- degenerative Kieferknochenentzündungen
- Lebensmittelallergien
- ungünstige genetische Vorbedingungen
- ungenügender Schlaf.

2.1.3 Epidemiologie der Borrelien

Morphology of Borrelia burgdorferi. Dark field image.

©Jeffrey Nelson, Rush University, Chicago, Illinois and The Microbe Library

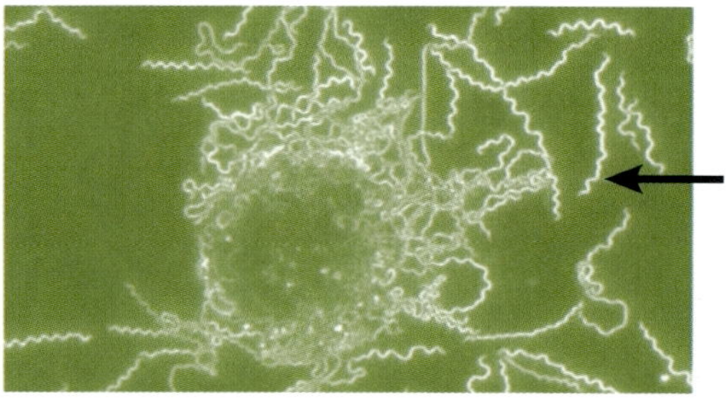

Lyme-Borreliose ist eine Spirochäten-Erkrankung, die der Syphilis ähnelt. Der Ausbruch der Erkrankung wurde 1975 erstmals in den USA in Lyme, Connecticut beschrieben. Borrelien selbst (andere Gattungen als heute) sind bereits seit dem 19. Jahrhundert als Krankheitserreger bekannt, und die DNA dieser Erreger wurde bei der Mumie „Ötzi" nachgewiesen, die vermutlich über 5000 Jahre alt ist.

STUDIEN

JAMA2013;310:1110. **CDC estimates 300 000 US cases of Lyme disease annually.**
Kuehn BM.

World Health Organization Regional Office for Europe, 2006. **Lyme borreliosis in Europe: influences and climate change, epidemiology, ecology and adaptation measures.**
Lindgren E, Jaenson T.

Postgrad Med J2014;90:33-42. **Lyme disease in the United Kingdom.**
Dubrey SW, Bhatia A, Woodham S, Rakowicz W.

Front Cell Infect Microbiol2014;4:74. **Lyme and associated tick-borne diseases: global challenges in the context of a public health threat.**
Perronne C.

Die Lyme-Borreliose ist die häufigste vektorübertragene Krankheit (vector borne disease) in Nordamerika und Europa mit jährlich mindestens 300.000 neuen Fällen in den Vereinigten Staaten und 100.000 neuen Fällen in Europa. Hier vermerkt sind allerdings nur die offensichtlich diagnostizierten und gemeldeten Borrelien-Infektionen. Diese Zahlen sind sicherlich um ein Vielfaches höher, wenn das Meldeprozedere in verschiedenen Ländern konsistent und die Infektion in allen Erscheinungsformen korrekt diagnostiziert würde.

Die Borrelien sind eine von acht Gattungen der Spirochäten, wobei diese Gattungen wiederum Hunderte von Spezies beschreiben.

Andere bekannte Spirochäten sind Treponema pallidum (Erreger der Syphilis) oder Leptospira (Erreger der Leptospirose z.B. in durch Tierkot verseuchtem Trinkwasser in Maui, New Mexico usw.).

Die bekannteste Spezies der Borrelien, die Borrelia burgdorferi, wurde 1982 erstmalig von dem Biologen und Parasitologen Dr. med. h.c. Willi Burgdorfer identifiziert. Die Bezeichnung Bb stricto senso bezieht sich zwar nur auf die Spezies Borrelia burgdorferi, beinhaltet aber trotzdem auch Spezies, die identische Symptome verursachen. Bb sensu lato schließt explizit auch B. afzelii, B. garinii, B. lonstari, B. andersonii und einige andere mit ein. Alleine in Europa wurden bereits fünf verschiedene Erregerstämme von Bb sensu lato identifiziert – in Japan bereits 61.

Es gibt Hinweise darauf, dass Mikroben fortwährend DNA untereinander über Plasmide austauschen. Wir fanden Borrelien mit Eigenschaften, die üblicherweise Babesien, Mykoplasmen oder anderen Erregern zugeordnet werden. Es gibt keine festdefinierten Grenzen mehr.

STUDIE

N Engl J Med 2013; 368:291-293 January 17, 2013
Human Borrelia miyamotoi Infection in the United States
"Borrelia miyamotoi, a spirochete that is genetically related to the species of borrelia that cause relapsing fever, has been detected in all tick species that are vectors of Lyme disease. We now provide evidence of B. miyamotoi infection and the prevalence of this infection among people in the United States."
Peter J. Krause, M.D

Borrelia miyamotoi ist die neueste Entdeckung der Forschung. Ihr wird eine noch schwerere Symptomatik als der ursprünglichen Lyme-Borreliose (definiert in diesem Fall als Infektion mit Borrelia burgdorferi) zugeschrieben.

STUDIE

Borrelia miyamotoi disease (BMD), a tick-borne infection that can **cause more severe symptoms than Lyme disease,** was first reported in the northeastern United States in 2013 but is becoming more common and **should be considered in all areas where deer tick–transmitted infections are endemic,** according to a case-series published online June 9 2013 in the Annals of Internal Medicine.

2.1.4 Prä-Infektionen

Erst seit kurzer Zeit sind wir durch die ART-Testung und unsere Arbeit mit der homöopathischen Immunmodulation (SophiaImmun) zu der Erkenntnis gelangt, dass die fehlgeleitete Immunantwort auf EINEN besonderen Keim im Vordergrund steht: **Streptokokken.**

Da wir durch die Psycho-Kinesiologie häufig eine direkte Verbindung zu perinatalen Geburtstraumen sehen, vermuten wir, dass die Konfrontation mit Streptokokken eine der ersten Immunschocks des Neugeborenen ist. Dessen Immunsystem ist schon geschwächt und irritiert durch Keime und Gifte, die im Mutterleib übertragen wurden.

STUDIEN

J Clin Pathol. 2006 Apr; 59(4): 363-366
Carriage of group B streptococcus in pregnant women from Oxford, UK
Women in the final trimester of pregnancy were recruited. **21.3 % were colonised vagino rectally with GBS (group B streptococcus).**
N Jones, et al.

Prescrire Int. 2011 Mar;20(114):72-7
Preventing neonatal group B streptococcal infection. Intrapartum antibiotic prophylaxis in some high-risk situations. In France, Group B streptococci are present in the vagina of about 10-15 % of women towards the end of pregnancy. The risk of early neonatal GBS infection increases in cases of preterm delivery, maternal fever during delivery, and membrane rupture more than 18 hours before delivery. These situations account for 50 % to 75 % of early neonatal GBS infections.
[No authors listed]

Int J Fertil Steril. 2014 Jan-Mar; 7(4): 267-270
The Prevalence of Group B Streptococcus Colonization in Iranian Pregnant Women and Its Subsequent Outcome.

Conclusion: **The colonization of group B streptococcus in Iranian women is significant, while 50 % of newborns from mother with positive vaginal culture were symptomatic after birth;** therefore, screening of newborns for group B streptococcus infection is recommended to become a routine practice in all healthcare centers in Iran.
Mahboobeh Shirazi, M.D, et al.

Rev Obstet Gynecol. 2013; 6(2): 63-68
Prevention of Early-onset Neonatal Group B Streptococcal Disease
Streptococcus agalactiae, also known as Group B Streptococcus (GBS), is an opportunistic pathogen that colonizes the gastrointestinal and genitourinary tracts of up to 50 % of healthy adults and newborns.
M. J. Soto Marió. et al.

Alle vier hier angeführten Studien zeigen, dass ein großer Teil der Schwangeren in verschiedenen Ländern mit Streptokokken im Geburtskanal infiziert ist. In der letzten Studie wird darauf hingewiesen, dass 50 % der symptomatischen Neugeborenen von einer Mutter mit Streptokokken-Infektion im Geburtskanal geboren wurden.

Aufgrund unserer Beobachtungen nehmen wir an, dass die frühe Schädigung des Immunsystems durch Streptokokken eine Vorbedingung für die Schwere der Borrelien-Symptomatik im späteren Leben ist. Ohne diese frühe Wunde verläuft die Borrelien-Erkrankung oft symptomarm. Mit dieser Wunde verursacht die gleiche Infektion allerschwerste, oft lebenslange Krankheitsbilder.

Das Immunsystem von asymptomatischen Trägern von Borrelien und Co-Infektionen konnte ohne diesen frühen Schock eine symbiotische Gemeinschaft mit Keimen etablieren. Wohingegen das geschockte Immunsystem von Streptokokken-Neugeborenen nur noch mit einer der oben beschriebenen, inadäquaten Immunantworten, also mit unangemessenen Symptomen reagieren kann.

Diese Annahme wird durch unsere Erfahrung mit der homöopathischen Immunmodulation (SophiaImmun) bestätigt. Gelingt es uns, mit Hilfe von individuell passenden homöopathischen Verdünnungen von Streptokokken-Kulturen die Immunantwort auf Streptokokken wieder in physiologische Bahnen zu lenken, verschwinden viele andere Symptome, die wir klassischerweise den Lyme-Keimen zuschreiben.

Wir führen daher an dieser Stelle den Begriff der Prä-Infektionen ein, im Gegensatz zu den bereits bekannten Co- und opportunistischen Infektionen.

2.1.5 Co-Infektionen

Unter Co-Infektionen verstehen wir Mikroben, die über den gleichen Vektor oder Übermittler wie die ursprüngliche Spirochäten-Infektion übertragen wurden.

Zu den häufigsten Co-Infektionen zählen wir:

- Babesien und der ähnliche Keim, wie Protomyxzoa rheumatica FL1953
- Bartonellen und Bartonella-artige Organismen
- Ehrlichien (Anaplasma)
- Rickettsien
- Mycoplasmen
- Chlamydien
- Yersinien
- Toxoplasmen
- Viren wie Epstein Barr Virus, Cytomegalie Virus, HHV-6 oder Coxsackie Virus

2.1.6 Opportunistische Infektionen

Opportunistische Infektionen wurden nicht wie Co-Infektionen über denselben Vektor übertragen, profitieren aber von der Schwächung des Immunsystems des Wirts und können sich so im Organismus leichter ausbreiten.

Zu den häufigsten opportunistischen Infektionen zählen wir:

- Parasiten (z.B. Lungenwurm V. Klapowi, Helminthen, Protozoen)

STUDIE

Iran J Parasitol. 2013 Jan-Mar; 8(1): 18-32
Anthelmintics Resistance; How to Overcome it?
Experience from the development of anthelmintic resistance suggests that modern control schemes should not rely on sole use of anthelmintics, but employ other, more complex and sustainable recipes, including parasite resistant breeds, nutrition, pasture management, nematode-trapping fungi, antiparasitic vaccines and **botanical dewormers.**
Hatem A. Shalaby

Wir möchten bereits hier darauf hinweisen, dass Studienergebnisse auch bei einer schulmedizinischen Behandlung von Parasiten mit antiparasitären Medikamenten (Antiwurm-Mittel) Resistenzen belegen und die biologische Behandlung der Borreliose auch einen neuen Behandlungsansatz bei Parasiten enthält, der im Kapitel „Therapie" genau beschrieben wird.

- Schimmelpilze (z.B. aspergillus sp., penicillum sp., cladysporium)
- Hefepilze wie Candida albicans
- Viren (Herpes simplex Virus 1 und 2, Zytomegalie Virus, Epstein Barr Virus, HHV-6, XMRV, Coxsackie Virus, Retroviren, FSME, Bornavirus).

Vibrionen und amöbenähnliche Parasiten, wie Naegleria fowleri

VERÖFFENTLICHUNG

DocCheck News 12. August 2016

Bad Vibriotions

Nachdem eine 18-jährige Schülerin an den Folgen einer Meniningitis gestorben war, begaben sich CDC-Experten auf Ursachenforschung. Pathologen fanden bei der Verstorbenen **Naegleria fowleri** im Gehirn, was zur Diagnose einer **primären Amöben-Meningoenzephalitis (PAM)** führte.

Das Protozoon hat eine geringe Infektiosität. Es kommt in flachen Süßwasserseen Amerikas, Australiens oder **Südfrankreichs** vor. Ärzte kennen zwei zentrale Infektionswege: Gelangt N. fowleri in die Augen, kommt es zur sklerosierenden Keratitis, also einer Entzündung der Cornea. Atmen Badelustige kontaminiertes Wasser ein, **gelangt der Einzeller entlang des Riechnervs bis ins Gehirn** und löst eine PAM aus.

In Endemiegebieten fanden Wissenschaftler spezifische **Antikörpertiter im Blut vieler Menschen. Viele Kontakte mit N. fowleri führen wahrscheinlich nicht zur gefürchteten Erkrankung,** so dass nur schwere Verlaufsformen dokumentiert werden.

Im August 2016 werden Ärzte in Deutschland auf die Infektion mit **Naegleria fowleri,** einem amöbenähnlichen Flagellat (Geißeltier) aufmerksam gemacht. Dieser Parasit gelangt z.B. aus Gewässern über den Riechnerv ins Gehirn, frisst sich dann durch das Gehirn und kann eine primäre Amöben-Meningoenzephalitis auslösen.

DocCheck Flexikon August 2016:

„Diese humanpathogenen Protozoen kommen weltweit in feuchter Erde und stehenden Gewässern sowie in Biofilmen durchflussschwacher Wasserleitungen vor. Zysten überleben infektiös in der Nasenschleimhaut von Mensch und Tier aber auch außerhalb eines Wirtes mitunter Jahre."

Im akuten Fall und bei extrem immungeschwächten Patienten mit zahlreichen Co- und opportunistischen Infektionen, verläuft die Erkrankung tödlich.

Wenn tatsächlich, wie in o.a. Veröffentlichung beschrieben, viele Menschen Antikörper gegen diese Protozoen aufweisen, heißt das für uns, dass viele Menschen mit einer unterschwelligen, persistierenden Infektion mit Naegleria fowleri leben. Welche Symptome verursacht eine derartige subakute Infektion? Welche Co-Faktoren begünstigen die Entwicklung welcher Art von Symptomen?

Wir vermuten Naegleria fowleri in subakuten, persistierenden Formen u.a. in den Gehirnen von Demenz- und Alzheimerpatienten, die durch Toxine und Lyme-Borreliose mit ihren Co-Infektionen bereits geschwächt sind.

2.1.7. Vektorübertragung

Leider führte der Begriff "Tick Born Disease" (Zeckenerkrankung) in der Vergangenheit dazu, dass die chronische Borreliose als Diagnose ausgeschlossen wurde, sobald ein Zeckenbiss in der Anamnese fehlte. Die Übertragung der Infektion über andere Vektoren wurde unterschätzt.

STUDIEN

acta Derm Venereol (Stockholm) 46, 473-476 (1966)
Erythema chronicum migrans (B afzelii) associated with mosquito bite.
The Journal of Infectious Diseases Vol. 154, No. 2 (Aug., 1986)
The Etiologic Agent of Lyme Disease in Deer Flies, Horse Flies, and Mosquitoes.
Louis A. Magnarelli, John F. Anderson and Alan G. Barbour

Ann Intern Med. 1985 Jul;103(1):67-8
Maternal-fetal transmission of the Lyme disease spirochete, Borrelia burgdorferi.
Schlesinger PA, Duray PH, Burke BA, Steere AC, Stillman MT.

Med Hypotheses 2014 May;82(5)
Prevention of cerebral palsy, autism spectrum disorder, and attention deficit-hyperactivity disorder.
"...are all caused by an exaggerated central nervous system inflammatory response to a prenatal insult. This prenatal insult may be one or more episodes of ischemia-reperfusion, **an infectious disease of the mother or the fetus,** or other causes of maternal inflammation such as allergy or autoimmune disease."
Strickland AD

Dabei lassen sich bereits 1966 Studien finden, die eine Übertragung der Lyme-Erkrankung durch Mücken belegen. Auch Läuse, Flöhe und Spinnen müssen als Überträger in Betracht gezogen werden.

STUDIE

Molecular Biology of Spirochetes F.C Cabello et al, IOS Press, 2006
"Infection of Ixodid Ticks, **Mosquitoes** and Patients with Borrelia, **Bartonella,** Rickettsia, Anaplasma, Ehrlichia and Babesia in Western Siberia, Russia."

In dieser Studie aus dem Jahr 2006 werden die Infektionen von Moskitos mit Borrelien, Bartonellen, Rickettsien, Anaplasmen, Ehrlichien und Babesien in Westsibirien beschrieben. Neben Moskitos werden hier auch Flöhe und Spinnenbisse als Übertragungsweg der Lyme-Borreliose diskutiert.

Borrelia burgdorferi und sicherlich auch Co-Infektionen überwinden die Plazenta-schranke und erreichen den Fötus im Mutterleib. Dieser hat noch keine Mechanismen entwickelt, um sein Gehirn, seine Nervenzellen und andere Gewebe vor Infektionen zu schützen. Kinder mit zerebraler Lähmung, Autismus oder ADHS sind alle von einer überschießenden Entzündungsantwort im zentralen Nervensystem betroffen, die auf eine pränatale, im Mutterleib erworbene Infektion zurückgeht.

STUDIEN

Ann Emerg Med. May 2002;39:558-561
Lyme disease masquerading as brown recluse spider bite.
Kevin C. Osterhoudt, Theoklis, Zaoutis, Joseph J. Zorc

Banfield Journal 2010 Vol. 6 No. 2 pp. 7-9, 12-14
Flea and mosquito-borne diseases
This article discusses the flea- (bartonellosis, Haemobartonella, rickettsial infections, yersiniosis and feline viral infections) and mosquito- (heartworm disease) borne diseases, their transmission, clinical signs, and appropriate treatment in dogs and cats.
King, M.

Dies deckt sich mit den jahrelangen Erfahrungen von Dr. Klinghardt, der einer der führenden und richtungsweisenden Ärzte bei der Behandlung von autistischen Kindern in den USA ist.

Es gibt ebenfalls Hinweise, dass die Lyme-Borreliose auf sexuellem Wege übertragbar ist. Dr. Andrea Gaito konnte Lyme-Spirochäten im Gebärmutterhalsgewebe von Frauen finden, die positiv auf Lyme getestet wurden.

STUDIEN

www.digitaljournal.com/pr/2411484#ixzz434rrDwla
Expanded Study Confirms that Lyme Disease May Be Sexually Transmitted
Dr. Greg Bach presented his study at the American Psychiatric Association in Nov. 2000 and it was mentioned in Alternative Medicine (May 2001). He confirmed finding Bb DNA is semen.

Dr. Andrea Gaito's study **„Isolation of Lyme Spirochetes in Cervical Tissue in Women Seropositive for Lyme Disease"** found that 50 % of those who were seropositive for Lyme had positive PCR samples versus none of the controls.

Die diaplazentare und sexuelle Übertragung macht deutlich, welchen Stellenwert eine "Preconception Healthcare" in unserer Gesellschaft haben sollte. Für die Gesundheit der Schwangerschaft und des Fötus sollten sich **Mutter und Vater vor der Konzeption** des Kindes unbedingt in Hinsicht auf Infektionen und Toxine diagnostizieren und gegebenenfalls biologisch behandeln lassen.

Urin, Muttermilch und Bluttransfusionen sind ebenfalls als Trägersubstanz von Borrelien bereits nachgewiesen. Wir haben die DNA von Borrelien, Babesien, Bartonellen und Mykoplasmen auch im Speichel, in Tränenflüssigkeit und Nasensekreten von betroffenen Patienten gefunden.

STUDIEN

Diagn Microbiol Infect Dis. 1995 Mar;21(3):121-8
Detection of Borrelia burgdorferi DNA by polymerase chain reaction in the urine and breast milk of patients with Lyme borreliosis.
Schmidt BL, et al.

Transfusion. 2015 Mar;55(3)
Blood transfusion transmission of the tick-bone relapsing fever spirochete Borrelia miyamotoi in mice.
Krause PJ, Hendrickson JE, Steeves TK, Fish D.

Microbiology. 2000 Jan;146 (Pt 1):119-27
Serum-starvation-induced changes in protein synthesis and morphology of Borrelia burgdorferi. It has been demonstrated previously that motile Borrelia burgdorferi cells transform into non-motile cyst-forms.
Alban PS, Johnson PW, Nelson DR.

APMIS. 2001 May;109(5):383-8
Conversion of Borrelia garinii cystic forms to motile spirochetes in vivo.
Gruntar I, Malovrh T, Murgia R, Cinco M.

Nachweise für die Zystenbildung der Spirochäten und anderer Bakterien wurden bereits ausführlich erbracht. Dürfen wir nach diesen Erkenntnissen eine Übertragung der Zystenform der Borrelien auch über die Ausatemluft ausschließen? Aus der klinischen Erfahrung von Dr. Klinghardt gibt es zahlreiche, eindeutige Hinweise auf diese Art der Infektionsübertragung bei Borrelien und Co-Infektionen. Auch eine Übertragung durch Nahrungsmittel, wie z.B. über nicht pasteurisierte Milch steht zur Diskussion.

Die irreführende, den Übertragungsweg einschränkende Bezeichnung zeckenübertragene Krankheit (TBD tickborne disease) sollte endgültig aus der medizinischen Literatur gestrichen werden und durch **vektorübertragene Krankheit** (vector borne disease) ersetzt werden. Patienten müssen dringend darüber aufgeklärt werden.

2.1.8 Biofilm

Physiologische Biofilme finden wir im gesamten Organismus, auch im Gehirn (neueste Forschungen von Prof. Ruggiero) und an jeder Schleimhaut (Nebenhöhlen, Augen, Nase, Magen, Darmtrakt, Urothel, Gallengänge usw.). Jeder Biofilm hat sein eigenes, typisches Mikrobiom, eine für dieses Gewebe typische, gesunde und absolut wichtige Mischung aus verschiedenen Keimen.

Sie bilden dort Gemeinschaften, schwirren nicht einfach herum, sondern sind sorgfältig organisiert. Sie siedeln sich im Darm an, im Bindegewebe, an den Faszien im Darm, auch in der Lunge, sie kleben an Innenwänden, Knochen, Scheidewänden.

Biofilme erfüllen verschiedene Aufgaben im Organismus. Sie produzieren und liefern Nährstoffe und immunaktive Substanzen an unser System. Sie verteidigen uns gegen pathogene Keime. Sie verstoffwechseln Schlackeprodukte, die schädlich für unser System wären, und vieles mehr.

Die Zahl der Mikroben im gesunden Biofilm wird konstant gehalten (quorum sensing). Die Keime kommunizieren mit Lichtgeschwindigkeit über Mucopolysaccharide mit Fiberoptik.

Biofilme wurden zum ersten Mal von Costerton im Jahre 1978 beschrieben. Ihre dreidimensionalen Strukturen werden von den Mikroben gebildet und bestehen aus extrazellulären, polymeren Substanzen EPS. Sie setzen sich zusammen aus Nukleinsäuren, Proteinen, Lipiden und Polysacchariden und bilden die Matrix und Membranen. 75-95 % der Biofilmmasse besteht aus EPS, ca. 5-25 % aus Mikroben.

Die einzelnen Mikroorganismen müssen ihre Zellwand aufgeben, existieren also ohne Zellwand miteinander und tauschen ihre DNA untereinander aus. Dieser Austausch wird zum Dilemma der heutigen Mikrobiologie.

Pathologische Biofilme entstehen nur dann, wenn die Umgebung des gesunden Biofilms toxisch geworden ist und die Keime gezwungen werden, sich an ein für sie ungesundes Milieu zu adaptieren. Die so entstehenden Mikrobengemeinschaften erzeugen Exotoxine und immunschädigende oder allergene Substanzen, die zu einer entzündlichen Reizantwort des Organismus führen, einschließlich Autoimmunerkrankungen.

Die pathologische Überwucherung mit krankmachendem Biofilm findet dort statt, wo Aluminium, Schwermetalle und Glyphosat vorhanden sind.

STUDIE

NeuroScientistNews July 7, 2015
Research team finds bacterial biofilms may play a role in lupus, MS, other auto-immune diseases. "Those substances form a matrix that protects the bacteria from antimicrobials, the immune system, and other stressors."
by Editor (Temple Unitversity, Research in J.Immunity, Dr.Gallucci)

Bei der Behandlung von chronisch Kranken wird in jüngster Zeit auch in der Schulmedizin der Fokus auf den Biofilm gerichtet.

Die in den Biofilmen lebenden hochaktiven Mikrobengemeinschaften sind mit Mitteln des Immunsystems praktisch nicht angreifbar. Ein Panzer aus positiv geladenen Molekülen wie Kalzium, Magnesium und auch Schwermetallen macht die äußere Hülle für die körpereigenen Abwehrmittel undurchdringbar. Der Biofilm selbst besitzt eine negative Ladung. So können im inneren Bereich Keime längst ausgeheilt geglaubter Krankheiten überleben und irgendwann wieder zu Krankheitssymptomen führen.

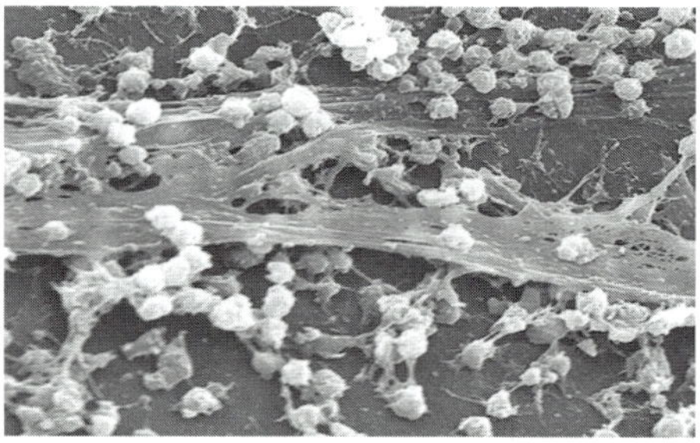

In ihrer persistenten Lebensform sorgen sie dafür, dass unsere sonst bewährten Therapieformen, auch Antibiotika, nicht greifen. Keime in Biofilmen sind geschätzt 1000 Mal resistenter gegen Antibiotika als die Keime an sich. Dabei wäre wohl eine 60-fach höhere Antibiotika-Gabe für den menschlichen Organismus bereits tödlich.

Erst wenn der Biofilm aufgebrochen ist, können diese Mittel wieder wirken.

Pathogener Biofilm im Darm verhindert den Aufbau der normalen Darmflora und minimiert die Aufnahme von Nährstoffen und Nahrungsergänzungsmitteln. Niedrige IgA-Spiegel erleichtern den Aufbau von krankhaftem Biofilm im Darm.

Die Herausforderung bei der Behandlung von solchen Biofilmen besteht in der Wahl einer selektiven Therapie. Wie können wir pathologische Formen des Biofilms aufbrechen und persistente, fälschlicherweise reaktivierte Keime erreichen, ohne die gesunde Struktur der Biofilme mit den physiologisch wichtigen Mikrobiomen zu schädigen?

Meist schlägt die Forschung hier einen falschen Weg ein, der zu sehr auf der Reduzierung von Biofilmen und Keimen besteht, ohne die Existenz der wertvollen symbiotischen Mikrobiome anzuerkennen und zu schützen. Entsprechende schulmedizinische Mittel sind daher als gefährlich für den Organismus einzustufen.

Im Kapitel „Therapie" gehen wir auf die Möglichkeiten einer selektiven Biofilmbehandlung genauer ein.

2.2 Negativ-synergistische Effekte

2.2.1 Toxine

STUDIE

www.cas.org, Chemie International Edition
Angew. Chem. Int. Ed. 2008, 47, 7505-7507.
The 40 millionth substance was identified by CAS scientists in a journal article published in Angewandte.
Oh, C.H.; Lee, et al.

Im Jahr 2008 wurde die 40-millionste chemische Substanz registriert, und laut CAS Registry kommen täglich ca. 15.000 neue Registrierungen hinzu. Wo die Natur normalerweise viele Generationen Zeit hatte, um sich an veränderte Substanzen zu adaptieren, können uns heute bestenfalls Improvisationen und Notprogramme helfen, mit dieser Vielfalt an neuen Stoffen umgehen zu lernen.

Jedoch sehen wir in der Praxis, dass sich einige Substanzen als besonders katastrophal für die Gesundheit der jetzigen und v.a. auch der kommenden Generationen herauskristallisieren: Quecksilber, Blei, Aluminium und Glyphosat mit ihren negativ synergistischen Effekten, die chronische Infektionen begünstigen.

Die Symptome von Schwermetallbelastungen und einer Infektion mit Borreliose und Co-Infektionen ähneln sich verdächtig:

Symptome	Quecksilber / Blei	Borreliose / Co-Infektionen
Müdigkeit	√	√
Gelenkschmerzen	√	√
Parästhesien	√	√
Kognitive Probleme	√	√
Psychiatrische Symptome	√	√
Abdominale Symptome	√	√
Gewichtsverlust	√	√
Hör- und Sehprobleme	√	√

2.2.1.1 Quecksilber

Quecksilber gilt als das giftigste nichtradioaktive Element und übertrifft in seiner schädigenden Wirkung alle anderen bekannten toxischen Elemente, wie zum Beispiel Blei, Kadmium und Arsen zum Teil um ein Vielfaches.

Quecksilber zerstört das Gehirn und neurologische Systeme, allerdings nicht durch Entzündung. Daher sterben Patienten mit hohen Werten an Quecksilber im Körper langsam und ohne allzu große Schmerzen oder andere Symptome.

Paradoxerweise wurde Quecksilber in der Medizin schon lange als Medikament gegen Spirochäten-Erkrankungen wie die Syphilis eingesetzt, da es eine Vermehrung der Mikroben verhindert. Je mehr Quecksilber im Organismus akkumuliert ist, desto weniger Entzündung finden wir und desto weniger aktiv sind die Mikroben.

Eine der wichtigsten Erkenntnisse, die wir aus unseren klinischen Beobachtungen lernen konnten, war der Effekt, dass Lyme-Spirochäten zunächst wieder aktiver werden, wenn wir Quecksilber aus dem Körper ausleiten.

Prof. Boyd Haley, emeritierter Leiter der Fakultät für Chemie an der University von Kentucky, wies in mehreren Veröffentlichungen nach, dass es kein einziges Enzymsystem im Körper gibt, das nicht durch Quecksilber gehemmt wird.

STUDIE

Neuroreport. 2001 Mar 26;12(4):733-7
Retrograde degeneration of neurite membrane structural integrity of nerve growth cones following in vitro exposure to mercury.
Inhalation of mercury vapor (Hg0) inhibits binding of GTP to rat brain tubulin, thereby inhibiting tubulin polymerization into microtubules.
Leong CC1, Syed NI, Lorscheider FL.

Das Enzym GTP (Guanosintriphosphat) beispielsweise wird für die Herstellung von Tubulin benötigt und ist unser wichtigstes Transportmolekül innerhalb von Nervenaxonen. Ohne Tubulin erzeugen wir keine Neurotransmitter. Bei Borreliose-Patienten finden wir nachgewiesenermaßen eine Verarmung vieler Neurotransmitterstoffe, v.a. an Dopamin (Verlust der Antriebskraft) im Frontalhirn, an GABA (schwere Schlafstörungen, Angst und Panik) im Schläfenlappen, an Acetylcholin (Kurzzeitgedächtnis, eingeschränktes Denkvermögen, Sympatikotonie/Stress) im Scheitellappen.

Quecksilber blockiert auch alle uns bekannten Entgiftungsenzyme. Borrelien erzeugen u.a. ein wichtiges Biotoxin, Chinolinsäure, das nicht entgiftet werden kann, sobald die notwendigen Enzyme durch Quecksilber blockiert sind. Quecksilbervergiftung und Borrelientoxine zerstören gemeinsam unsere Gesundheit.

Nach wie vor sind Amalgamfüllungen in den Zähnen die Hauptquelle für Quecksilber in unserem Körper. Noch heute wird in den meisten Zahnarztpraxen routinemäßig Amalgam verwendet. Zum einen, weil es als Werkstoff leicht zu verarbeiten und langlebig ist, zum anderen vermutlich auch deshalb, weil er von den Krankenkassen als Behandlungsmethode übernommen wird.

In Norwegen (2008) und Schweden (2009) herrscht seit einigen Jahren ein absolutes Quecksilberverbot, was natürlich auch für Zahnfüllungen gilt. In Russland wurde Amalgam bereits Ende der 70er Jahre komplett verboten.

In der Praxis muss Amalgam nach der Entfernung als hochgiftiger Sondermüll entsorgt werden. Amalgam besteht zu 50 % aus Quecksilber (Hg), das entgegen der häufig vertretenen Meinung nach dem Anmischen nicht fest in der Füllung gebunden ist.

Durch Kauen, Knirschen, Zähneputzen und heiße, kalte oder säurehaltige Getränke und Lebensmittel wird täglich eine gewisse Menge an Quecksilberdampf freigesetzt. Dies spielt sich zwar im Mikrogrammbereich ab, darf aber nicht unterschätzt werden, wenn man bedenkt, dass bereits ein Molekül Quecksilber Nervenzellen zerstören kann.

STUDIE

NeuroReport v.12, n.4, 26mar01

Faculty of Medicine, Department of Physiology and Biophysics, University of Calgary, Canada.

Research indicates how exposure to less than micromolar amounts of mercury for as little as 10 minutes may disrupt neuronal growth.

Inhalation of mercury vapor (Hg°) inhibits binding of GTP to rat brain tubulin, thereby inhibiting tubulin polymerization into microtubules.

Christopher Leong, Naweed Syed, Fritz Lorscheider

In einer Studie von Leong und Lorscheider kam es bereits bei anorganischen Quecksilber-Mengen von 0,02 ng Hg/g zur Degeneration von Nervenaxonen und zu einer kompletten Zerstörung der intrazellulären Mikrotubuli, die sich als lange, steife Polymere durch das Cytoplasma erstrecken und die Positionen der membranumhüllten Organellen und anderer Zellbausteine steuern.

Quecksilber und v.a. die wesentlich giftigere organische Form, das Methylquecksilber, dringen in das zentrale Nervensystem ein und zerstören Tubulinstrukturen, die ein wichtiger Bestandteil der Informationsübertragung via Licht sind.

Hier wird mittels Immunfärbung die Zerstörung von Tubulin, dem monomeren Proteinbaustein der Mikrotubuli, in Neuronen nach Versetzen mit Quecksilber (Hg2+-Ionen) gezeigt:

Fluorescent images of cultured nerve growth cones double-stained with antibodies against actin (red-rhodamine) and tubulin (greenfluorescene) before (a) and after (b) mercury exposure.

Neuroreport. 2001 Mar 26;12(4):733-7.
Retrograde degeneration of neurite membrane structural integrity of nerve growth cones following in vitro exposure to mercury.
Leong CC1, Syed NI, Lorscheider FL.

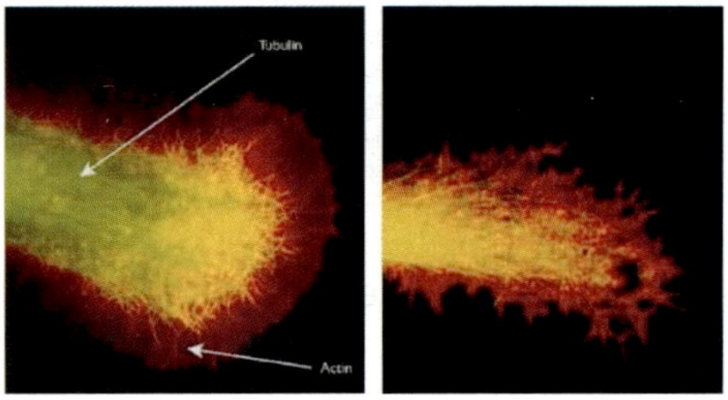

(a) (b)

Täglich werden pro Füllung zirka 2-3 µg Quecksilberdampf freigesetzt, und das über eine durchschnittliche Tragedauer von 20 Jahren. Man kann folglich von einer niedrig dosierten, chronischen Vergiftung sprechen. In zahlreichen Studien wurde ein 2- bis 5-facher Anstieg von Quecksilber im Blut und Urin bei lebenden Amalgamträgern beobachtet. Bei Untersuchungen an verstorbenen Patienten wurden in unterschiedlichen Körpergeweben sogar 2-bis 12-fach erhöhte Quecksilber-Mengen gefunden.

Quecksilber ist dafür bekannt, jedes Symptom nachzuahmen, und aus eben diesen Gründen ist es im Körper nicht tolerierbar. Der menschliche Körper ist äußerst intelligent und speichert, wenn möglich, die fettlöslichen Toxine im stoffwechselinaktiven Binde- oder Fettgewebe. Bei sportlichen Menschen oder bei Personen mit einem niedrigen Körperfettanteil werden die Toxine allerdings häufig im Nervengewebe oder Gehirn abgelagert.

STUDIE

FASEB J. 1989 Dec;3(14):2641-6
Dental „silver" tooth fillings: a source of mercury exposure revealed by whole-body image scan and tissue analysis.
Evidence of Hg uptake, as determined by whole-body scanning and measurement of isotope in specific tissues, revealed three uptake sites: **lung, gastrointestinal, and jaw tissue** absorption. Once absorbed, high concentrations of dental amalgam Hg rapidly localize in **kidneys and liver.**
Hahn LJ, Kloiber R, Vimy MJ, Takahashi Y, Lorscheider FL.

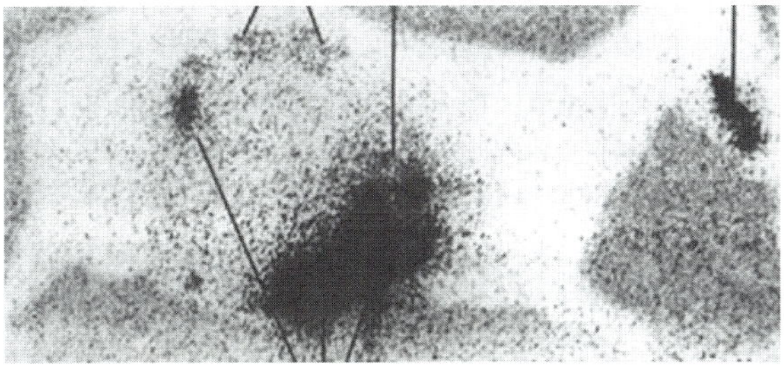

Bei diesem Schaf wurden in o.g. Studie 12 Backenzähne mit Amalgamfüllungen, gemischt mit radioaktiv markiertem Quecksilber, gefüllt. Nach 29 Tagen wurden die Füllungen lege artis entfernt und die Akkumulation des Quecksilbers per Röntgenbild überprüft. Anreicherungen wurden im Gehirn, in den Lungen, im Gastrointestinaltrakt und im Kieferknochen gefunden. In der Folge waren Leber und Nieren mit hohen Konzentrationen an markiertem Quecksilber konterminiert.

Wer von unseren Patienten Amalgamfüllungen über einen längeren Zeitraum als 29 Tage im Mund hatte oder immer noch hat, ist belasteter als dieses Schaf.

STUDIE

Am J Physiol. 1990 Apr;258(4 Pt 2):R939-45
Maternal-fetal distribution of mercury (203Hg) released from dental amalgam fillings.
Vimy MJ, Takahashi Y, Lorscheider FL.

Besonders gefährdet sind Säuglinge während des Stillens bzw. schon während der Schwangerschaft im Mutterleib, da Quecksilber vollständig plazentagängig ist, d.h. den Fötus im Mutterleib vergiftet. Die Quecksilbermenge in Brustmilch und Fruchtwasser korreliert eindeutig mit der Menge der mütterlichen Amalgamfüllungen.

Ein Patientenbeispiel aus der Praxis von Dr. Klinghardt:

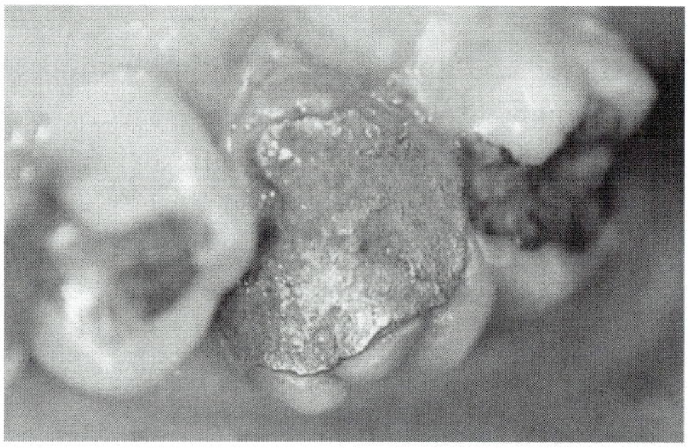

Das hatte eine Mutter im Mund, als sie schwanger war. Bei ihrem Kind wurde im Alter von 2 Jahren eine Autismus-Spektrum-Störung diagnostiziert.

Es gibt eine traurige Besonderheit bei den autistischen Kindern, die Dr. Boyd Haley und M. Blaxill in u.s. Grafik verdeutlichen konnten. Sie zeigt den Zusammenhang zwischen der Anzahl an Amalgamfüllungen der Mutter und der Menge an Quecksilber, die autistische und nicht-autistische Kinder in den ersten 2 Jahren nach der Geburt über die Haare ausscheiden.

Die obere Linie der Grafik zeigt einen direkten Zusammenhang zwischen der Zahl der Amalgam-Füllungen, die die Mutter während der Schwangerschaft hatte, und der Menge an Quecksilber, die **gesunde** Kinder über die Haare ausscheiden konnten.

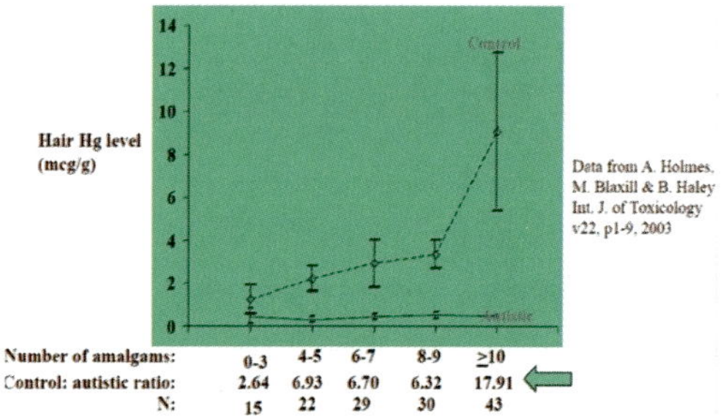

Die untere Kurve zeigt einen solchen Zusammenhang für **autistische** Kinder nicht: vordergründig könnte man spekulieren, dass diese Kinder nicht mit Quecksilber belastet sind. Leider wissen wir, dass bei diesen Kindern die für die Quecksilberausscheidung notwendigen Enzyme blockiert sind. Diese Kinder sammeln das Quecksilber also im Körper an.

Zwei Ursachen sind bis heute dafür bekannt:

1. Die Strahlendichte von Mikrowellen und elektromagnetischen Feldern, denen der Fötus während der Schwangerschaft ausgesetzt war. In dieser Studie wird die signifikant negative Rolle von elektromagnetischen Feldern sowohl für die Entstehung von Autismus als auch für die Wirksamkeit von Therapien beschrieben.

Dr. Klinghardt führte selbst Messungen der elektromagnetischen Belastung des Schlafplatzes von Müttern autistischer Kinder zum Zeitpunkt der Schwangerschaft durch und fand hier eindeutige Zusammenhänge.

STUDIE

J. Aust. Coll. Nutr. & Env. Med. Vol. 26 No.2 (Aug 2007) pages 3-7
Wireless Radiation in the Etiology and Treatment of Autism: Clinical Observations and Mechanisms.
"The findings suggest a **significant role of EMR in both the etiology of Autism and the efficacy of therapeutic interventions.**
Tamara J Mariea and George L Carlo

2. Die Lyme-Borreliose erzeugt, wie schon erwähnt, verschiedene Biotoxine (z.B. Chinolinsäure, Quinolinic Acid), von denen viele die für die Entgiftung notwendigen Enzyme entweder hemmen oder zerstören.

VERÖFFENTLICHUNG
Johns-Hopkins University, USA, CRC Press 2013, pp 851-868.
"Advancing Medicinewith Food and Nutrients", Second Edition.
Kapitel "Biotoxins – Supporting removal via intrinsic pathways."
Dietrich Klinghardt MD, PhD

Nach Amalgamfüllungen sind Impfzusätze wie Thiomersal, die bis heute (2016) in einigen Impfstoffen enthalten sind, die zweitgrößte Quecksilberquelle. Zunehmend finden wir Quecksilber in der Atmosphäre, z.B. verursacht durch die Ausstöße aus Krematorien. Quecksilber ist mittlerweile auch in vielen Nahrungsmitteln und im Wasser zu finden. Gerade der Verzehr von Fisch, so empfehlenswert er auch sonst ist, bringt eine hohe Belastung mit sich.

Quecksilbervergiftungen verursachen u.a. folgende Symptome, die häufig nur auf der psychiatrischen Ebene behandelt werden:

- Angstzustände, Nervosität, oft mit Atemstörungen
- Unruhe, Überempfindlichkeit
- Emotionale Instabilität, mangelnde Selbstbeherrschung, Wutanfälle mit gewalttätigem, irrationalem Verhalten
- Unfähigkeit, Entscheidungen zu treffen
- Schüchternheit, Scham, Schlaflosigkeit
- Gedächtnisverlust, Konzentrationsschwierigkeit
- Lethargie, Verwirrtheit, Zurückgezogenheit (manische)
- Depression, Mutlosigkeit, suizidale Tendenzen
- Brennende Schmerzen
- metallischer Geschmack im Mund.

STUDIE

Immunopharmacologicol Immunotoxical, 1992, 14(3):555-77
"Immunotoxic effects of mercuric compounds on human lymphocytes and monocytes: Alterations in cell viability" and „Immune suppression of human T-cell activation."
B.J. Shenker et al.

Negative Einflüsse von Quecksilber auf das Immunsystem sind hinreichend erforscht.

STUDIE

Journal of Neural Transmission, 1998, vol. 105, no1, pp. 59-68 (1 p.1/4)
Increased blood mercury levels in patients with Alzheimer's disease
Blood mercury levels were more than two-fold higher in AD patients....Possible explanations of increased blood mercury levels in AD include yet unidentified environmental sources or release from brain tissue with the advance in neuronal death.
Hock, C. et al.

Bei Alzheimer-Patienten fand diese Studie im Vergleich zur Kontrollgruppe eine doppelte Konzentration an Quecksilber im Blut.

Wir finden keinen einzigen Menschen mehr auf diesem Planeten, der frei von Quecksilber wäre, kein Fluss oder Gewässer ist ohne Quecksilber. Es ist in der Luft, in den Nahrungsmitteln und zusätzlich eben oft noch in den Zähnen.

STUDIE

BrainEnviron Health Perspect. 2005 May; 113(5): 590-596
Public Health and Economic Consequences of Methyl Mercury Toxicity to the Developing child.
Methyl mercury is a developmental neurotoxicant...Using national blood mercury prevalence data from the Centers for Disease Control and Prevention, we found that between 316,588 and 637,233 children each year have cord blood mercury levels > 5.8 µg/L, a level associated with loss of IQ. **The resulting loss of intelligence causes diminished economic productivity that persists over the entire lifetime of these children. This lost productivity is the major cost of methyl mercury toxicity, and it amounts to $8.7 billion annually (range, $2.2-43.8 billion; all costs are in 2000 US$).**
Leonardo Trasande, et al.

2005 wurde veröffentlicht, dass die Methylquecksilbervergiftung im Kindesalter zu einem dauerhaften Verlust an Intelligenz führt, was wiederum eine verringerte ökonomische Produktivität zur Folge hat. Diese Minderung der Produktivität wird auf 8,7 Milliarden US Dollar jährlich für die USA geschätzt.

Wir befürchten, dass die durch Quecksilber verursachten Kosten im Gesundheitswesen deutlich höher sind, was aber keine entsprechende Beachtung findet, solange Quecksilber nicht eindeutig als Krankheitsursache anerkannt wird.

2.2.1.2 Blei

Blei als sulfhydrylaffines Element oxidiert Schwefel, ähnlich wie Quecksilber, und erzeugt dabei im Nervensystem auch ähnliche Symptome wie die Quecksilber-Vergiftung.

Blei gelangt noch immer täglich über das Flugzeugkerosin in großen Mengen in die Atmosphäre und über die Atmung in unsere Lungen. Wir finden auch noch Rückstände aus Autobenzin oder alten Wasserleitungen als Umweltbelastung vor. Aber auch billiges Kinderspielzeug aus Plastik, Keramik, Kristall, Bleche, Autobatterien oder Haarfärbemittel können mit Blei belastet sein. Wir haben heute 400-1000 Mal so viel Blei in den Knochen eingelagert wie unsere Vorfahren. Es gibt keine kleinste Menge, die nicht schädigt!

STUDIE

Biomed Res Int. 2014; 2014: 840547
Pb Neurotoxicity: Neuropsychological Effects of Lead Toxicity
„Among heavy metal exposures, lead exposure is one of the most common exposures that can lead to **significant neuropsychological and functional decline in humans.“**
Lisa H. Mason, et al.

Eine Bleiexposition schädigt das zentrale Nervensystem am gravierendsten in seiner neurologischen und neuropsychologischen Funktion.

STUDIE

N Engl J Med. 1990 Jan 11;322(2):83-8
The long-term effects of exposure to low doses of lead in childhood. An 11-year follow-up report.
Needleman HL, et al.

Kinder hatten, auch wenn sie nur geringen Dosen von Blei ausgesetzt waren, Defizite im zentralen Nervensystem, die noch viele Jahre später nachweisbare Auswirkungen zeigten. Die Dosis war als „nicht toxisch“ und „noch unbedenklich“ von den meisten Gesundheitsbehörden eingestuft worden.

STUDIE

Environ Health Perspect. 1990 Nov;89:101-5
Transplacental transport of lead.
"There is no placental-fetal barrier to lead transport. Maternal and fetal blood lead levels are nearly identical, **so lead passes through the placenta unencumbered."**
Goyer RA

Blei ist plazentagängig. Es gibt keine Barriere zwischen Mutter und Fötus.

Blei ist allgemein bekannt als neurotoxisches Metall, das schwerste Beeinträchtigungen des Nervengewebes hervorruft, v.a. bei der Gehirnentwicklung von Ungeborenen, Neugeborenen und Kleinkindern.

Eine Vielzahl veröffentlichter Studien in der Literatur belegen die folgenden Beeinträchtigungen und Erkrankungen, die durch geringste Mengen an Blei verursacht wurden. Deren Symptome sind aufgrund der synergistischen Effekte von Borrelien und Blei wiederum nicht unterscheidbar von den Symptomen einer persistierenden Borrelieninfektion:

- **Pränatale Entwicklung und Fortpflanzung:** Fehlgeburten, Totgeburten, Frühgeburten, geringes Geburtsgewicht, Chromosomenabnormalitäten, Unfruchtbarkeit, Impotenz
- **Wachstum und Entwicklung**, u.a. verzögerte Entwicklung, geringeres Wachstum, verändertes Hormonsystem (Hypophyse, Schilddrüse), Osteoporose in späteren Jahren, Gewichtsverlust
- Nervensystem, u.a. Enzephalopathie, veränderte Gehirnentwicklung, verändertes EEG, Krämpfe, Cerebral Palsy, Neurotransmitterunterdrückung, verlangsamte Reizweiterleitung, veränderte Propriozeption, Schwindel, geringerer IQ, Lernstörungen, Autismus, Tremor, cerebrovaskuläre Erkrankungen, Parästhesien, Lähmungen, beeinträchtigte Sinneswahrnehmung, Kopfschmerzen
- **Verhalten,** u.a. Aggression, Gewalt, Feindseligkeit, Aufmerksamkeitsstörungen, Hyperaktivität, Verwirrtheit, Lethargie, Unruhe, Depression, Panikstörungen, Persönlichkeitsveränderungen, Selbstmord, Schlafstörungen, Müdigkeit
- **Verdauungssystem,** u.a. beeinträchtigter Vitamin D-Stoffwechsel, Koliken, Anorexie, Erbrechen, Durchfall oder Darmträgheit
- **Herz-Kreislauf-System,** u.a. Herzinfarkt, Bluthochdruck, Anämie, frühzeitiger Herztod
- **Krebs**
- **Unterdrückung des Immunsystems;** die folgende Studie sei hier als Beispiel für eine Vielzahl an Studien angeführt, die den Zusammenhang zwischen der Belastung mit Blei und Fehlregulationen im Immunsystem belegen:

STUDIE

Med Pr. 2002;53(3):259-64
The impact of lead and cadmium on the immune system.
A long-lasting exposure to lead and cadmium may cause changes in the immune response.
Skoczyńska A, et al.

An dieser Stelle möchten wir darauf hinweisen, dass in zahlreichen Studien eine, wie hier, fast 300-fach erhöhte Konzentration an Blei in den Parasiten im Vergleich zum Gewebe des Wirts gefunden werden konnte.

STUDIE

Parasitology. 2011 Sep;138(11):1400-5
The parasitic nematodes Hysterothylacium sp. type MB larvae as bioindicators of lead and cadmium: a comparative study of parasite and host tissues.
The mean concentrations of lead and cadmium in nematodes were 289,03 and 81,5 times higher than in host intestine, 188,4 and 225 times higher than in host muscle, 108,6 and 65,3 times higher than in host gonads, 70,5 and 19,5 times higher than in host liver and 3351 and 148 times higher than in sea water. The results show the value of this and possibly related nematodes as bioindicators of heavy metals and their potential use in environmental studies.
Khaleghzadeh-Ahangar H, et al.

Es ließe sich spekulieren, ob der dramatische Anstieg an Parasitenerkrankungen, den wir in den letzten Jahren beobachten, ein ausgleichender Mechanismus ist, der den Wirt, also auch den Menschen, vor zu hoher toxischer Belastung durch Metalle schützen soll.

2.2.1. Aluminium

Es entspricht der Erfahrung der Autoren, dass die Schwere einer persistierenden Borreliose in direktem Zusammenhang mit der Gesamtkörperbelastung an Aluminium steht. Die Entgiftung von Aluminium ist ein wesentlicher und effektiver Aspekt der biologischen Behandlung der Borreliose.

Andere Wissenschaftler haben ebenfalls den synergistischen Effekt von Aluminium und Borrelien beobachtet. Von der Forscherin Dr. Lida Mattman, die sich mit zellwandarmen Mikroorganismen (Mykoplasmen usw.) beschäftigte, erfuhr Dr. Klinghardt in den frühen 80er Jahren, dass sie ihrem Wachstumsmedium nanonisiertes Aluminium zugeben musste, um Borrelien in einer Kultur wachsen zu lassen.

STUDIE

Infect. Immun.February 2000 vol. 68 no. 2 658-663
Occurrence of Severe Destructive Lyme Arthritis in Hamsters Vaccinated with Outer Surface Protein A and Challenged with Borrelia burgdorferi.
When the canine rOspA vaccine was combined with aluminum hydroxide, all vaccinated hamsters developed arthritis after challenge with B. burgdorferi sensu stricto.
Cindy L. Croke, Erik L. Munson, et al.

Ihre Ergebnisse waren bereits zu diesem Zeitpunkt eine Inspiration für die weiteren Forschungen von Dr. Klinghardt zur Lyme-Borreliose. Ergebnisse Ihrer Kulturen werden bis heute zu Diagnose und Therapie herangezogen (INK-Testsätze).

Prof. Dr. med. Stefan Hippenstiel veröffentlichte Arbeiten über den Befall des Endothels (Gefäßinnenwände) mit ganz verschiedenen Keimen, die alle unter den Überbegriff der Lyme-Borreliose fallen. Diese innere Auskleidung unserer Gefäße bildet eine insgesamt ca. 1.000 m² große Grenzfläche zwischen Gefäßinnenraum und Körper außerhalb der Gefäße. Passend hierzu fanden Wissenschaftler, dass sich giftiges Aluminium ebenfalls in die inneren Schichten von Gefäßen einlagert.

STUDIEN

Toxicol Lett. 2008 May 30;178(3):160-6. doi: 10.1016/j.toxlet.2008.03.011. Epub 2008 Mar 27
Alumina nanoparticles induce expression of endothelial cell adhesion molecules.
Oesterling E, et al.

Front. Neurol., 27 October 2014 | doi: 10.3389/fneur.2014.00212
Why industry propaganda and political interference cannot disguise the inevitable role played by human exposure to aluminum in neurodegenerative diseases, including Alzheimer's disease.
Christopher Exley, et al.

In einem von Dr. Klinghardt 1997 veröffentlichten Artikel wies er bereits auf das gemeinsame Auftreten von Vergiftungen und Mikroben hin.

VERÖFFENTLICHUNG

Explore! Vol 8, Number 3, 1997
Amalgam/Mercury Detox as a treatment for chronic viral, bacterial and fungal illness.
Dr. D. Klinghardt

Zahlreiche Veröffentlichungen zeigen, dass Mikroben Aluminium und Schwermetalle in die Zellwand einlagern, um sich so vor dem Immunsystem zu schützen. Auch wir finden nanonisierte Aluminium-Partikel in den gleichen Körpergeweben, in denen Borrelien kompartmentalisiert sind.

STUDIE

Journal of Neuroimmune Pharmacology December 2008, Volume 3, Issue 4, pp 286-295
Manufactured Aluminum Oxide Nanoparticles Decrease Expression of Tight Junction Proteins in Brain Vasculature.
"...the novelty of our study is the demonstration that alumina is directly toxic to human brain endothelial cells.
In addition, our data indicate that **alterations of mitochondrial functions may be the underlying mechanism of nano-alumina toxicity."**
Lei Chen, et al.

In jüngster Zeit wird dieser Zusammenhang auch für Parasiten bestätigt. Eine Studie dazu ist im Kapitel „Blei" zu finden.

In dem Buch „Biosorption of Heavy Metals" von Bohumil Volesky finden wir diese Erkenntnisse vertieft dargestellt. Daraus geht hervor, dass die Mikroben, die hauptsächlich in den Blutgefäßen wachsen, durch Aluminium und andere Schwermetalle in den Gefäßwänden vor dem Immunsystem geschützt sind, bzw. ihr Wachstum durch das Aluminium gefördert wird.

Das bedeutet für uns, dass durch das Entfernen von Aluminium aus den Blutgefäßen und das Entgiften des Organismus der Schutzmechanismus der Mikroben verloren geht und mehr und mehr Lyme-Pathogene ihren Schutzraum im Endothel verlieren.

Dieser Zusammenhang ist in der medizinischen Fachwelt weitgehend unbekannt. Zwar leben hier Borrelien ebenfalls im Bindegewebe und auch innerhalb oder im Zwischenzellbereich der Neuronen des Nervensystems, tatsächlich aber erzeugen sie den wichtigsten Irritationseffekt auf das Immunsystem in den Gefäßwänden unserer Blutgefäße.

Bei fast allen chronischen Lyme-Patienten finden wir mit Hilfe des OligoScans, dass sie mit Aluminium vergiftet sind. Dieser Test wird im Kapitel „Diagnose" näher beschrieben. Die Gesamtkörperbelastung mit Aluminium scheint dabei höher zu sein als durch jedem anderen Giftstoff.

Gleichzeitig sehen wir eine zunehmende Verarmung an Kieselsäure (Silizium), die bekanntlich Aluminium bindet. Hier könnte ein Schutzmechanismus des Köpers vorliegen, der versucht, Aluminium zu binden und auszuscheiden. Geht Kieselsäure verloren, sammeln wir Aluminium in den Gefäßwänden an und unterstützen so wiederum das Wachstum der Borrelien.

Der entscheidende Schritt für alle Lyme-Pateinten ist also, das innere Milieu zu entgiften und dem Körper so viel Aluminium wie möglich zu entziehen. Dabei achten wir gleichzeitig auf die Entgiftung der anderen erwähnten Toxine. Diesen Therapieansatz verfolgen wir seit Jahren mit großem Erfolg.

Andere Forscher haben diesen Zusammenhang ebenfalls erkannt und dokumentiert. *(Vortrag Dr. Richard Horowitz, Institute of functional medicine, San Diego, Mai 2016)*

Leider lassen sich noch weitere dramatisch negative, synergistische Effekte nachweisen. Studien des bereits zitierten Dr. Boyd Haley, einem emeritierten Professor der Chemie der University von Kentucky, der vor allem im medizinisch-biochemischen Bereich tätig ist, und Dr. Mark Lovell zeigen diese Effekte in Bezug auf Aluminium und Quecksilber, das, wie bereits bemerkt, jeder Mensch im Körper hat.

Hier wurden Gehirnzellen in einer Kultur angelegt und verschiedenen Giften in Konzentrationen, die denen in unserem Körper ähneln, ausgesetzt.

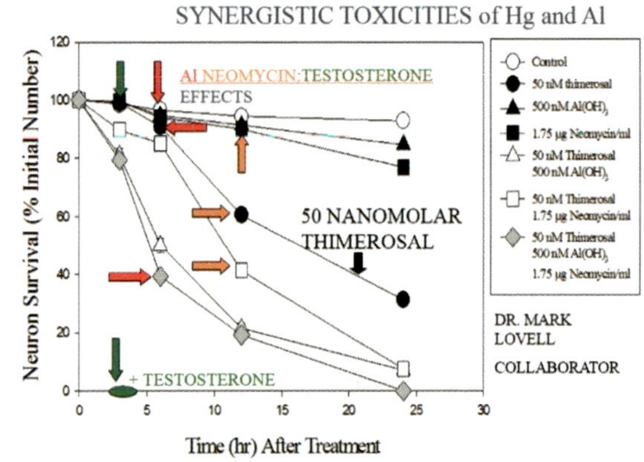

Man sieht, dass nach Zugabe von Thiomersal (Impfstoff-Zusatz mit Quecksilber) bereits nach 24 Stunden etwa 65 % der Gehirnzellen abgestorben sind, während bei Zugabe von Aluminiumhydroxid (ebenfalls ein Impfstoff-Zusatz) nur 15 % absterben.

Wenn beide zusammen gegeben werden, was bei den heutigen Impfungen gängige Praxis ist, sind nach 24 Stunden alle kultivierten Hirnzellen tot.

Wenn Thiomersal, Aluminiumhydroxid und noch kleinste Mengen Testosteron zusammen gegeben werden, also wenn die betroffene Person männlich ist, sind bereits nach vier Stunden alle Hirnzellen abgestorben.

Das erklärt u.a., warum wesentlich mehr Jungen als Mädchen mit Autismus diagnostiziert werden.

Ähnlich wie Quecksilber und Testosteron durch Aluminium potenziert werden, potenziert das Aluminium auch die Aggressivität und die Infektiosität der Lyme-Borreliose.

Aluminiumentgiftung verbessert die Hirnleistung und die Funktionen des zentralen Nervensystems, reduziert Entzündungen im Körper und führt zu zahlreichen anderen Verbesserungen der Gesundheitsparameter.

Bereits im Kapitel über das Toxin Blei zeigten wir Studien, die belegen, dass Parasiten im Körper des Wirts um ein Vielfaches mit Blei und Cadmium vergiftet sind im Vergleich zum Wirt. Nachgewiesen ist dieser Effekt ebenfalls für Arsen und Chrom.

Die steigende Anreicherung von Aluminium im Organismus könnte eine ähnliche Zunahme von Parasiten provozieren. Die Autoren wiesen einen deutlichen Zusammenhang zwischen der Aluminiumbelastung des Körpers und Parasiten nach.

Woher stammt das Aluminium?

Ausschlaggebend sind zwei Wege, auf denen Aluminium bei gleichzeitiger Unterwanderung der Abwehrmechanismen den Weg in unseren Körper findet:

1. Die subkutane Injektion mit Aluminium-Adjuvantien bei Impfungen

STUDIEN

J Inor Biochem. 2009 Nov;103(11):1571-8. doi: 10.1016/j.jinorgbio.2009.08.005. Epub 2009 Aug 20
Long-term persistence of vaccine-derived aluminum hydroxide is associated with chronic cognitive dysfunction.
Couette M, et al.

Medical Hypotheses 72, 135-139
A role for the body burden of aluminium in vaccine-associated macrophagic myofasciitis and chronic fatigue syndrome.
Exley C, et al.

2. Das Einatmen von nanonisiertem Aluminiumstaub aus der uns umgebenden Luft

STUDIE

Int. J. Environ. Res. Public Health 2015, 11 August 2015
Evidence of Coal-Fly-Ash Toxic Chemical Geoengineering in the Troposphere: Consequences for Public Health
The consequences on public health are profound, including exposure to a variety of toxic heavy metals, radioactive elements, and **neurologically-implicated chemically mobile aluminum** released by body moisture in situ after inhalation or through transdermal induction.
J. Marvin Herndon

Die immer stärker zunehmende Aluminiumbelastung unserer Luft wird durch den Fallout, also durch das Besprühen des Himmels mit Aluminium-Nanopartikeln als Versuch einer allgemeinen Klimakontrolle verursacht. Bei Luftuntersuchungen wurden nicht nur hohe Werte an Aluminium-Nanoteilchen gefunden, sondern auch Barium-Strontium-Titanat, Fluoride, Pilzsporen und andere ungünstige Teilchen (persistent contrails, geoengeneering).

Wir haben keine biologische Barriere, die eingeatmetes Aluminium aufhalten könnte.

2.2.1.4 Freies Eisen

Freies Eisen rückt im Zusammenhang mit der Entstehung chronischer Erkrankungen immer mehr in unseren Fokus. Borreliose-Patienten weisen signifikant häufiger eine Mutation am Gen HFE (Hereditäre-Hämochromatose-Protein) auf, was zu einer Anhäufung von Eisen und einer Umverteilungsstörung im Organismus führt.

STUDIE

Version 2. F1000Res. 2015; 4: 179, Published online 2015 Sep 7
Individuality, phenotypic differentiation, dormancy and 'persistence' in culturable bacterial systems: commonalities shared by environmental, laboratory, and clinical microbiology.
"This dormancy (and resuscitation therefrom) often reflects the extent of the availability of free iron."
Douglas Kell, Marnie Potgieter, Etheresia Pretorius

Die Reaktivierung persistenter Keimformen korreliert mit der Verfügbarkeit von freiem Eisen. Die genbedingte Störung im Eisenhaushalt der Borreliose-Patienten führt also zu einem Aufflammen von aktiven Infektionen und somit zu vermehrter Entzündung. Dieser Zusammenhang wurde erst kürzlich bestätigt:

STUDIE

Neurobiol Dis. 2015 Sep;81:108-18. doi: 10.1016/j.nbd.2015.03.013. Epub 2015 Mar 20
Neurodegeneration with inflammation is accompanied by accumulation of iron and ferritin in microglia and neurons.
Thomsen MS, et al.

Eine entzündliche Nervendegeneration geht mit einer Anhäufung von Eisen und Ferritin in den Mikroglia und Nervenzellen einher. Entzündungen aufgrund von Eisenablagerungen sind als eine Ursache der Multiplen Sklerose schon länger bekannt:

STUDIE

Int Angiol. 2010 Apr;29(2):158-75
Chronic cerebrospinal venous insufficiency and iron deposition on susceptibility-weighted imaging in patients with multiple sclerosis: a pilot case-control study.
"In turn, iron deposition, as measured by SWI, is a modest-to-strong predictor of disability progression, lesion volume accumulation and atrophy development in patients with MS."
Zivadinov R.

STUDIE

J Neurol Neurosurg Psychiatry 2009
CCSVI Chronic cerebrospinal venous insufficiency in patients with multiple sclerosis.
Professor P Zamboni,et.al.

Prof. Zamboni beschrieb 2009 den Zusammenhang chronischer, zerobrospinaler Insufizienz und Multipler Skerose. Ein Befall des Endothels führt zu Stenosen im venösen Abfluss des Gehirns, was wiederum einen venösen Rückstau mit Mikroblutungen zur Folge hat. Freies Eisen aus Erythrozyten führt zu Entzündungen mit nachfolgender Demyelinisierung (CCSVI – Chronische Cerebro-Spinale Venöse Insuffizienz). Entzündungsherde bei Multipler Sklerose sind bekanntermaßen venozentrisch, also kreisförmig um eine Vene ausgebildet.

STUDIE

BMC Med Genomics. 2009 Jan 8;2:2
Iron behaving badly: inappropriate iron chelation as a major contributor to the aetiology of vascular and other progressive inflammatory and degenerative diseases.
Kell DB

Eine ungenügende Bindung von freiem Eisen spielt ebenfalls eine entscheidende Rolle bei der Entstehung von Gefäßerkrankungen und anderen fortschreitenden, entzündlichen und degenerativen Erkrankungen.

Eine der Aufgaben von extrazellulärem Ferritin besteht darin, die Bindung von freiem Eisen zu bewirken und auf diese Weise zu verhindern, dass es zu einer Reaktivierung von Keimen und zu Entzündungen kommt.

STUDIE

Clin Biochem. 2013 Jan;46(1-2):89-93. doi: 10.1016/j.clinbiochem.2012.10.023. Epub 2012 Oct 24
Possible relationship between Al/ferritin complex and Alzheimer's disease.
"Ferritin is the main iron-storage protein capable of containing thousands of iron atoms. The results obtained confirm the hypothesis of a functional role of ferritin as a regulatory protein of toxic metals and clearly indicate that ferritin from Alzheimer's patients has a content of aluminum higher than that of controls."
De Sole P, et al.

Diese italienische Studie untersuchte Art und Menge der Metalle, die das Ferritinmolekül bei Alzheimer-Patienten im Vergleich zu gesunden Probanden gebunden hatte. Die Ferritinmoleküle der Alzheimer-Patienten trugen fast doppelt so viel Aluminium mit sich herum wie Eisen – durchschnittlich 62 %. Dabei sollte es eigentlich umgekehrt sein. Im Ferritinmolekül der gesunden Kontrollgruppe dominierte das Eisen mit bis zu 75 %.

Wir begegnen hier einer weiteren gefährlichen Folge der hohen Aluminium-Belastung in unserer Zeit. Durch die Blockierung von Ferritin bleibt zu viel freies Eisen im Gewebe, was wiederum zu einer Reaktivierung persistierender Mikroben und Entzündungen führt.

Eisenbindende Medikamente wie Desferal oder natürliche Eisenbinder wie Kurkuma, Artemisia Annua und Artesunat, Resveratrol oder Kakao kennen wir schon lange als effektive Mittel bei chronischen Erkrankungen. Dies könnte eine mögliche Erklärung für die Wirkweise sein. Wir verwenden diese Mittel bei fortgeschrittenen neurologischen Erkrankungen oft mit gutem Erfolg.

www.SophiaMed.online
Die SophiaMed©-Internetseite zum Buch erklärt die Herstellung unseres Eisen-Cocktails aus natürlichen, eisenbindenden Substanzen, der unsere biologische Behandlung begleitet.

2.2.1.5 Glyphosat und andere Herbizide

Glyphosat ist der Hauptbestandteil des Pestizids "Roundup" der Fa. Monsanto. Es findet seinen Weg über die Nahrung in unseren Körper. Glyphosat hemmt einen überlebenswichtigen biochemischen Mechanismus in unseren Darmbakterien (shikimate pathway) und schädigt bleibend unser Darmmikrobiom, einen wichtigen Teil unseres Immunsystems.

Glyphosat wurde bereits vor über 40 Jahren zugelassen, als die Auswirkungen auf unser System nur schwer nachzuweisen waren. Es wurde einzig nachgewiesen, dass Glyphosat viele Bakterienstämme bleibend schädigt und daher als Herbizid und Insektizid wirkungsvoll ist.

Übersehen wurde dabei, dass wir im Darm im Durchschnitt 3,5 kg an lebenswichtigen Darmbakterien beherbergen, die seit Jahrmillionen in Symbiose mit uns leben und wichtige Aufgaben für unseren Stoffwechsel und unser Immunsystem erfüllen. Glyphosat schädigt viele dieser Symbionten im Darm bleibend und ist somit Krankheitsursache von zahlreichen chronischen Erkrankungen.

Zudem ist Glyphosat ein Chelatbildner und bindet im Darm alle für uns lebenswichtigen Spurenelemente, mit einer Ausnahme: Es wirkt als Transporter für Aluminium und bringt dieses tief in unser zentrales Nervensystem.

Aluminium ist, wie bereits ausgeführt, ein ausschlaggebendes Nährmedium für das Wachstum der Borrelien und schädigt multiple Enzymsysteme, die für unsere Vitaliät und unser Immunsystem wichtig sind.

In den letzten Jahren stellte sich heraus, dass Glyphosat auch unsere DNA zerstört und für Mutationen, die letztendlich zu Krebs führen, veranwortlich ist.

International Agency for Research on Cancer

World Health Organization

STUDIE

Lyon, France, 20 March 2015
IARC Monographs Volume 112
Evaluation of five organophosphate insecticides and herbicides
The International Agency for Research on Cancer (IARC), the specialized cancer agency of the World Health Organization, has assessed the carcinogenicity of five organophosphate pesticides. A summary of the final evaluations together with a short rationale have now been published online in The Lancet Oncology, and the detailed assessments will be published as Volume 112 of the IARC Monographs.
The herbicide glyphosate and the insecticides malathion and diazinon were classified as probably carcinogenic to humans (Group 2A).
The insecticides tetrachlorvinphos and parathion were classified as possibly carcinogenic to humans (Group 2B).

Glyphosat wurde im März 2015 von der WHO als Karzinogen der Gruppe 2A eingestuft – wahrscheinlich krebserregend – und damit nur eine Abstufung entfernt von Asbest und Tabakrauch.

STUDIE

Nachweis von Glyphosat im Urin freiwilliger, selbstzahlender Studienteilnehmer „Urinale 2015"
Da die nachgewiesenen Glyphosatkonzentrationen in den Urinen bei **79 % der Probanden 5-42 fach über dem Rückstandshöchstwert in Trinkwasser** liegen, ist die Belastung der Probanden erheblich. Nur **in wenigen Ausnahmen (n=8) lagen die Glyphosatkonzentrationen der Urine unter der unteren Nachweisgrenze** (0,0751 µg/L) des Testsystems.
Monika Krüger, Andrea Lindner, Johannes Heimrath

Im Jahr 2011 wurde der Urin von 2009 Probanden auf Glyphosat untersucht. Bei 2001 Probanden, das entspricht 99,6 % aller Teilnehmer, wurde Glyphosat im Urin nachgewiesen!

STUDIE

Environ Health Perspect. 1998 Jun; 106(6): 347-353
An anthropological approach to the evaluation of preschool children exposed to pesticides in Mexico.
E A Guillette, M M Meza, M G Aquilar, et al.

Bereits im Jahr 1998 ließ eine Gruppe von Wissenschaftlern 4- bis 5-jährige Kinder der aus Mexiko Menschen zeichnen, um die Zerstörung des Gehirns durch den massiven Gebrauch von Pestiziden zu demonstrieren

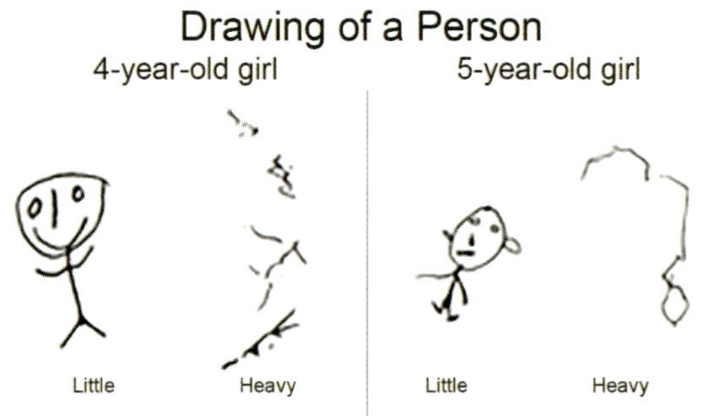

STUDIE

Journal of Organic Systems, 9(2), 2014
Genetically engineered crops, glyphosate and the deterioration of health in the United States of America.
"A huge increase in the incidence and prevalence of chronic diseases has been reported in the United States (US) over the last 20 years. Similar increases have been seen globally. The herbicide glyphosate was introduced in 1974 and its use is accelerating with the advent of herbicide-tolerant genetically engineered (GE) crops. Evidence is mounting that glyphosate interferes with many metabolic processes in plants and animals and glyphosate residues have been detected in both. **Glyphosate disrupts the endocrine system and the balance of gut bacteria, it damages DNA and is a driver of mutations that lead to cancer.** In the present study, US government databases were searched for GE crop data, glyphosate application data and disease epidemiological data. **Correlation analyses were then performed on a total of 22 diseases in these time-series data sets."**
Nancy L. Swanson, et al.

Die Pearson-Korrelationskoeffizienten zwischen dem Anteil an genmodifiziertem herbizidtolerantem Getreide und Soja in den USA und der Verschlechterung der Volksgesundheit in den USA sind in dieser Studie signifikant erhöht.

Die folgenden Tabellen aus der Studie von "Genetically engineered crops, glyphosate and the deterioration of health in the United States of America" von Nancy L. Swanson, et al. zeigen einen stringenten Zusammenhang zwischen Glyphosat und verschiedenen Erkrankungen:

Table 3. Pearson's coefficients between disease and glyphosate applications (N=21 encompassing 1990-2010), except autism (N=16; autism data only available for 1995-2010).

Disease	Coefficient, *R*	$R^2 \times 100$	Probability, *p*
Thyroid cancer (incidence)	0.988	97.6	≤7.6E-9
Liver cancer (incidence)	0.960	92.1	≤4.6E-8
Bladder cancer (deaths)	0.981	96.2	≤4.7E-9
Pancreatic cancer (incidence)	0.918	84.2	≤4.6E-7
Kidney cancer (incidence)	0.973	94.8	≤2.0E-8
Myeloid leukaemia (deaths)	0.878	77.1	≤1.5E-6
Lipoprotein metabolism (deaths)	0.973	94.8	≤7.9E-9
Hypertension (deaths)	0.923	85.2	≤1.6E-7
Stroke (deaths)	0.925	85.5	≤1.5E-7
Obesity	0.962	92.5	≤1.7E-8
Diabetes (prevalence)	0.971	94.3	≤9.2E-9
Diabetes (incidence)	0.935	87.4	≤8.3E-8
ESRD (deaths)	0.975	95.0	≤7.2E-9
Renal failure (deaths)	0.978	95.6	≤6.0E-9
Autism (prevalence)	0.989	97.9	≤3.6E-7
Alzheimer's (deaths)	0.917	84.1	≤2.2E-7
Parkinson's (deaths)	0.875	76.6	≤1.6E-6
Dementia (deaths)	0.994	98.8	≤1.8E-9
Multiple sclerosis (deaths)	0.828	68.5	≤1.1E-5
Intestinal infection (deaths)	0.974	94.8	≤7.6E-9
Inflammatory bowel	0.938	88.0	≤7.1E-8

Table 4. Pearson's coefficients between disease and the percentage of US corn and soy crops that are GE (N=15 encompassing 1996-2010; GE crops were first planted in 1995).

Disease	Coefficient, *R*	$R^2 \times 100$	Probability, *p*
Thyroid cancer (incidence)	0.938	87.9	≤2.2E-5
Liver cancer (incidence)	0.911	82.9	≤5.4E-5
Bladder cancer (incidence)	0.945	89.3	≤7.1E-6
Pancreatic cancer (incidence)	0.841	70.7	≤4.0E-4
Kidney cancer (incidence)	0.940	88.4	≤2.0E-5
Myeloid leukaemia (deaths)	0.889	79.0	≤5.4E-5
Lipoprotein metabolism (deaths)	0.955	91.2	≤4.7E-6
Hypertension (deaths)	0.961	92.3	≤3.7E-6
Stroke (deaths)	0.983	96.6	≤1.4E-6
Obesity	0.962	92.5	≤3.5E-6
Diabetes (prevalence)	0.983	96.6	≤5.1E-7
Diabetes (incidence)	0.955	91.2	≤2.0E-6
ESRD (deaths)	0.958	91.7	≤4.2E-6
Renal failure (deaths)	0.967	93.6	≤2.7E-6
Alzheimer's (deaths)	0.937	87.9	≤9.6E-6
Parkinson's (deaths)	0.952	90.6	≤5.4E-6
Multiple sclerosis (deaths)	0.876	76.7	≤8.0E-5
Hepatitis C (hospital diagnoses)	0.946	89.4	≤6.9E-6

Stephanie Seneff, eine der führenden Forscherinnen auf dem Gebiet der Auswirkungen von Glyphosat, veröffentlichte in dieser Studie u.a. folgende Grafiken:

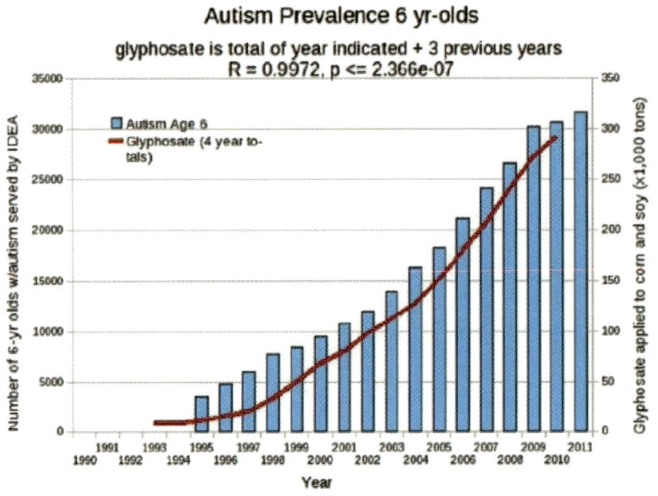

Die Korrelation zwischen dem Gebrauch von Glyphosat und der Inzidenz von Autismus zwischen den Jahren 1995 und 2010.

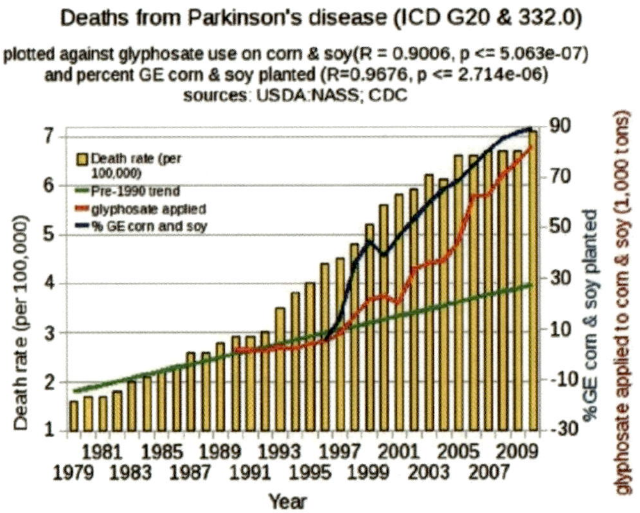

Eine Gegenüberstellung der Todesursache Morbus Parkinson und dem Einsatz von Glyphosat.

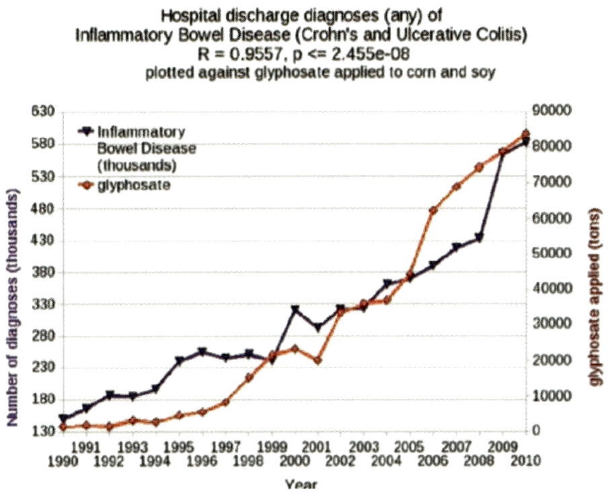

Glyphosat und entzündliche Darmerkrankungen wie Morbus Crohn oder ulzerative Colitis.

Der exponentielle Anstieg von Zöliakie und Glutenunverträglichkeit geht wahrscheinlich auch auf die massive Verunreinigung des Weizens und anderer Getreidesorten mit Glyphosat zurück.

Zusätzlich verarmen wir an Mangan, das von Glyphosat im Darm gebunden wird. Da sich gerade Borrelien von Mangan ernähren, wandern sie folglich in den Darm und verursachen dort weitere Immunreaktionen und damit Symptome.

STUDIE

Drug Des Devel Ther. 2015 Feb 11;9:805-16
Borreliacidal activity of Borrelia metal transporter A (BmtA) binding small molecules by manganese transport inhibition.
Borrelia burgdorferi, the causative agent of Lyme disease, **utilizes manganese (Mn) for its various metabolic needs.**
Wagh D, et al.

Glyphosat kann u.a. folgende Symptome hervorrufen:

- Verarmung an Mineralien, z.B. Mangan
- Hypertonie, Herzinfarkt
- Diabetes
- Adipositas, Fettstoffwechselstörung
- M. Alzheimer und Demenz
- M. Parkinson
- Multiple Sklerose
- Autismus-Spektrum-Störung.

- entzündliche Darmerkrankungen, Darminfektionen
- Terminale Nierenerkrankungen, Akutes Nierenversagen
- verschieden Karzinome: Schilddrüse, Leber, Blase, Pankreas, Nieren und myeloide Leukämie.

2.2.2 Elektromagnetische Felder

Der Baubiologe und Buchautor Wolfgang Maes untersuchte nicht nur den schädlichen Einfluss von elektromagnetischen Feldern auf den menschlichen Organismus umfassend, sondern erforschte auch die negativ-synergistischen Effekte zwischen Mikrowellen und Infektionen.

VERÖFFENTLICHUNG
WOHNUNG+GESUNDHEIT, Heft 145, 2012
Borreliose und Co. plus Elektrosmog
Bei chronischen Infektionen nicht mit dem Handy oder Schnurlosen telefonieren? Reagieren Bakterien und Pilze auf Mobilfunk? Ärzte fanden heraus: ja, sie reagieren. Nicht, weil die Telefone selbst Keimschleudern sind (das sind sie auch), sondern wegen der Strahlung. **Die elektromagnetische Strahlung lockt die Erreger, provoziert sie, unterstützt sie, macht sie aggressiver.** Das gilt auch für andere starke Feldbelastungen des Alltags, beispielsweise die nonstop funkende Telefonbasis auf dem Nachttisch, das Notebook auf dem Bauch, unter Hochspannungsleitungen, neben Trafostationen, auf Heizdecken, in Elektrobetten...
Wolfgang Maes

Menschengemachte, elektromagnetische Felder wirken synergistisch in ihrer Gesamtheit auf uns, und folgende Effekte wurden u.a. von Dr. Henry Lai, Research Professor, Department of Bioengineering, University of Washington nachgewiesen:

(Präsentation 21. März 2008, Council on Wireless Technology Impacts EMF Panel, San Francisco, CA, Extremely-Low Frequency (ELF) and Radiofrequency (RF) Electromagnetic Fields Have Very Similar Biological Effects)

- genetische Effekte
- Krebs
- abnormale Verhaltensweisen
- Elektrophysiologie des Körpers
- Nervensystem
- Effekte auf zellulärer und molekularer Ebene
- Blut-Hirn-Schranke
- Herz-Kreislauf-System
- Stoffwechsel
- Fruchtbarkeit und Schwangerschaft
- Stresstoleranz
- Immunsystem.

Entscheidend für das Konzept von SophiaMed© ist auch hier wieder der Ansatz, dass der negative Einfluss auf das Immunsystem die Symptome einer Infektion verschlechtert. Indem die Blut-Hirn-Schranke durch elektromagnetische Felder partiell geöffnet wird, gelangen sowohl Erreger als auch Toxine wie Metalle oder Glyphosat in unser Gehirn, was wiederum synergistische Effekte aufweist, wie wir bereits bei Quecksilber, Blei, Aluminium und Glyphosat gezeigt haben.

STUDIE

Electromagnetic Biology and Medicine; Posted online on January 20, 2012
Brain proteome response following whole body exposure of mice to mobile phone or wireless DECT base radiation.
"...the first group was exposed to a **typical mobile phone** ... the second group was exposed to a **wireless DECT base... both EMF sources altered significantly (p < 0.05) the expression of 143 proteins."**
Adamantia F. Fragopoulou, et al.

Eine Studie der Universität von Athen zeigt, dass die Präsenz eines schnurlosen Telefons und einer handelsüblichen WLAN-Anlage zur Zerstörung oder Hemmung von 143 der 1000 gestesteten metabolischen Enzyme führt. In Folge dessen kommt es zu einer Funktionseinschränkung oder Blockade multipler Systeme in unserem Organismus, was den Weg für unzählige Mikroorganismen in unserem System frei macht.

Nach Ansicht der Autoren kommt die Anwesenheit von schnurlosen Telefonen, die Verwendung von WLAN-Anlagen oder das dauerhafte Tragen funkbereiter Handys am Körper einem langsamen Selbstmord gleich.

International Agency for Research on Cancer

World Health Organization

PRESS RELEASE
N° 208

31 May 2011

IARC CLASSIFIES RADIOFREQUENCY ELECTROMAGNETIC FIELDS AS POSSIBLY CARCINOGENIC TO HUMANS

Lyon, France, May 31, 2011 -- The WHO/International Agency for Research on Cancer (IARC) has classified radiofrequency electromagnetic fields as possibly carcinogenic to humans (Group 2B), based on an increased risk for glioma, a malignant type of brain cancer[1], associated with wireless phone use.

Elektromagnetische Felder wurden von der Weltgesundheitsorganisation 2011 in die Gruppe 2B der karzinogenen Stoffe eingestuft, d.h. möglicherweise karzinogen aufgrund des erhöhten Risikos für Gliome, einer malignen Art von Gehirntumoren, in Zusammenhang mit dem Gebrauch von Mobiltelefonen.

STUDIEN

Neuro Oncol. 2016 Jan;18 Suppl 1:i1-i50
American Brain Tumor Association Adolescent and Young Adult Primary Brain and Central Nervous System Tumors Diagnosed in the United States in 2008-2012.
Ostrom QT, et al.

Chicago, Ill., Feb. 24, 2016 – A new report published in the journal Neuro-Oncology and funded by the American Brain Tumor Association (ABTA) finds that **malignant brain tumors are the most common cause of cancer-related deaths in adolescents and young adults aged 15-39 and the most common cancer occurring among 15-19 year olds.**

Maligne Gehirntumore sind in den USA mittlerweile die Todesursache Nummer 1 in der Altersgruppe von 15- bis 39-Jährigen und die häufigste Krebsart in der Altersgruppe der 15- bis 19-Jährigen.

Diese Kurve zeigt eindrücklich die Zunahme der Strahlungsintensität von 2000 bis 2011.

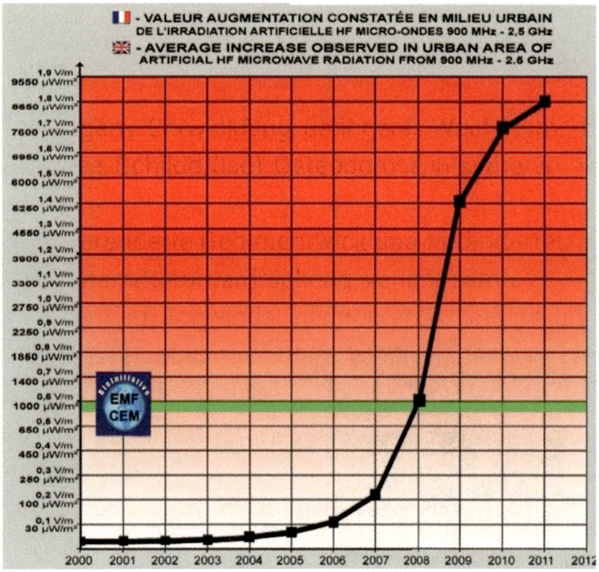

2002 veröffentlichte Dr. Santini die Ergebnisse einer Untersuchung von 16 Symptomen der sog. Elektrosensibilität in Abhängigkeit von der Entfernung zu einer Mobilfunkstation:

1. Müdigkeit
2. Schlafstörungen
3. Kopfschmerzen
4. Unwohlsein
5. Konzentrationsschwierigkeiten
6. Depression
7. Gedächtnisverlust
8. Sehstörungen
9. Reizbarkeit
10. Hörschwierigkeiten
11. Hautprobleme
12. Kardiovaskuläre Probleme
13. Schwindelgefühl
14. Appetitlosigkeit
15. Störungen im Bewegungsablauf
16. Übelkeit.

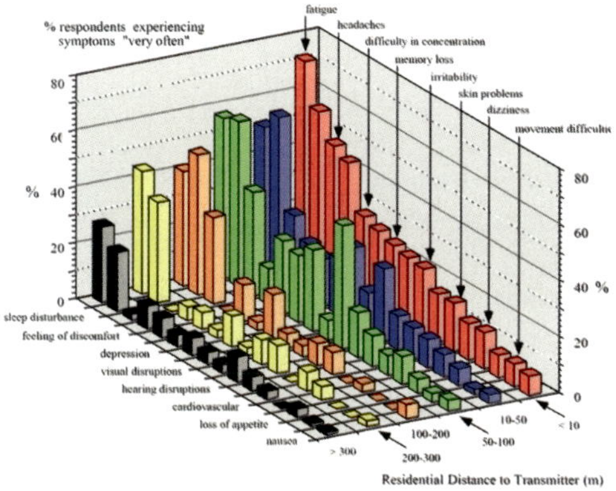

Dr. Magda Havas übertrug diese eindeutigen Ergebnisse in eine Grafik.

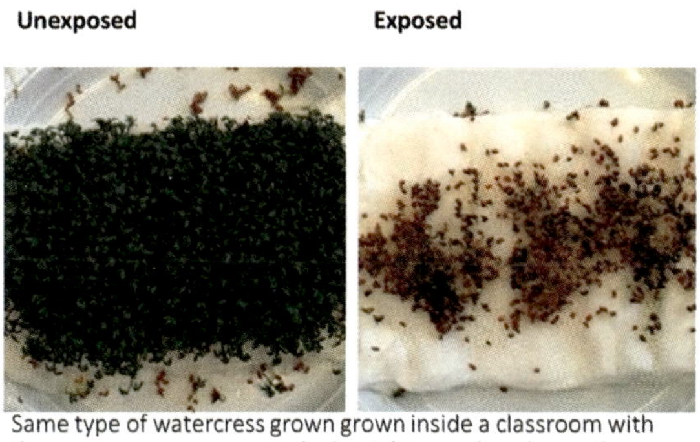

Same type of watercress grown grown inside a classroom with the same sun exposure – only the right one placed near the wireless router

Eine Schulklasse führte folgendes Experiment durch: Kressesamen wurden in zwei Schalen im Klassenzimmer bei gleicher Sonnenexposition aufgezogen – die rechte Schale stand dabei nebem dem WLAN-Router.

Es dürfte nun nicht weiter verwundern, dass bereits 2007 die signifikante Rolle von elektromagnetischer Strahlung sowohl bei der Entstehung als auch bei der Behandlung von Autismus festgestellt wurde.

Wir sehen oft schon deutliche Verbesserungen bei autistischen Kindern, wenn die Eltern die von uns geforderten Schutzmaßnahmen durchführen.

www.SophiaMed.online
Schutzmaßnahmen vor elektromagnetischer Strahlung

STUDIE

J. Aust. Coll. Nutr. & Env. Med. Vol. 26 No.2 (Aug 2007) pages 3-7
Wireless Radiation in the Etiology and Treatment of Autism: Clinical Observations and Mechanisms.
The findings suggest a **significant role of EMR in both the etiology of Autism and the efficacy of therapeutic interventions.** The mechanism of EMR impact could be direct by facilitating early clinical onset of symptoms or indirect, **including trapping heavy metals in cells** and both accelerating the onset of symptoms caused by heavy metal toxicity as well as impeding therapeutic clearance. These data also suggest that wireless device EMR is a synergen in the etiology of Autism, acting in conjunction with environmental and genetic factors, and offer a mechanistic explanation **for the correlation between concurrent increases in the incidence of Autism and the use of wireless technology.**
Tamara J Mariea and George L Carlo

Diese Studie zeigt, dass durch den Mobilfunk die Enzyme gehemmt werden, die für die Entgiftung von toxischen Metallen notwendig sind. Der bestrahlte Organismus lagert also vermehrt Metalle wie Quecksilber, Blei oder Aluminium ein.

Im Körper gespeicherte Metalle wirken als Mikroantennenanlage und verstärken die Wirkung von Mikrowellen-Einstrahlung und anderen elektromagnetischen Feldern. Quecksilber und Blei haben immunsuppressive Effekte und verhindern dadurch eine Ausheilung der Borreliose. Aluminium selbst wirkt als Wachstumsfaktor und Verstärker der Erkrankung.

Bereits wenige Minuten elektromagnetischer Mikrowellenstrahlung führen unter anderem zu einer erhöhten Durchlässigkeit der Blut-Hirn-Schranke für mehrere Stunden. Auf diese Weise können Toxine und auch Mikroben leichter ins Gehirn gelangen – kein Wunder also, dass viele unserer Borrelien-Patienten auch extrem elektrosensitiv reagieren.

VERÖFFENTLICHUNG
Baubiologie, Sonderdruck aus WOHNUNG+GESUNDHEIT, Heft 145, 2012, also 6th edition: „Stress durch Strom und Strahlung" 2013
Was haben Mikroorganismen mit elektromagnetischen Feldern zu tun? Borreliose und Co. plus Elektrosmog.
W. Maes

Ein Schweizer Mykotoxin-Forscher führte folgendes Experiment durch, das leider nicht veröffentlich wurde:

Es wurden zwei identische Aflatoxin-bildende Pilzkulturen angelegt. Eine Kultur wurde mit einem abschirmenden EMF-Stoff (SwissShield) bedeckt. Die andere Kultur wurde neben einer handelsüblichen WLAN-Anlage platziert. Nach einer Woche hatte sich die Zahl der Zellen in der nicht abgeschirmten Kultur gegenüber der abgeschirmten Kultur verzwölffacht. Die Mykotoxin-Ausscheidung war um das 600-fache angestiegen.

Natürlich gibt es verschiedene Arten von Schimmelpilzen und Pilztoxinen, und die Virulenz und Pathogenität hängt stark vom Pilz und den ihn umgebenden Bedingungen ab. Forscher fanden allerdings heraus, dass Alfatoxine im Körper in einer Art Zwischenstadium existieren können, in dem sie weder extrem pathogen noch wirklich gutartig sind. Unter bestimmten Umständen, wie z.B. dem Einfluss elektromagnetischer Felder, können sie allerdings krebserregend oder extrem krankheitsfördernd für unseren Organismus werden.

Wir gehen davon aus, dass ähnliche Phänomene für die Ausscheidung von Biotoxinen von Borrelien, Babesien, Bartonellen, Streptokokken, Parasiten und anderen Pilzarten aufgedeckt werden könnten, wenn dieser Versuch entsprechend wiederholt werden würde.

Die stärkste krankmachende Wirkung erzeugen die Felder auf die Epiphyse in der Nacht aufgrund der zusätzlichen massiven Störung der Melatoninproduktion – oft mit katastrophalen Auswirkungen.

Wir beobachten klinisch, dass die Abschirmung vor elektromagnetischen Feldern und der verantwortliche Umgang mit den neuen Technologien eines der wichtigsten Maßnahmen bei der Behandlung der persistenten Infektionen sind.

Die SophiaMed©-Behandlung nach Dr. Klinghardt setzt zwingend ein Protokoll zum Schutz vor elektromagnetischer Strahlung voraus. Es ist Teil von Phase 1 der biologischen Behandlung und dort sowie auf der Webseite *www.SophiaMed.online* erläutert.

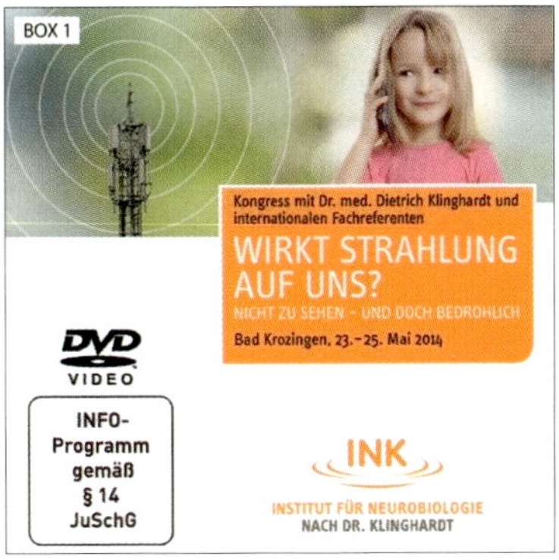

Im Mai 2014 veranstaltete das INK–Institut für Neurobiologie nach Dr. Klinghardt, einen 3-tägigen Kongress zum Thema elektromagnetische Felder unter dem Titel „Wirkt Strahlung auf uns?". Namhafte Wissenschaftler aus aller Welt präsentierten alarmierende Forschungsergebnisse. Die Vorträge können auf DVD über das INK bezogen werden: *www.ink.ag*.

2.2.3 Störfelder

Die Zähne gehören zu den bedeutendsten Teilsystemen innerhalb des Organismus. Zähne und ihr zugehöriger Zahnhalteapparat (= Odonton) haben eine Beziehung zu anderen körperlichen Strukturen und Organen. Reinhold Voll hat den Begriff des Odontons geprägt und die direkten und engen Wechselbeziehungen zwischen einzelnen Odontonen und den verschiedenen Bereichen des Körpers identifiziert. Dabei sind Interaktionen und positive wie negative Beeinflussungen im Sinne einer Fernwirkung in beiden Richtungen möglich:

Ein gestörtes Organ kann sich pathologisch auf das zugehörige Odonton auswirken, und umgekehrt kann ein kranker Zahn oder sein Zahnhalteapparat das mit ihm korrelierende Organ stören. Klassische Störfelder neben den wurzelbehandelten Zähnen sind verlagerte Zähne und Weisheitszähne, devitale Zähne, Metallsplitter (häufig Überreste oder Anhäufungen aus alten Amalgam-Füllungen) und andere Fremdkörper, Zysten und chronische Entzündungen im Kieferknochen (NICO-Läsionen).

Mund-Kiefer-Bereich

Kinder, die schon im Mutterleib eine Borreliose erworben haben, entwickeln oft ein syphillitisches Gebiss mit Schiefstellung der Zähne, engen Zahnbögen und einem offenen Biss. Erwachsene, die eine Borreliose erwerben, erleiden häufig scharf einschießende Schmerzen im Zahnbereich, was die Zahnärzte dazu verleitet, Wurzelfüllungen vorzunehmen oder sogar Zähne zu extrahieren.

Fast alle amerikanischen Zahnärzte, die mit Dr. Klinghardt zusammengearbeitet haben, fanden unabhängig voneinander heraus, dass Borreliose-Patienten überdurchschnittlich häufig 6er-Zähne zuerst verlieren. Wenn im Zahnröntgenbild 3 oder 4 extrahierte 6er-Zähne oder mehrere Wurzelfüllungen in den 6ern zu finden sind, kann durchaus die Verdachtsdiagnose „Borreliose" gestellt werden („Borrelien-Zahn").

In den NICO-Läsionen (fettig-degenerativer Umbau des Kieferknochens aufgrund von Entzündungen) im unteren Weisheitszahnareal, die wir bei fast allen Patienten mit einer persistierenden Borreliose finden, konnten wir mit Hilfe des PCR-Tests zuverlässig Babesien, Bartonellen oder Borrelien nachweisen.

2.2.3.1 Wurzelbehandelte Zähne

Wurzelbehandelte Zähne stellen chronisch-entzündliche Herde dar, die sowohl vor Ort, meist aber an anderer Stelle im Körper zu chronischen Problemen führen können. Weston Price hat hierfür bereits vor über 100 Jahren den Begriff der fokalen Infektion geprägt.

Ohne Blut-, Nerven- und Lymphversorgung ist der Zahn lediglich totes, organisches Gewebe ohne Funktion, das auf Grund seiner Anatomie die perfekte Höhle für pathogene Mikroorganismen darstellt. Pro mm^2 Gewebequerschnitt finden sich zwischen 10.000 und 60.000 Dentinkanälchen. Würde man die Dentinkanälchen einer Wurzel aneinanderreihen, ergäbe sich eine Strecke von ca. einem Kilometer.

Pathogene Bakterien hausen in diesem weitverzweigten Kanalsystem einer Wurzel und bilden dort hochgiftige Schwefelverbindungen wie Schwefelwasserstoff (H2S), Thioether und Mercaptane aus, die ihrerseits lebenswichtige Enzyme blockieren können. Da nicht-lebendiges, organisches Gewebe mit der Zeit zu verwesen beginnt, entstehen zusätzlich Leichenstoffe mit gesteigerter Toxizität (Putrescin und Cadaverin).

Schwefelwasserstoff (H2S), Thioether und Mercaptane zeigen eine hohe Bindungsfähigkeit zu Schwermetallen. Daraus resultieren organische Metallverbindungen von massiv gesteigerter Toxizität, zum Beispiel Dimethylquecksilber.

Die Chemikerin Karen Wetterhan benutzte diesen Stoff im Labor, um die krankheitsauslösende Dynamik von Molekülen auf zellulärer Ebene zu untersuchen. Dabei geriet ein Tropfen Dimethylquecksilber auf ihren Latexhandschuh und verbreitete sich innerhalb weniger Stunden durch die Haut im gesamten Körper. Trotz anschließender Chelattherapie verstarb sie wenige Monate später an einer Quecksilbervergiftung.

2.2.3.2 Restostitis/NICO

Chronische Entzündungen im Kieferknochen können sich als Restostitis oder NICO (neuralgia inducing cavitational osteonecrosis) manifestieren.

Unbemerkt von konventionellen Röntgenaufnahmen, kommt es häufig zu chronischen Entzündungen im Kieferknochen, meist resultierend aus alten, nicht optimal verheilten Zahnextraktionswunden, Zahnanlagen oder Fremdkörpern. Hier bilden sich, ähnlich wie bei den wurzelbehandelten Zähnen, Giftstoffe und Entzündungsmediatoren (TNF-α, IL-1, RANTES), die an anderer Stelle im Körper vielerlei Symptome hervorrufen können – besonders häufig treten neurologische oder Gelenkprobleme auf. Mittels einer dreidimensionalen, digitalen Volumentomographie (DVT) können diese auf Verdacht gut diagnostiziert werden.

Bei unseren Borrelien-Patienten finden wir zu 80 % Störfelder im Bereich der unteren Weisheitszahnextraktionsstellen oder hinter den vorhandenen Weisheitszähnen. Die Ursache dafür ist wahrscheinlich der gestörte Lmyphabfluss aus dem Kieferknochen, da Borrelien und einige der Co-Infektionen unsere Lymphknoten und Mandeln infizieren und somit den Fluss der Lymphe blockieren.

STUDIE

PLOS one; Published: May 26, 2011
Lymphadenopathy during Lyme Borreliosis Is Caused by Spirochete Migration-Induced Specific B Cell Activation. Extracellular, live spirochetes accumulate in the cortical areas of lymph nodes following infection. Borrelia evades the immune response: it goes to the lymph nodes and tricks the immune system into making a very strong but inadequate response.
S. Tunev, et al., DOI: 10.1371/journal.ppat.1002066

Die „lege artis"-Öffnung der Kavität und Kürettage führt oft zu enormen symptomatischen Verbesserungen der Borreliose-Symptome. Wir gehen davon aus, dass die anaerob-adaptierten Keime, die in diesen Kieferregionen zuhause sind, einen täglichen Strom von Neurotoxinen und metabolischen Abfallprodukten erzeugen, die mit dem Lymphabfluss ihren Weg über die Mandeln in den vorderen Halsbereich finden und dort zu einer Verengung oder einem Verschluss des Lymphabflusses führen. Ein Rückstau in den Kiefer, ins Gesicht und ins Gehirn mit einer Vielfalt von Symptomen kann die Folge sein.

Ist der Verschluss im unteren Halsbereich, kann der Rückstau zu Schilddrüsenproblemen führen.

Wir beobachten ebenso einen Rückstau in die kollateralen Lymphabflussgebiete des Arms mit Schulterproblemen, Ellbogen- und Handgelenksproblemen.

Die Kürettage und Ausheilung dieser Läsionen im Kieferknochen entlastet den Lymphabfluss und führt zu entsprechenden Verbesserungen. Im Verlauf des SophiaHealth©-Konzepts verstärken wir den Lymphabfluss im Hals zusätzlich durch die manuellen Techniken der SophiaMatrix®-Behandlung und die lokale Anwendung von Ultraschall – natürlich immer in Verbindung mit Entgiftung, Immunmodulation und Behandlung der Keime.

2.2.3.3 Batterieeffekt

Eine Batterie entsteht, wenn zwei unterschiedliche Metalle in eine leitfähige Lösung gebracht werden. In Richtung der elektrochemischen Spannungsreihe gehen die unedleren Metallionen in Lösung und fließen in Richtung des edleren Metalls. Dabei werden Elektronen freigesetzt – es fließt ein Strom. Der Speichel ist durch seinen hohen Mineraliengehalt die optimale elektrolytische Lösung. Ein klassisches Beispiel ist eine Goldkrone neben einer Amalgamfüllung oder der Goldaufbau auf einem Titanimplantat.

Man spricht in diesem Fall von einem galvanischen Element oder dem Batterieeffekt.

Diese vergleichsweise hohen dentalen Mundströme führen zu einer Korrosion der Metalle im Laufe der Tragezeit, was wiederum die Toxinbelastung im Körper erhöht.

Hinzu kommt außerdem die zunehmende Elektrosensibilität der Patienten auf Grund der exponentiell ansteigenden Verbreitung von Mikrowellen durch WLAN und Mobilfunk.

Wie schon erwähnt, wirken Metalle im Körper wie kleine Antennen, die das sensible Aktionspotential der Zelle komplett stören können. Es bauen sich Spannungsfelder auf, die das zentrale Nervensystem sensibel stören und für Infektionen angreifbar machen.

Die Standard-Absorptionsrate elektromagnetischer Felder kann allein durch die Nutzung eines Mobiltelefons (Klingeln oder SMS-Empfang) in Kombination mit Metallen im Mund um das 400-700-fache erhöht sein.

Wie bereits gezeigt, gehen wir davon aus, dass elektromagnetische Felder eine erhöhte Biotoxinausscheidung zur Folge haben. Da wir bei symptomatischen Borrelien-Patienten gerade im Mund-Rachen-Bereich chronisch-persistierende Infektionen als Störfelder identifizieren können, wirkt sich die Erhöhung der Strahlungsabsorption durch Metalle im Mund fatal aus.

2.2.3.4 Bissproblematik

Der Kauvorgang ist primär für unser Überleben notwendig. In den letzten 100 Jahren sind angeborene und entwicklungsbedingte Anomalitäten der Ober- und Unterkiefer alltäglich geworden. Dies scheint primär epigenetische Ursachen zu haben, allem voran spielt die Ernährung hierbei eine entscheidende Rolle. Raffinierte Nahrung, hauptsächlich Zucker und Weißmehlprodukte, scheint in direktem Zusammenhang mit den entwicklungsbedingten Zahn- und Kieferfehlstellungen zu stehen. Heutzutage ist es in den Industrieländern relativ selten geworden, dass ein Kind oder Jugendlicher ohne eine Art von kieferorthopädischer Apparatur auskommt.

Bereits kleinste Änderungen der Bisshöhe im Mikrometerbereich führen zu einem Ungleichgewicht in diesem Gefüge. Die Kompensation erfolgt durch einfache Regelmechanismen im Muskel- und Bandapparat. Meist äußert sich dies in einer Verspannung der tiefen Nackenmuskulatur, wird aber über einen längeren Zeitraum auf den Schulter- und Beckengürtel weitergeleitet. Dadurch können hier langfristig betrachtet Fehlstellungen und -haltungen entstehen.

Die Verspannungen führen darüber hinaus in bestimmten Arealen zu einer Minderversorgung des Gehirns mit Blut sowie umgekehrt zu einem schlechteren Blut- und Lymphabfluss aus dem Gehirn. Bereits ein Millimeter Verlust an Bisshöhe führt zu einem deutlichen Verlust an Lymphabfluss und damit auch zu einer Akkumulation an Toxinen im Hirnareal.

STUDIE

J. Kyoto Pref. Univ. Med. 98(10). 1077-1085. October 1989
Systemic effects of the peripheral disturbance of the trigeminal system: Influences of the occlusal destruction in dogs.
As the result: abnormal involuntary movement and symptoms of autonomic failure were observed.
Teruaki Sumioka, Department of Anesthesiology. Kyoto Prefectural University of Medicine

In dieser Studie wurde Beagle-Hunden auf einer Seite 1mm Zahnhöhe abgeschliffen und damit der Biss verändert. Alle Hunde entwickelten eine schwere Skoliose der Wirbelsäule und zahllose Organerkrankungen. Durch Wiederherstellung der Bisshöhe kam es zu einer Ausheilung der Erkrankungen und einer Begradigung der Wirbelsäule.

Bei der persistenten Borreliose kommt es zu einer Schädigung vieler Gehirnnerven. Der 7. Hirnnerv ist zuständig für die Muskulatur im Gesicht, der 5. Hirnnerv für die Empfindung, einschließlich der Selbstwahrnehmung der Zähne. Sind beide Nerven geschädigt, kommt es zu Zähneknirschen, Kiefergelenksproblemen, ungleicher Abnutzung der Zähne und Zerstörung der korrekten Okklusion mit ähnlichen Folgeerscheinungen wie bei der Hundestudie. Nach Ausheilung einer Borreliose ist oft eine Korrektur des Bisses für die vollständige Ausheilung der Symptome notwendig.

Neben den üblichen Symptomen der craniomandibulären Dysfunktion und Myoarthropathie kann es zu einer Vielzahl weiterer daraus resultierender Symptome wie z.B. Konzentrations- und Gedächtnisverlust (Minderversorgung an Neurotransmitter Acetylcholin durch mangelhafte Durchblutung), Migräne, Schlaflosigkeit, Nackenschmerzen, Schmerzen im Bereich des unteren Rückens bis hin zur Depression kommen.

STUDIEN

Behav Brain Res. 1997 Feb;83(1-2):239-42
The effect of the loss of molar teeth on spatial memory and acetylcholine release from the parietal cortex in aged rats
The basal level of **extracellular Acetylcholine in the parietal cortex was not different between the teethless aged rats** and the control aged rats. However, the extracellular Acetylcholine level of the teethless aged rats under high-concentration of K+ and atropine sulfate stimulation **was significantly low compared** to that of the control aged rats.

These results suggest that the impairment of spatial memory in the teethless aged rats may be due to the **functional deterioration of the cholinergic neuronal system** induced by tooth loss and that there is a possibility that the loss of teeth may be one of the risk factors for senile dementia.
Kato T, et al.

Bei Ratten konnte gezeigt werden, dass der Verlust von Backenzähnen extrazelluläres Acetylcholin im Gehirn signifikant erniedrigt. Es wird die Möglichkeit diskutiert, dass Zahnverlust (und die damit einhergehende Bissveränderung) ein Risikofaktor für senile Demenz sein könnte.

Da Patienten mit persistierenden Infektionen häufig frühzeitig 6er-Molare verlieren, nehmen sie unfreiwillig auch an dieser Studie teil.

STUDIE

Biogenic Amines 11(3): 225-233, 1995
Effect of tooth loss on spatial learning and memory abilities in adult rats: Implications for central acetylcholine.
Umeda, K., et al.

2.2.3.5 Nebenhöhlen/MARCoNS

MARCoNS = Multiple Antibiotic Resistant Coagulase Negative Staphylococci

Die chronische Sinusitis begegnet uns als die häufigste Erkrankung mit einem medizinischen Namen. Die Ursache der chronischen Sinusitis ist vordergründig die Anwesenheit von Pilzen (z.B. Aspergillus, Stachybotrys), verschiedenen Bakterienarten (z.B. MARCoNS) und anderen. Der wirkliche Grund ist die toxische Belastung der Nebenhöhlen durch eingeatmete Nanopartikel, Aluminiumstaub und multiple Chemikalien, die zu einer pathogenen Veränderung der normalen Biofilmgemeinschaften in diesem Bereich führt.

Einen weiteren Nährboden für die Veränderung der Keime bietet häufig auch ein lymphatischer Rückstau in die Nebenhöhlen durch Blockierungen stromabwärts, z.B. im Bereich der Rachenmandeln oder lymphatischen Geflechte im seitlichen Halsbereich.

Wir finden DNA-Abschnitte von Spirochäten in Sekreten aus Nasennebenhöhlen. Längst nachgewiesen ist auch die Anwesenheit von Borrelien in Tränenflüssigkeit.

Die schulmedizinische Diagnose der chronischen Sinusitis wird mit Hilfe einer Computertomographie gestellt. Der Keimnachweis wird mit einer tiefen Nasenkultur (deep nasal culture) aus einem Abstrich durchgeführt.

Um diagnostisch nachzuweisen, ob eine chronische Sinusitis für Nackenschmerzen, Rückenschmerzen, Kopfschmerzen, chronische Müdigkeit oder Bauchbeschwerden verantwortlich ist, verwenden wir die neuraltherapeutische Injektion mit Procain an die Nervenaustrittspunkte des Trigeminusnervs und verschiedenen Akkupunkturpunkten im Gesichtsbereich. Gibt es eine Verbesserung über 24 Stunden oder länger, ist nachgewiesen, dass die chronische Sinusitis Ursache für das Symptom ist, das verbessert werden konnte.

Auch die ART-Testung ermöglicht das Auffinden dieser kausalen Zusammenhänge.

Die chronische Sinusitis ist vielleicht das häufigste Symptom der persistierenden Borreliose. Die Borreliose wird in Insider-Kreisen auch als Aids-Minor bezeichnet und damit als systemisches Immundefizit anerkannt.

Es wäre ein Fehler, die chronische Sinusitis oberflächlich ohne eine biologische Therapie der zu Grunde liegenden Borreliose zu behandeln. Die verschiedenen Nasennebenhöhlen-Operationen halten wir für einen großen Fehler, der massive Verletzungen in diesem Bereich verursacht, ohne wirkliche Erfolge aufweisen zu können.

Therapeutisch können die Sekrete in Nasennebenhöhlen nicht auf dem Blutweg, sondern nur auf direktem Weg erreicht werden.

Unserer Erfahrung nach basiert die erfolgreichste Behandlung der chronischen Sinusitis auf dem SophiaHealth©-Konzept der biologischen Behandlung der Borreliose mit folgenden zusätzlichen Elementen:

1. ART-Testung (s. S. 360f.)
2. Tägliche Nasenspülung mit Salzwasser und Manuka Honig (1TL Manuka Honig pro 100 ml physiologische Kochsalzlösung) oder Zistrosetee mit Emser Salz (hat sich bewährt bei chronisch tränenden Augen)
3. Regelmäßige Neuraltherapie
4. Nasenspray mit kolloidalem Silber in Abwechslung mit Probiotika in Tropfenform
5. PK-Behandlungen (s. S. 361f.) (chronische Sinusitis findet oft vor dem Hintergrund unterdrückter Trauer statt)
6. homöopathische Immunmodulation (SophiaImmun) hergestellt aus eigenem Nasensekret

2.2.3.6 Tonsillen/PANDAS/PANS

Die Mandeln besitzen eine Schlüsselfunktion im lymphatischen Gewebe. Sie sind der erste Kontakt, den das lymphatische System mit der Außenwelt über die Einnahme von Nahrungsmitteln, durch Atmen, Schlucken, Küssen usw. eingeht.

Keime, die sich in den Mandeln verstecken, müssen es schaffen, sich für unser Immunsystem unsichtbar zu machen. Sie verwenden dafür verschiedene Mechanismen, wie die Molecular Mimicry: an ihrer Zellwand präsentieren die Keime Oberflächenmarker, die unseren eigenen Markern ähneln. Das Immunsystem weiß zwar, dass die Keime vorhanden sind, kann sie aber nicht lokalisieren und attackiert daraufhin alle körpereigenen Gewebe mit ähnlichen Merkmalen. Dazu zählen u.a. das Myelin (Schutzschicht) der Nervenscheiden, die Membranen der Gelenke, die Herzklappen und die Nephrone (kleinste Funktionseinheit der Nieren).

Die Mandeln stellen wichtige Weichen im lymphatischen System. Die Lymphdrainage des Gehirns geht über die Lamina cripriformis zur Rachenmandel, von hier zur Gaumenmandel und über die Lymphknoten im vorderen Halsbereich schließlich in die großen Venen unterhalb des Schlüsselbeins.

Chronisch entzündete Mandeln führen zu einem Lymphstau, der die Entsorgung von Schlackestoffen aus dem Gehirn reduziert und damit zu einer Unzahl von Problemen führt. Wir sprechen hier also weder über ein biochemisches noch über ein immunologisches, sondern über ein hydraulisches Problem, dem mit entsprechenden manuellen Maßnahmen begegnet werden muss. Innerhalb des SophiaHealth-Konzepts setzen wir hier die SophiaMatrix®-Technik oder Ultraschall-Behandlung ein.

PANDAS (Pediatric Autoimmune Neuropsychiatric Disorders Associated with Streptococcal Infections) bezieht sich auf versteckt vorhandene Streptokokken. Erste Krankheitssymptome treten normalerweise schon in der Kindheit auf. Wir beobachten starke neurologische Erkrankungen, wie Zwangsverhalten, Tics, Hyperaktivität, Epilepsie usw.

In jüngerer Zeit hat man erkannt, dass auch Rickettsien, Borrelien und andere Keime ein ähnliches Krankheitsbild verursachen können, und das Syndrom wurde umbenannt zu PANS, Pediatric Acute-onset Neuropsychiatric Syndrome. PANDAS wurde zu einer durch Streptokokken ausgelöste Unterkategorie von PANS.

Die Patienten, bei denen eine Borreliose diese Erkrankung auslöst, entwickeln im Erwachsenenalter oft plötzlich auftretende ähnliche Symptome (Phobien, Angstverhalten, Hyperaktivität, Tics, Absencen, Depression, Aggression, sensorische und motorische Auffälligkeiten usw.)

Es gibt über 150 verschiedene Streptokokken-Arten, die bei uns im Rachenbereich gefunden werden können. Viele Menschen kommen während des Geburtsvorgangs in Kontakt mit Streptokokken, die sich im Geburtskanal befinden. Dieser erste frühe Kontakt mit pathogenen Keimen führt zu einer Art Urwunde, die für spätere Entgleisungen des Immunsystems mit einer Unzahl von Folgeerkrankungen verantwortlich ist.

Wir finden bei etwa 60 % aller Patienten mit persistierender Borreliose PANS oder PANDAS als Symptom, das unbedingt erkannt und mitbehandelt werden muss.

Wie wir später in diesem Buch zeigen, ist die Modulation des Immunsystems der sicherlich wichtigste Behandlungsschritt im SophiaHealth-Konzept der Borreliose-Behandlung. Der erste Schritt in der von uns empfohlenen homöopathischen Immunmodulation (SophiaImmun) ist die Immunotherapie mit homöopathisch aufbereiteten Streptokokken.

2.2.3.7 Narben

Narben erzeugen häufig eine Hochregulation des Sympathikus im gleichen Körpersegment. Durch den psycho-emotionalen Hintergrund der Narbenentstehung entwickelt sich zusätzlich eine chronische Sympathikus-Aktivierung in narbenfernen Körperarealen.

In jedem Gewebe mit anhaltendem Sympathikotonus finden wir eine verminderte Durchblutung und damit auch eine verminderte Präsenz des Immunsystems, Gewebeübersäuerung und Sauerstoffdefizit – ideale Voraussetzungen für die Ansiedelung von pathogenen Keimen.

Andere Effekte von Narben wurden bereits 1993 von Dr. Klinghardt veröffentlicht.

STUDIE

Neural Therapy; J Neurol Orthop Med Surg (1993) 14:109-114
Neural Therapy
D. Klinghardt, MD, PhD

Mandelextraktionsnarben blockieren häufig den Lymphabfluss, deren Injektion mit Procain führte zu erheblichen kognitiven Verbesserungen bei unseren Borrelien-Patienten.

Wir haben viele weibliche Patienten mit chronischen Bauch- und Beckenproblemen, die therapeutisch erst dann zugänglich werden, wenn die Narben im Bauchbereich mit Procain injiziert werden.

2.3 Inadäquate Immunantworten

"The response of the host makes the disease, not the antigen (microbes or toxins)." – Die Immunantwort des Wirts macht die Krankheit aus, nicht das Allergen (Mikroben oder Toxine). Dr Lewis Thomas, 1974

Schätzungen zu Folge sind über 90 % unserer Symptome nicht von den Mikroben oder Toxinen an sich, sondern von einer fehlgeleiteten Immunantwort unseres Organismus verursacht worden.

Neben der adäquaten Immunreaktion unterscheiden wir drei mögliche inadäquate Reaktionen:

1. Eine überschießende Immunantwort der bekannten Allergie.
2. Einer Anergie, bei der das Immunsystem den Keim oder das Toxin überhaupt nicht erkennt.
   Regelmäßig und typischerweise finden wir bei Borrelien-Patienten gleichzeitig sowohl überschießende Immunreaktionen (typische Laborwerte: TGF Beta1 erhöht, Komplement C3a und C4a erhöht) als auch erniedrigte oder abwesende Immunantworten (CD 57 erniedrigt, Leukozytenzahl erniedrigt).
3. Autoimmunität
   Toxine und Mikroben wirken oft als Haptene, die die Zelle, die Zellwand oder das Gewebe, in dem sie sich verstecken, als fremd und als Antigen markieren. Dies geschieht vor allem auf der Grundlage einer präexistenten Schwermetallvergiftung, die vor der eigentlichen Mikrobenbehandlung konsequent therapiert werden muss.

   Einer der Hauptmechanismen, mit dem sich die Keime schützen, ist die sog. Molecular Mimicry. Dabei präsentieren die pathogenen Keime Antigene auf ihrer eigenen Oberfläche, die für das Immunsystem nicht von physiologischem Körpergewebe zu unterscheiden sind. Eine besondere Interaktion besteht zwischen einem für Lyme spezifischen Virulenzfaktor (OspE) und einem Wirtprotein fH (factor H). Einige der Oberflächenantigene der Spirochäten sind identisch mit Myelin, was zu einer erhöhten Präsenz von Anti-Myelin-Antikörpern und einer erhöhten Inzidenz von neurologischen Autoimmunerkrankungen führt.

Es wird geschätzt, dass von den 100 % der Gesamtleistung, die notwendig sind, um eine Population von Pathogenen erfolgreich zu reduzieren, nur 20 % durch medizinische Verfahren erreicht werden können. Der Rest muss vom Immunsystem des Patienten bewältigt werden. Daher ist die Immunmodulation der vielleicht wichtigste Teil der SophiaHealth-Behandlung der chronischen, persistierenden Borreliose.

Mit anderen Worten: bevor Keime reduziert und ausgeleitet werden können, muss die Immunantwort des Organismus derart moduliert werden, dass adäquat auf die Therapiereize reagiert werden kann.

2.4 Mikrobendysbiose

Wir gehen davon aus, dass kein Keim per se pathologisch ist, sondern ein verändertes Milieu zu seiner Pathogenität geführt hat. V.a. die negativen Synergien mit den Belastungen unserer Zeit zerstören unsere über Jahrmillionen gewachsene Symbiose mit den Keimen und führen zu einem Krieg im Inneren unseres Organismus. Ziel muss es sein, diese Symbiose wieder herzustellen und damit die Pathogenität der Keime in eine symbiotische Salutogenese zurückzuführen, die beiderseitig Wachstum und Entwicklung ermöglicht.

Das größte Mikrobiom im Körper finden wir im Dickdarm, wo im Durchschnitt etwa 3,5 kg an lebenden Mikroorganismen ihr Zuhause haben. Jeder dieser Keime ist wichtig für unsere Gesundheit und erfüllt spezifische Aufgaben:

- Die Erzeugung von kurzkettigen Fettsäuren (Gehirnnahrung und Anti-Krebs-Mittel)
- Die Erzeugung von Folaten, Aminosäuren (z.B. Tryptophan als Vorläufer von Serotonin und Melatonin) und B-Vitaminen (multiple Funktionen in unserem Metabolismus).

Gerade diese Funktionen werden durch Glyphosat im Darm unterdrückt, wie hier am Beispiel des Cytochrome P450 Enzyms, einem wichtigen Faktor bei der Entgiftung, gezeigt wurde.

- Kommunikation mit unserem Immunsystem und Training der Immunantworten (Erkennung von Self und Non-Self als Grundvoraussetzung zur Verhütung von Autoimmunerkrankungen)
- Entgiftung (viele Darmbakterien metabolisieren giftige Stoffe und entsorgen sie für uns)
- Viele Darmbakterien kommunizieren mit dem enterischen Nervensystem und sind verantwortlich für die Bildung von 95 % aller für uns wichtigen Neurotransmitterstoffe.

STUDIE

Interdiscip Toxicol. 2013 Dec; 6(4): 159-184
Glyphosate, pathways to modern diseases II: Celiac sprue and gluten intolerance.
Glyphosate is known to inhibit cytochrome P450 enzymes.
Anthony Samsel, Stephanie Seneff

Prof. Marco Ruggiero ist einer der wichtigsten Forscher in Sachen Mikrobiome. Seine neuesten Erkenntnisse zeigen, wie weit die langjährige schulmedizinische Lehrmeinung, der gesunde menschliche Organismus sei bis auf den Darm steril, an der Wirklichkeit vorbeizielt.

Ruggiero spricht mittlerweile von 4 Gehirnen im menschlichen Organismus. Gehirn 1 im Kopf und Gehirn 2, Neuronen im enterischen System (Bauchgehirn), sind menschlichen Ursprungs – Gehirn 3 und 4 nicht.

Unter Gehirn 3 versteht er das Mikrobiom im Darm, das ganz wesentlich unsere Hormone und Neurotransmitter steuert und in Kommunikation mit unserem Immunsystem den Umgang mit Mikroben im Organismus bestimmt.

Spannend wird es bei Gehirn 4. Alphaproteobacteria wurden in gesundem Gehirngewebe gefunden – und zwar nur in Gehirnen von Menschen und anderen Primaten:

STUDIE

PLOS One Published: January 23, 2013
Brain Microbial Populations in HIV/AIDS: α-Proteobacteria Predominate Independent of Host Immune Status.
The present study reports the first deep sequencing analysis of **microbial populations within the normal appearing tissue in the human brain** with confirmatory methodologies that highlighted the consistent presence of bacterial ribosomal RNA and associated bacterial products. The majority of the bacterial RNA sequences identified **in all human and nonhuman primate brains** were encoded by members of the **α-proteobacteria class,** regardless of the underlying disease process. This restricted bacterial diversity observed in normal brain tissues is in contrast to the findings of a wide variety of organisms from other groups studying brain abscesses.
The brain is constantly surveyed by trafficking leukocytes (activated lymphocytes and **macrophages),** which **provide a Trojan horse** mechanism for microbial entry into the nervous system across the blood brain barrier.
William G. Branton, et al.

Makrophagen haben offensichtlich neben den bekannten Immunfunktionen auch die Aufgabe, Keime, die für die Entwicklung unserer Nervenzellen wichtig sind, über die Blut-Hirn-Schranke in das Gehirn zu bringen.

Ruggiero konnte nachweisen, dass menschliche Nervenzellen vermehrt wachsen und synaptische Verbindungen herstellen, wenn sie in Kontakt mit den von ihm entwickelten probiotischen Mikroben gebracht werden.

Waren die Alphaproteobacteria der entscheidende Schlüssel in der Evolution für die Entwicklung der Primaten? Mit welchen Folgen müssen wir dann angesichts des übermäßigen Gebrauchs von Antibiotika rechnen – Devolution?

Wir möchten an dieser Stelle darauf hinweisen, dass einer der ersten Forscher, der die Theorie aufstellte, Mikroben seien sinnvoll und fügten sich entwicklungsgeschichtlich nachvollziehbar in den biologischen Prozess ein, Dr. med. Ryke Geerd Hamer war. Eine entscheidende Aufgabe der Mikroben im Gehirn sah er in der Lyse von Ödemen nach Traumen.

Aus wissenschaftlicher Sicht wird immer deutlicher, dass genau diese Bakterien zu einem großen Teil für die Weiterentwicklung des zentralen Nervensystems beim Menschen mit verantwortlich sind.

2.5 Theorie der Autoren zur Mikrobensymbiose

Klinghardt Postulate

A. Keime verhalten sich nur dann pathogen, wenn ihr Milieu pathogen verändert ist (Umweltgifte, Schwermetalle, pH-Wert zu sauer, Redox-Potential vermindert usw.).

B. Alles, was lebt, strebt nach Entwicklung, will teilhaben an der Evolution – auch die Keime. Sie sind bei uns, um von unserem höher entwickelten Bewusstsein zu profitieren und durch Resonanz mit unserem System auf eine höhere Bewusstseins-ebene zu gelangen. Im Austausch von Geben und Nehmen übernehmen sie wichtige Funktionen in unserem System.

C. Jeder Kampf gegen die Keime provoziert eine spezifische Kampfantwort, die sich gegen uns richtet. Das bedeutet chronische Entzündung und chronische Erkrankung. Keime gehören zu unserem System und dürfen nicht ausgeschlossen werden. Sie ziehen sich zurück, wenn wir ihnen helfen, sich selbst auf eine höhere Geistes-ebene zu teleportieren.

D. Jede Langzeittherapie einer chronischen Infektion sollte als Kernstück einen Dialog mit den Keimen beinhalten, eine meditative Hinwendung, die den Mikroben die Energie für einen Start in ein neues, höheres Entwicklungsstadium gibt.

Die Autoren stellen sich folgende Fragen:

1. Sind alle persistierenden Keime aufgrund menschlicher Interventionen, beispielsweise Antibiosen, entstanden?
2. Existieren natürlicherweise persistierende, und damit nicht pathologische Keime? Besteht ihre Aufgabe in der Zersetzung unserer physischen Hülle nach dem Tod? Werden sie dazu durch freigewordenes Eisen aus Erythrozyten aktiviert? Resultieren pathologische Prozesse und die damit verbundenen Symptome aus einer frühzeitigen Aktivierung dieser Keime zu Lebzeiten des Wirts? Diese Theorie wurde in Zusammenhang mit der hohen Aluminiumbelastung bereits diskutiert.
3. Ist der Austausch von DNA zwischen Mikroben und Wirt bidirektional – erfolgt er also in beide Richtungen – und eine Form der Weiterentwicklung beider Arten? Provoziert das veränderte Milieu im menschlichen Organismus (Nährstoffmangel, elektromagnetische Felder, Toxine, Sauerstoffmangel usw.) einen Mechanismus, der Mikroben dazu veranlasst, DNA-Anteile auszutauschen, die auf Verteidigung oder übermäßige Vermehrung ausgerichtet sind und uns schaden statt zu unterstützen? Oder wird der Austausch von Mikroben-DNA mit menschlichen Zellen als Überlebensmechanismus der Mikroben überhaupt erst durch ein feindliches Milieu provoziert.

Bekannte Künstler wie Schubert oder Nietzsche erbrachten Hochleistungen unter dem Einfluss von Spirochäten. Möglicherweise waren die Spirochäten sogar direkt beteiligt an der Genialität dieser Menschen. In neuerer Zeit könnte man z.B. den Einfluss von HIV-Viren auf die musikalische Leistung und die Kreativität von Freddy Mercury zur Diskussion stellen.

Zur Klasse der Alphaproteobacteria, die im Gehirn unsere geistige Entwicklung vorantreiben, gehören auch Vertreter der Gattungen Bartonellen und Rickettsien, die wir zu den Co-Infektionen der Borreliose zählen. Wir stellen hier erneut zur Diskussion, ob diese Keime von sich aus pathogen sind, oder erst in einem toxischen oder strahlenbelasteten Umfeld pathogen werden.

Chronische Infektionen hatten immer ihre eigene Zeit des Kommens und Gehens. Polio war bereits auf dem Rückzug, bevor die Impfung eingeführt wurde. Lange vor der Masernimpfung nahm die tödliche Pathogenität der Viren ab. Die Pest (bakterielle Infektionen mit Yersinien) kam und ging ohne Antibiotika. Hygiene spielte sicherlich eine Rolle, aber es gibt bis heute keine plausible Erklärung, warum die meisten Seuchen der Menschheit aufkamen und dann quasi von alleine wieder verschwanden – bzw. die Keime sich symbiotisch anpassten.

Das Immunsystem und die Keime ändern sich mit der Zeit und stimmen sich aufeinander ab. Diese Entwicklung zeigt immer in Richtung Symbiose, damit alle Beteiligten „zweckmäßig" zusammenleben und sich entwickeln können.

Biodiversity, also die biologische Vielfalt, ist das neue Schlagwort – je mehr Keimen wir symbiotisch ausgesetzt sind oder in uns tragen, desto größer ist unsere Chance auf Entwicklung.

3 SYMPTOMATIK PERSISTIERENDER INFEKTIONEN

In der klinischen Beobachtung fällt eine große Variation und Vielfalt an Symptomen auf, die durch eine chronische Borreliose bzw. die fehlgeleitete Reaktion unseres Immunsystems verursacht sein könnten. Wir möchten im Folgenden auf Symptome und Zusammenhänge hinweisen, die unseres Erachtens oft fehlinterpretiert und daher falsch diagnostiziert und unzureichend behandelt werden.

Die Biotoxine von Pilzen, Parasiten, Bakterien, Protozoen und auch Schwermetalle werden über den gleichen Biotoxine-Pathway entgiftet und viele Symptome des Patienten werden aufgrund überlasteter Entgiftungswege ausgelöst.

Diese Vorgänge wurden 2012 von Dr. Klinghardt veröffentlicht:

VERÖFFENTLICHUNG
Johns-Hopkins University, USA, CRC Press 2013, pp 851-868.
"Advancing Medicinewith Food and Nutrients", Second Edition.
Kapitel "Biotoxins – Supporting removal via intrinsic pathways."
Dietrich Klinghardt MD, PhD

Die Symptome sind unspezifisch und geben keinen Hinweis auf den Erreger oder das spezifische Metall, das diese Überlastung ausgelöst hat. Dennoch versuchen wir hier Erfahrungswerte weiterzugeben, wenn Symptome Schlüsse auf die Art der zu Grunde liegenden Infektion zulassen.

Die ART-Diagnostik erlaubt es uns, unabhängig von dieser Problematik bereits im Vorfeld die korrekte Diagnose mit 94 % Spezifität und hoher Sensitivität zu stellen.

Von Dr. Armin Schwarzbach wurde ein Fragebogen entwickelt, der weniger spezifisch ist, aber doch Hinweise geben kann, in welche Richtung die Labordiagnostik ausgerichtet sein sollte.

Die klinische Manifestation einer Spirochäten-Infektion hat viele Gesichter und kann u.a. folgende Syndrome nachahmen:

- Schizo-affektive Störung
- Multiple Sklerose (MS)
- Amyotrophe Lateralsklerose (ALS)
- Morbus Alzheimer
- Morbus Parkinson
- Schilddrüsenerkrankung
- Erkrankung der Nebenschilddrüse
- Lupus
- Rheumatoide Arthritis
- Rheumatische Polymyalgie
- Chronisches Müdigkeitssyndrom (CFIDS)
- Fibromyalgie
- Multiple chemische Sensibilität (MCS)
- Psychiatrische Erkrankungen, bipolare Störungen
- Morbus Addison.

3.1 Die klassischen 3 Stadien der Borreliose

Schulmedizinisch werden nur die folgenden Symptome einer Borreliose als solche anerkannt. Sie werden nach einem zeitlichen Verlauf in die drei bekannten Stufen eingeteilt.

Im akuten Stadium 1 werden grippeartige Symptome beschrieben. Nur ca. 25 % der Infizierten zeigen ein Erythema migrans. Antibiotika wirken in diesem Stadium effizient.

Stadium 2 wird mit Muskelschmerzen, Müdigkeit, Appetitlosigkeit, Gelenkschmerzen, wandernder Arthritis und Meningitis beschrieben.

Schwere chronisch-neurologische Symptomatik, schwerwiegende Müdigkeit, Gedächtnisverlust, heftige Schmerzen, Depression und Psychosen sind Kennzeichen für Stadium 3.

Sowohl Stadium 2 als auch Stadium 3 können nach einer symptomfreien Latenzzeit von mehreren Jahren oder Jahrzehnten auftreten, so dass der Zusammenhang mit dem auslösenden Insektenstich meist nicht erkannt wird.

Es sind fast immer akute Stressoren, die den persistierenden Infekt in eine ernste symptomatische Erkrankung verwandeln.

3.2 Verweildauer der Symptome

Diese Auflistung entspricht der klinischen Beobachtung der häufigsten Symptome und einem Querschnitt durch den Patientenstamm von Dr. Klinghardt. Natürlich können im Einzelfall unzählige andere Symptome auftreten.

3.2.1 Transiente Symptome

Symptome kommen und gehen oder wechseln ihre Intensität und/oder Lokalität.

- Gelenkschmerzen, Gelenksteifheit, Gelenkschwellung
- Benommenheit
- Fieber, Kälteschauer, Frösteln
- Gastrointestinale Beschwerden
- Abdominalschmerzen
- Verschwommenes Sehen
- Myoklonus
- Faszikulationen
- Schwere Depression, depressive Episoden
- Bioelektromagnetische Phänomene
- Wortfindungsstörungen
- Dysurie.

3.2.2 Persistente Symptome

Symptome haben die Tendenz zu bleiben, sobald sie einmal aufgetreten sind.

- Müdigkeit
- Schlafstörungen
- Kopfschmerzen
- Tinnitus
- Muskelschmerzen
- Verschlechterung der Symptomatik vier Tage vor der Menses
- Nackenschmerzen (Buffalo Hump)
- Gelenkkrepitus (Knacken, Geräusche)
- Niedrige Belastbarkeit
- Beeinträchtigte Entscheidungsfähigkeit
- Geringe Libido
- Hypoästhesie, Taubheitsgefühl
- Hyperakusis (Überempfindlichkeit gegenüber Schall).

3.2.3 Variable Symptome und Beobachtungen

- Dysthymie, chronische Depression
- Neurogener Schmerz
- Restless-legs Syndrom
- Tremor

- Subdermale fibröse Zysten
- Osteophyten
- Blutdruckschwankungen
- Autonome Dysreflexie
- Muskelschwäche
- Abdominalschmerzen
- Mangelndes Durchhaltevermögen
- Geringe Belastbarkeit
- Überfordert von Büro- und Schreibarbeiten
- Photophobie
- Fieberartige Symptome am späten Nachmittag
- Verstärkte Müdigkeit mindestens zwei Mal am Tag
- Keine Mehrfachbelastbarkeit
- Nimmt Klonopin oder andere Muskelrelaxantien
- Schmerz reagiert nicht auf Narkotika
- Wurde von mehr als 8 Ärzten mit „Depression, Alterserscheinungen, Fibromyalgie oder Simulieren“ diagnostiziert
- Wurde zuvor als „definitiv keine Lyme-Erkrankung“ diagnostiziert.

3.3 Organspezifische Symptome

Im Folgenden werden Einflüsse auf einzelne Organsysteme vorgestellt, wie sie im klinischen Alltag beobachtet werden und in letzter Zeit vermehrt durch genauere labortechnische Diagnose auch bestätigt wurden.

3.3.1 Zentrales Nervensystem

Nach einem Zeckenbiss werden bereits wenige Stunden später Spirochäten im zentralen Nervensystem gefunden. Allerdings vergehen im Durchschnitt 2 Jahre, bis sich Symptome spürbar manifestieren. Gehirnnebel bzw. Benommenheit und die Verminderung des Kurzzeitgedächtnisses werden dabei am häufigsten beobachtet.

Epileptische Anfälle, Schlaflosigkeit, chronische Müdigkeit, v.a. am frühen Nachmittag, mangelndes Durchhaltevermögen, Tremor, Ataxie oder Bewegungs- und Haltungsauffälligkeiten wie Torticollis können auftreten.

STUDIEN

Can mimic MS, myelopathy, polyneuropathy, brain tumor, encephalopathy.
(Neurosurgery.1992 May;30(5):769-73)

Can cause meningitis, encephalitis, neuritis, mania, depression, OCD, schizophrenia, anorexia, dementia.

(Am J Psychiatry. 1994 Nov;151(11):1571-83)
Borrelia can cause Parkinsonism.

(Arch.of Path.& Lab.Med.127(9):1204-6)
90 % of chronic fatigue patients are Lyme positive.

(Informal study by American Lyme Disease Alliance at www.lymealliance.org)
Borrelia is found in the CSF of most MS & ALS patients.
(Communications from Jo Anne Whitaker,M.D. and Lida Mattman, M.D.)

Die chronische Lyme-Borreliose ist heute die bedeutendste chronische Erkrankung, die vielen pathologischen Diagnosen des Nervensystems zu Grunde liegt: chronische Schmerzen, Migräne, Epilepsie, Autismus, Lernstörungen, Hyperaktivität, bipolare Erkrankungen, Schizophrenie, Depression, Anorexie, chronisches Müdigkeitssyndrom, M. Alzheimer, M. Parkinson, Multiple Sklerose, ALS und andere.

STUDIEN

J Neuroinflammation. 2011 Aug 4;8(1):90
Alzheimer's disease – a neurospirochetosis.
Spirochetes were observed in the brain in more than 90 % of AD cases.
Judith Miklossy

Front Aging Neurosci. 2015; 7:46
Historic evidence to support a causal relationship between spirochetal infections and Alzheimer's disease.
Judith Miklossy

Dr. Judith Miklossy führt seit Jahren eindeutige Beweise an, dass **Morbus Alzheimer eine Borreliose-Erkrankung** ist. Sie konnte in mehr als 90 % der an Alzheimer erkrankten Verstorbenen Spirochäten im Gehirn nachweisen.

STUDIE

Med Hypotheses. 2006
Plaques of Alzheimer's disease originate from cysts of Borrelia burgdorferi, the Lyme disease spirochete.
MacDonald AB

Die Zystenform der Borrelien könnte der Anstoß für die Bildung von Amyloid-Plaques bei der Alzheimer-Erkrankung sein. Diagnostisch sehen wir schon früh funktionale Veränderungen im SPECT Scan und sehr viel später im MRT auch physikalische Veränderungen.

Auch eine erhöhte Sensitivität gegenüber elektromagnetischen Feldern (EHS – Elektrohypersensitivität) lässt sich mit Spirochäten in Verbindung bringen.

Auf der emotionalen Ebene treten Reizbarkeit, ein Hauptsymptom bei Kindern, Depression oder bipolare Störungen wie manisch-depressive Erkrankungen, Wutanfälle und eine allgemeine Lustlosigkeit und fehlende Lebensfreude auf.

STUDIE

Psychiatric Annals (Impact Factor: 0.71). 09/2012; 42(9):337-341
Relationship of Inflammation and Autoimmunity to Psychiatric Sequelae in Lyme Disease.
Robert C. Bransfield, MD, DLFAPA

Eine Spirochäten-Erkrankung kann jeder psychiatrischen Erkrankung ähneln, sie nachahmen oder verursachen.

Verwirrung, Konzentrationsschwierigkeiten, Nachlassen des Kurzzeitgedächtnisses, Messie-Syndrom, Wortfindungsstörungen und ein zunehmendes Gefühl von Informationsüberlastung werden auf der mentalen Ebene beobachtet.

3.3.2 Peripheres Nervensystem

Im peripheren Nervensystem sehen wir alle möglichen Missempfindungen in Zusammenhang mit chronischen Infektionen: Parästhesien, Gefühle von Brennen oder Vibrieren, Taubheitsgefühl, einschießende Schmerzen, temporäre oder wandernde Schmerzen.

80 % der efferenten, sensiblen Nervenendigungen liegen frei im Bindegewebe – genau dort, wo wir auch den größten Teil der Toxine und Infektionen finden. Entzündungen, Sauerstoffmangel, Übersäuerung und verminderte Kommunikation irritieren diese Nervenendigungen und verändern das Feedback an das zentrale Nervensystem aus dem Bindegewebe.

STUDIE

Rheum Dis Clin North Am. 1998 May;24
Most fibromyalgia patients are Lyme positive.
Lida Mattman, M. D.

Dr. Lida Mattman veröffentlichte schon 1998, dass die meisten Fibromyalgie-Patienten positiv für Lyme-Borreliose testeten.

3.3.3 Gehirnnerven

- **N. olfactorius:** Verlust des Geruchssinns
- **N. opticus:** vermindertes oder wechselndes Sehvermögen, zunehmende Sehschwäche, Lichtüberempfindlichkeit, vernebelte Sicht, Mouches volantes sind Zeichen einer okularen Borreliose mit lebenden Spirochäten im Glaskörper des Auges. Der Sehnerv wird erst im Spätstadium der Infektion in Mitleidenschaft gezogen, wenn der Patient nicht adäquat biologisch behandelt wird. Wir finden Spirochäten auch in der Tränenflüssigkeit betroffener Patienten.
- **N. III, IV, VI (Augenmuskeln):** Teillähmung des entsprechenden Augenmuskels, die unserer Erfahrung nach meistens reversibel ist.
- **N. trigeminus V:** Vibrationsgefühl im Gesicht, Temporomandibuläre Dysfunktion, Gesichtsschmerzen, Kopfschmerzen, Spannungsgefühl oder Krämpfe im Gesicht, Schädel oder Kiefer, dentale Pulpitis, Kieferknochenentzündungen, Zahnschmerzen, abgestorbene Zähne.
- **N. fascialis VII:** Bell's palsy oder Bell-Lähmung (zu 60 % verursacht von Spirochäten, zu 30 % von einer der sechs häufigsten Arten des Herpesvirus, wie Epstein-Barr-Virus, Herpes simplex Typ 1, 2 oder 6).
- **N. vestibulocochlearis VIII:** Tinnitus, Vertigo, Geräuschüberempfindlichkeit, Schwindel, Hörverlust. **Der VII und VIII. Hirnnerv sind unserer Erfahrung nach am häufigsten von der Lyme-Borreliose betroffen.**
- **N. glossopharyngeus IV, N. vagus X, N. hypoglossus XII:** Schluckbeschwerden, Reflux, Hiatushernie, Herzbeschwerden, supraventrikuläre Arrhythmien, Leaky Gut Syndrom, Nahrungsmittelunverträglichkeiten, Pylorusspasmus, Kardiospasmus, Hypochlorhydrie (verminderte Magensäureproduktion), mangelnde Entgiftung über Leber und Niere.
- **N. XI accessorius:** schmerzhafte Druckpunkte im M. trapezius, Torticollis (Schiefhals).

3.3.4 Hormone und Neurotransmitter

Die Wirkung von Hormonen und Neurotransmittern ist grundsätzlich – neben der stofflichen Menge – abhängig von der Dichte und Sensibilität entsprechender Rezeptoren an den Zellwänden von Gewebezellen.

Jedes Gewebe ist mit einer unterschiedlichen Dichte an Hormonrezeptoren an den Zellen ausgestattet. Beispiel: Eine Patientin weist in bestimmten Gehirnarealen zu wenig Progesteron-Rezeptoren auf, gleichzeitig aber zu viele im Brustgewebe. Verordnet man dieser Patientin Progesteron, verschwinden die Depression und die Denkstörung und es geht der Patientin deutlich besser. Gleichzeitig aber schwillt ihre Brust an und bildet Zysten – die Betroffene bekommt Angst vor schlimmeren Folgen.

In diesem Fall sind regulative Therapiemaßnahmen notwendig, wie z.B. die homöopathische Gabe von Progesteron.

Wir verwenden mit Erfolg homöopathische Frequenzakkorde verschiedener Hormone, Neurotransmitter und Neuropeptide, z.B. in Form der HOMEO K.-Mittel, sowie verschiedene Formen der Lichttherapie, um die Rezeptoren zu modulieren.

Die besten Heilerfolge beim Ausgleich von Hormonen und Neurotransmittern sehen wir, wenn das Darmmikrobiom rekonstituiert wird.

Jüngste Forschungen zeigen, dass die Mikroben im Darm (unser 3. Gehirn), das Immunsystem des Darms und das Gehirn, einschließlich der Mikroben im Gehirn (unser 4. Gehirn) eng miteinander kommunizieren – u.a. über den Vagusnerv. Wir finden auch eine vom Vagusnerv unabhängige Verbindung. Fehlen bestimmte Mikroben im Darm, gibt es Mangelerscheinungen von Neurotransmitterstoffen, Neuropeptiden und Hormonen im Gehirn. Wir haben bereits im Kapitel „Mikrobendysbiose" auf die Forschungen von Prof. Marco Ruggiero hingewiesen.

Neurotransmitter

Fast alle infizierten Patienten leiden unter einem Antriebsverlust, verursacht durch einen Mangel an Dopamin. Viele Lyme-Patienten sind depressiv, was mit einem Mangel an Serotonin und Noradrenalin einhergeht.

Die Schulmedizin kann nur einen kleinen Teil dieser Mangelerscheinungen mit entsprechenden patentierbaren Substitutions-Medikamenten korrigieren (SSRI usw.).

Der Grund dafür ist einfach zu verstehen: Die Verarmung der Neurotransmitter ist häufig ein Effekt chronischer Infektionen.

STUDIE

Biol Mood Anxiety Disord. 2014; 4: 10. Published online 2014 Oct 21
Reconceptualizing major depressive disorder as an infectious disease.
I suggest that major depression may result from a parasitic, bacterial, or viral infection and present examples that illustrate possible pathways by which these microorganisms could contribute to the etiology of major depression.
Turhan Canli

Insofern ist es nicht verwunderlich, dass die am häufigsten verschriebene schulmedizinische Therapie bei Depression – die Gabe von Antidepressiva (Wirkstoff Fluoxetin) – nicht wirksamer ist als ein Placebo, was folgende Studie belegt:

STUDIE

Int Psychogeriatr. 2001 Jun;13(2):233-40
A double-blind, placebo-controlled study of fluoxetine in depressed patients with Alzheimer's disease.
Fluoxetine treatment for depression in AD did not differ significantly from treatment with placebo. Our study also confirms the presence of a placebo effect in the treatment of depression in AD.
Petracca GM1, Chemerinski E, Starkstein SE.

Hormone

Einige Hormone sind neuroprotektiv und neuroregenerativ (Pregnenolon, DHEA, Progesteron, HCG).

Klinisch beobachten wir, dass fast alle unsere Borrelien-Patienten an Hypophysen-Hormonen, insbesondere Vasopressin (ADH), Wachstumshormon, ACTH, oft auch an Oxytocin verarmt sind. Wir finden ebenfalls eine Verminderung der hypothalamischen Hormone: MSH und VIP sowie des Epiphysenhormons Melatonin.

Bei Männern sehen wir häufig einen Mangel an Androgenen (Androstendion, DHEA, Testosteron) und einen Überschuss an Östrogenen.

Bei Frauen finden wir fast immer einen relativen Mangel an Progesteron und ebenfalls einen Mangel an Androgenen.

Testosteron hat leider einen synergistischen Effekt mit Rückständen von Quecksilber und macht Babesien, wenn sie nicht behandelt werden, aggressiver, virulenter und infektiöser.

STUDIE

Parasitology (2001), 123: pp 365-371
Testosterone increases the transmission potential of tick-borne parasites
...that testosterone causes prolonged and more intense infections of a tick-borne piroplasm, Babesia microti.
V. L. Hughes and S. E. Randolph

Progesteron ist sowohl für Männer als auch für Frauen frühzeitig in der Behandlung wichtig, da es die defekte Blut-Hirn-Schranke repariert und die Nerven und das Gehirn vor weiteren Angriffen durch die Borrelien schützt.

STUDIE

Ann Emerg Med. 2008 Feb;51(2):164-72. Epub 2007 Jun 22
Does progesterone have neuroprotective properties?
Progesterone appears to exert its protective effects by protecting or **rebuilding the blood-brain barrier,** decreasing development of cerebral edema, **down-regulating the inflammatory cascade,** and **limiting cellular necrosis and apoptosis.** All are plausible mechanisms of neuroprotection.
Stein DG, Wright DW, Kellermann AL.

Die Aussage, Progesteron löse Brustkrebs aus, gilt für nicht-bioidentisches, patentierbares, synthetisches Progesteron (Gestagen), nicht für bioidentisches Progesteron. In der Literatur besteht hier immer wieder Verwirrung, und Patienten werden verunsichert.

Nebennieren

Nach der Erfahrung von Dr. Klinghardt brauchen einige Patienten schon in einer frühen Phase der Behandlung Gaben von bioidentischem Cortisol.

Ergänzend zu unserer ART-Testung messen wir Cortisol im Speichel zu vier verschiedenen Tageszeiten, um das Tagesprofil zu sehen. Die Borrelien-Patienten leiden klassischerweise in den ersten 20 Jahren der Erkrankung unter Schlafstörungen. Oft ist der Cortisolspiegel nachts hoch und morgens niedrig, was bedeutet, dass die Patienten nachts nicht schlafen und morgens unfähig sind aufzustehen. Der Schlafrhythmus ist verschoben ähnlich dem homöopathischen Syphilinum-Muster.

Erfolgt irgendwann der Zusammenbruch des Systems, schlafen die Betroffenen über weite Teile des Tages und das Cortisol-Profil gleicht eher einer flachen Kurve. Eventuell produzieren die Nebennieren noch einmal für 2 Stunden etwas Cortisol, was die Patienten kurzzeitig etwas handlungsfähiger macht.

Das langsame Versagen der Nebennieren wird in drei Phasen eingeteilt:

Phase 1: Cortisol und DHEA steigt an
Phase 2: Cortisol hoch, DHEA stürzt ab
Phase 3: beides stürzt ab, M Addison

Den Grund für die Schwäche und schließlich das Versagen der Nebennieren ist die Belastung mit Toxinen und Keimen, v.a. Viren wie dem Epstein-Barr-Virus.

Schilddrüsenhormone

Viele erfahrene Behandler der Lyme-Borreliose beobachten, dass ihre Patienten an Schilddrüsenunterfunktion leiden. Dies verursacht immer eine verminderte metabolische Leistung der Zellen und eine Senkung der Körpertemperatur.

Viele Enzyme innerhalb unseres Immunsystems sind nur dann aktiv, wenn die Körpertemperatur im Normalbereich liegt. Eine Schilddrüsenunterfunktion mit verringerter Körpertemperatur führt immer zu einer geringeren Immunität und damit zu einer erhöhten Infektiosität der pathogenen Keime.

Die Schilddrüse erzeugt T4, das selbst wenige, aber doch wichtige Aufgaben im Körper erfüllt. In der Zelle wird unter dem Einfluss eines Selen-abhängigen Enzyms T4 in das bioaktive T3 verwandelt, das dann die Abschnitte unserer DNA stimuliert, die für die Gesamtaktivität unseres Metabolismus verantwortlich sind. Alle Hormondrüsen brauchen T3, um aktiv zu werden. Ohne T3 sind nicht nur die Nebennieren- und Sexualhormone zu niedrig, sondern auch viele Neurotransmitter. Es gibt auch T1 und T2, die unter dem Einfluss von Jod-abhängigen Enzymen in den Ovarien und Hoden gebildet werden. Sie sorgen für sexuelle Gesundheit.

Zur Herstellung von T4 braucht die Schilddrüse Jod, Zink (Core), Kupfer und andere Spurenelemente, aber auch die Aminosäure Tyrosin. Tyrosin ist einer der Hauptleckerbissen für Parasiten – darin liegt die Ursache für den oft festzustellenden Mangel, und der wird sich auch nicht beheben lassen, solange die Parasitosen nicht behandelt werden. Wenn die Schilddrüse nicht genug T4 produziert, oder davon nicht genug in T3 umgewandelt wird, lässt sich das gut im Labor nachweisen. Die Werte für freies T4 und freies T3 sind dann niedrig.

Borrelien benutzen einen Trick, um sowohl die Entgiftung als auch unsere Immunabwehr auszuschalten: Unter dem Einfluss eines Biotoxins wird das Enzym, das die Umwandlung von T4 zu T3 katalysiert, spiegelbildlich gebildet und statt T3 entsteht Reverse T3. Aus T4 wird also ein Hormon erzeugt, das oberflächlich aussieht wie T3 aber in Wirklichkeit dessen Spiegelbild ist („Reverse T3"). Folglich werden die Rezeptoren für T3 blockiert statt stimuliert. In diesem Fall wäre es ein großer Fehler, den Klienten mit natürlichem oder synthetischem T4 zu behandeln. Der Patient braucht T3!

Heute gibt es immer häufiger Autoimmun-Erkrankungen der Schilddrüse, die im Labor gut zu erfassen sind (TPO-Antikörper usw.). Dafür gibt es viele Ursachen, beispielsweise die Stunden am Computer, die Elektrosmog-Belastung während des Schlafs und am Arbeitsplatz. Auch die unbehandelte Gluten-Empfindlichkeit (80 % aller westlichen Menschen) ist ein wesentlicher Verstärker der Schilddrüsenproblematik, insbesondere der Autoimmun-Erkrankungen. Diagonal polarisierte Computer-Bildflächen schaden der Schilddrüse.

Glyphosat lagert sich signifikant häufig in der Schilddrüse an. Zusätzlich überschwemmen Toxine über den Lymphabfluss aus dem Zahn/Kieferbereich dieses Gewebe. Die Behandlung von Infektionen der Schilddrüse muss mit gleichzeitiger Entgiftung erfolgen!

Nebenschilddrüsen

Der in den USA hoch anerkannte Borrelien-Therapeut Dr. Joe Burrascano beobachtete bereits in den 80-er Jahren, dass Borrelien-Patienten häufig ein Adenom an einer der vier Nebenschilddrüsen entwickeln.

Erkennbar ist dieses Problem an erhöhten Serumcalciumwerten und einem erhöhten PTH (Parathormon)-Spiegel. Die Gabe von Bor kann therapeutisch erfolgreich sein, ebenso die biologische Behandlung der Lyme-Borreliose. Gelegentlich ist es notwendig, die vergrößerte Nebenschilddrüse operativ zu entfernen.

Die Balancierung von Neurotransmittern und Hormonen ist früh im Stadium der biologischen Behandlung der Borreliose (SophiaHealth©) notwendig und wird dringend empfohlen.

Dr. Klinghardt und Ariane Zappe veranstalteten im November 2015 einen Seminartag zum Thema Hormone und Neurotransmitter in Deutschland. Die DVD zum Seminar sowie ein ausführliches Kompendium sind über das Institut für Neurobiologie nach Dr. Klinghardt INK (www.ink.ag) zu beziehen.

3.3.5 Immun- und Lymphsystem

Die immunsystembezogenen Symptome der chronischen Borreliose ähneln denen der HIV-Erkrankung. Immer mehr Therapeuten sprechen daher mittlerweile von der Borreliose als AIDS Minor.

STUDIE

PLOS one; Published: May 26, 2011
Lymphadenopathy during Lyme Borreliosis Is Caused by Spirochete Migration-Induced Specific B Cell Activation.
...extracellular, **live spirochetes accumulate** in the cortical areas of **lymph nodes** following infection.
Borrelia evades the immune response: it goes to the lymph nodes and tricks the immune system into making a very strong but inadequate response.
S.Tunev, et al.

Dieser Artikel zeigt, dass Spirochäten ähnliche Strategien wie der HIV-Erreger verfolgen, die in genau die Immunzellen einwandern, die sie eigentlich entsorgen sollen.

Extrazelluläre, lebende Borrelien penetrieren wichtige Zellpopulationen unseres Immunsystem, indem sie u.a. in die kortikalen Gebiete der Lymphknoten einwandern und das Immunsystem zu einer überschießenden allergischen, aber inadäquaten Reaktion veranlassen.

Aber auch Leukozyten, Thymus, Milz, Gehirn sowie der Lymphfluss und die Immunkompetenz an sich sind betroffen:

- Invasion und Paralyse der NK-Zellen (im Labor sichtbar als niedrige CD57-Zellen)
- nicht ausheilende Infektionen des Kieferknochens (verursacht auch durch Babesien oder Bartonellen)
- Verlust an Kompetenz des Immunsystems mit allen Konsequenzen wie Herpesvirus-Infektionen, intestinale Parasiten, Hepatitiden, Haarausfall
- Lymphblockaden mit wässrigen oder teigigen Ödemen und mangelhafter Ver- und Entsorgung der Zellen
- blockierter Lymphabfluss vom glymphatischen System des Gehirns mit Verlust der Entgiftungs- und Entsorgungsfähigkeit von Gehirn, Augen, Ohren, Nebenhöhlen und Kiefer-Zahn-Bereich.

Es ist bekannt, dass sich Spirochäten im Bindegewebe über 1000 Mal schneller fortbewegen als die schnellsten Zellen unseres Immunsystems. Eine Makrophage, die eine Spirochäte einzufangen versucht, ist vergleichbar mit einem Polizisten auf dem Fahrrad, der versucht, einen Dieb im Düsenjäger zu fangen.

Es ist daher notwendig, Therapien zu entwickeln, die Medikamente in das Lymphsystem einschleusen. Unsere Strategie beruht darin, wirkungsvolle Kräutermittel liposomal zuzubereiten. Liposomale Medikamente werden über die Lymphe aufgenommen, nicht über die Blutgefäße, und zirkulieren zunächst durch das Lymphsystem, bevor sie im Blutgefäßsystem erscheinen.

Patentierte Antibiotika können diesen Effekt nicht erzielen – auch nicht, wenn sie intravenös verabreicht werden.

3.3.6 Herz-Kreislauf-System

Viele Borrelien-Patienten leiden unter Schwindelgefühlen und sind bettlägerig. Sobald sie aufstehen, sinkt ihr Blutdruck auf oft unmessbare Werte ab und die Herzschlagrate erhöht sich enorm, was den Patienten Angst macht.

In der Schulmedizin wird häufig die Diagnose "POTS – Posturales, Orthostatisches Tachykardie-Syndrom gestellt" (nach einer positiven Kipptischuntersuchung oder Tilt-Test durch den Neurologen). Die Unfähigkeit, Blutdruck und Herzschlag angemessen zu regulieren, ist Ausdruck einer Dysregulation des autonomen Nervensystems, der Nebennieren und der übergeordneten Zentren im Gehirn.

Für uns bedeutet die Diagnose "POTS" ein Symptom der Lyme-Borreliose und erfordert eine entsprechende, zielgerichtete Therapie (z.B. SophiaMed©).

Die TVAM-Prozedur (transvascular autonomic modultion, Erweitern der Venen im vorderen Halsbereich) wirkt fast immer stabilisierend und gibt dem Patienten Lebenskraft zurück. Aber auch die von uns angewandte biologische Therapie führt nach mehreren Monaten fast immer zum Erfolg – ohne invasiven Eingriff.

Es gibt aber auch Hinweise, dass das Endothel der Blutgefäße infektiös belastet sein könnte und die intrinsischen autonomen Nervengeflechte im Endothel und in der Media ihren Aufgaben nicht gerecht werden können.

STUDIE

Autoimmunity. 2009 Aug;42(5):432-8
The infectious etiology of vasculitis
direct microbial invasion of endothelial cells, immune complex mediated vessel wall damage and stimulation of autoreactive B and/or T cells through molecular mimicry and superantigens evidence for the association of other infectious agents with vasculitis, including human immunodeficiency virus, parvovirus B19, cytomegalovirus, varicella zoster virus, Staphylococcus aureus, rickettsiaceae, Treponema pallidum and Borrelia burgdorferi, among numerous others, is accumulating.
Lidar M. Lipschitz, N. Langevitz, P. Shoenfeld Y.

Diese Studie beschreibt die infektiöse Entstehung der Vaskulitis (Gefäßentzündung): Mikroben wandern in das Endothel ein, Immunkomplexe schädigen die Gefäßwände und stimulieren autoreaktive B- und/oder T-Zell Aktivitäten.

Es gibt verstärkt Hinweise auf einen Zusammenhang zwischen Infektionen und Vaskulitiden, u.a. auch bei Borrelia burgdorferi.

STUDIE

J Neurol Neurosurg Psychiatry 2009
CCSVI Chronic cerebrospinal venous insufficiency in patients with multiple sclerosis.
Professor P Zamboni, et.al.

Prof. Zamboni beschrieb 2009 den Zusammenhang zwischen chronischer zerobrospinaler Insuffizienz und Multipler Sklerose. Ein Befall des Endothels führt zu Stenosen im venösen Abfluss des Gehirns, was wiederum einen venösen Rückstau mit Mikroblutungen zur Folge hat. Freies Eisen aus Erythrozyten führt zu Entzündungen mit nachfolgender Demyelinisierung (CCSVI Chronische Cerebro-Spinale Venöse Insuffizienz/ TVAM Transvascular Autonomic Modulation). Entzündungsherde bei Multipler Sklerose sind bekanntermaßen venozentrisch, also kreisförmig um eine Vene ausgebildet.

Im Kapitel über das freie Eisen stellen wir die Theorie auf, dass Ferritin seiner Aufgabe, freies Eisen zu binden, nicht mehr ausreichend nachkommen kann. Zu groß ist die Belastung von Ferritin durch Aluminium aus der Umwelt.

STUDIE

Clin Biochem. 2013 Jan
Possible relationship between Al/ferritin complex and Alzheimer's disease.
"Ferritin is the main iron-storage protein capable of containing thousands of iron atoms. The results obtained confirm the hypothesis of a functional role of ferritin as a regulatory protein of toxic metals and clearly indicate **that ferritin from Alzheimer's patients has a content of aluminum higher than that of controls."**
De Sole P, et al.

In dieser Studie war das Ferritin-Molekül von Alzheimer-Patienten zu 62 % mit Aluminium besetzt. Eine vergleichbare Studie bei Patienten mit Multipler Sklerose wäre hoch interessant.

STUDIEN

Lyme can cause cardiomyopathy, CHF, perimyocarditis, cardiac arrhythmias, AV block and other conduction disturbances. (Eur Heart J.1991 Aug;12 Suppl D:73-5)
Cardiac manifestations of Lyme disease.
Duane S Pinto, MD

Medical Clinics; March 2002 Volume 86, Issue 2, Pages 285-296
Lyme carditis.
Matthew L Robinson et al.,

Infectious Disease Clinics, 2015
Lyme carditis: clinical characteristics of 105 cases.
(PMID:1947815) Van der Linde MR
Scandinavian Journal of Infectious Diseases. Supplementum [1991, 77:81-84]

Eine chronische Lyme-Borreliose kann für Kardiomyopathien, kongestives Herzversagen, Perimyokarditis, Herzarrhythmien, AV Block und andere Herz-Kreislauf-Störungen verantwortlich sein.

Eine Lyme-Karditis ist mit den derzeitigen Methoden schwer zu diagnostizieren (PET Scan testet im Frühstadium positiv) und äußert sich in vielen verschiedenen Symptomen von Arrhythmien bis Anginen. Bereits erste Symptome sollten sehr ernst genommen werden. Während die offizielle Einschätzung von 12 % Lyme-Patienten ausgeht, die eine Lyme-Karditis entwickeln, beobachten einige Therapeuten eher 25 % mit einem hohen Anteil an Todesfällen in den USA.

3.3.7 Gastrointestinaltrakt

Eine der häufigsten Beschwerden, mit denen Borreliose-Patienten zu uns kommen, sind multiple Lebensmittelallergien, Leaky Gut, chronische Verstopfung, Bauchschmerzen und Leberprobleme.

Mit der ART-Testung konnten wir feststellen, dass hier fast immer eine versteckte Infektion des enterischen Nervensystems mit Babesien, Bartonellen oder Borrelien zu Grunde liegt. Der Vagusnerv selbst ist oft mit dem Epstein-Barr-Virus, gelegentlich auch mit anderen Herpesviren infiziert.

Die physiologischen Darmbakterien verlieren ihre intelligente Ordnung, weil die Borrelien im regulierenden Nervensystem für Chaos sorgen, und es kommt zu massiven Veränderungen im Darmmikrobiom mit weitreichenden Symptomen:

- Hautausschläge
- Haarausfall
- Depression, Schizophrenie
- Autismus
- Lernstörungen bei Kindern
- ADHS
- Schlafstörungen
- Muskel- und Gelenkschmerzen
- Chronische Müdigkeit
- MS, Parkinson
- Lebensmittelallergien
- POTS-Syndrom.

STUDIE

Practical Gastroenterology, April 2006, pg 88
Bell's Palsy of the Gut and other GI manifestations of Lyme and associated Diseases.
Virginia T. Sherr, M.D., DLFAPA

So wie die Infizierung des Nervus facialis zu einer Bell-Lähmung des Gesichts führen kann, wirkt sich eine Spirochäten-Erkrankung des Nervus vagus auf den Gastrointestinaltrakt aus. Virginia Sherr spricht von einer Bell-Lähmung des Gastrointestinaltrakts, also einer teilweisen oder vollständigen Lähmung im Bereich des gesamten oder Teilen des Verdauungstrakts.

Eine dysbiotische Biofilmbesiedelung des Darmlumens ist Auslöser zahlreicher Symptome. Borrelia burgdorferi und andere Infektionen werden als eine der möglichen Ursachen bei gastrointestinalen Beschwerden oft übersehen.

Es ist heute allerdings bekannt, dass auch Babesien, Bartonellen und verschiedene Herpesviren an der Dysfunktion des Vagusnervs, des Plexus coeliacus und des enterischen Nervensystems beteiligt sind.

Dies wiederum führt zu katastrophalen Veränderungen der Mikrobenzusammensetzung in Dünn- und Dickdarm mit unzähligen Sekundäreffekten.

Symptome, die in diesem Bereich auftreten können, sind u.a.:

- Veränderungen des Geschmacksinns
- teilweise oder vollständige Lähmung der Zunge
- Würgereflex
- Probleme der Speiseröhre und des Magens
- teilweiser oder vollständiger Darmverschluss
- teilweise oder vollständige Darmlähmung
- intestinale Spasmen
- Reizdarmsyndrom
- Darmentzündungen
- Hepatitis durch Spirochäten
- Cholecystitis
- Darmdysbiose, Dünndarmfehlbesiedelung
- Megakolon
- Proktalgie fugax, Afterbeschwerden.

Während einer SophiaMatrix©-Behandlung wird zunächst das Augenmerk auf das sogenannte Radixödem gelenkt. Eine Stauung von Lymphe im retroperitonalen Radixbereich. Dr. med. Helmut Weiss veröffentliche bereits in den 80-er Jahren die Röntgenbilder seiner schwerkranken Patienten. Er fand heraus, dass die Ausmaße dieser Ödeme, die den Darm seitlich verdrängten, direkt mit der Schwere der Symptomatik korrelierten. Wird das Radixödem nicht behandelt, bleibt es nicht nur bei einer massiven Stauung im Lymphsystem, sondern es kommt unweigerlich zu einer Beeinträchtigung der Darmfunktion.

Unsere Erfahrung zeigt, dass sowohl Größe als auch Dichte des Radixödems mit der Belastung an Toxinen und Infektionen korreliert. Deshalb sehen wir eine begleitende Behandlung des Lymph- und Fasziensystems mit der SophiaMatrix©-Technik als zwingend notwendigen Bestandteil des SophiaHealth©-Konzepts an.

3.3.8 Muskuloskelettales System

Üblicherweise wird die Borreliose hauptsächlich mit Gelenkproblemen und Schmerz-erkrankungen in Verbindung gebracht. Bäuerinnen im Schwarzwald bekommen dicke, geschwollene Knie, die oft zeitlebens nicht mehr verschwinden.

Das Krankheitsbild hat sich jedoch in den letzten Jahrzehnten erheblich verändert. Heute kann jeder Körperteil betroffen sein.

STUDIE

Many patients with arthritis have Lyme but only 24 % of Lyme patients have arthritis.
Z Rheumatol.2003 Oct;62(5):450-8

Nicht selten wechseln bei ein und demselben Patienten Schmerzort und betroffene Gelenke.

Ein Wiederaufflammen der Gelenkprobleme wird häufig während der sogenannten Herxheimer Reaktionen beobachtet, einer zeitweisen Verschlechterung der Symptomatik nach einer therapeutischen Intervention.

Häufig sind gerade die großen Gelenke von Borrelia burgdorferi sensu stricto betroffen. Borrelien lieben Hyaluronsäure und halten sich daher gerne, gut versteckt vor dem Immunsystem, in den Gelenkknorpeln auf.

Oft sind die Bandscheiben oder auch der Knorpel im Kiefergelenk betroffen. Chronische Borrelien-Patienten verlieren durch Schrumpfung der Bandscheiben oft an Körpergröße. Allerdings wissen meist weder Orthopäden noch Neurochirurgen, dass der eigentliche Grund hinter einem Bandscheibenvorfall die langsam aufgefressene Bandscheibe war.

Bereits in den 80-er Jahren untersuchte Dietrich Klinghardt operierte Bandscheiben seiner Patienten im Dunkelfeldmikroskop und fand eine dichte Besiedelung mit Lyme-Spirochäten bei über 80 % der untersuchten Gewebeproben.

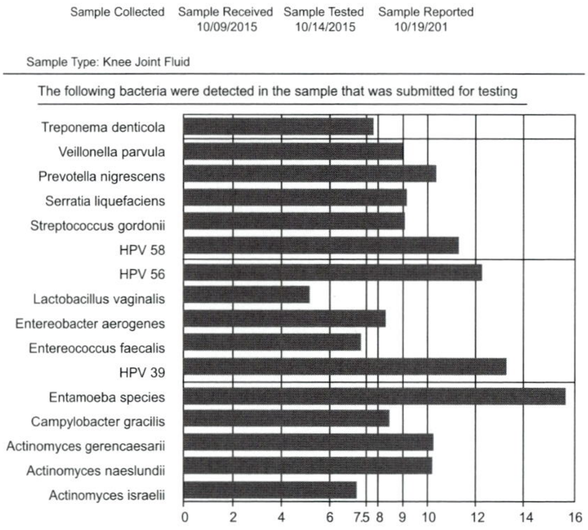

Daher ist es nicht überraschend, dass heute die intradiskale Injektion mit Ozon, Enzymen oder Artesunat häufig zu Schmerzfreiheit in betroffenen Wirbelsäulenregionen führt.

Diese 35-jährige Patientin mit einer bekannten Lyme-Borreliose wurde wegen ihrer akut auftretenden Schmerzen im linken Knie behandelt. Das Punktat der Gelenkflüssigkeit wurde mit einem standardisierten PCR-Test untersucht und wies eine Vielzahl von Keimen auf.

Mit einer einzigen Ozon-Injektion wurde die Patientin symptomfrei und ist es über einen Untersuchungszeitraum von sechs Monaten auch geblieben.

Wir finden bei Borrelien-Patienten in schmerzenden Gelenken oft eine Vielzahl von opportunistischen Erregern, die das durch die Borrelien geschwächte Immunsystem nicht bewältigen kann.

Am häufigsten jedoch sind die fibromyalgie-ähnlichen Körperschmerzen in großflächigen, ständig wechselnden Körperregionen.

Viele Borrelien-Patienten werden fehldiagnostiziert mit Fibromyalgie, rheumatischen Autoimmunbeschwerden oder myofaszialen Triggerpunkten. Erst wenn bei der Therapie die zu Grunde liegende Borreliose mit berücksichtigt wird, kommt es zu bleibenden Besserungen.

3.3.9 Nieren-Blasen-Genitalsystem

Borrelien lieben den Harnapparat. Die höchste Konzentration an Spirochäten im Gewebe wurde in Nieren- und Blasengewebsproben gefunden.

Der Pathologe Alan Mac-Donald erforschte in Selbstuntersuchungen, in welchen Körpergeweben die höchste Konzentration an Spirochäten zu finden ist. Sein Ergebnis: Blasen- und Nierengewebe. Selbst bei Patienten, die eigentlich an einer Lyme-Karditis gestorben waren, fand er nur geringe Konzentrationen an Spirochäten im Herz, dafür aber eine wesentlich höhere Belastung in der Blase. Das Herz war letztendlich durch starke Immunreaktionen und nicht durch die Mikroben an sich beeinträchtigt.

Die chronische Zystitis sowie die interstitielle Zystitis (Reizblase) sind daher für uns immer ein Symptom der persistierenden Borrelien. Auch die Zunahme an malignen Blasentumoren steht deutlich in Zusammenhang mit der Besiedelung der Blase. Sowohl der Entwickler der Elektroakupunktur, Dr. Reinhold Voll, als auch der Baubiologe Wolfgang Maes haben diese Zusammenhänge erforscht.

In operativ entfernten Endometriose-Arealen finden wir bei vielen Pathologieschnitten Borrelien und andere Infektionen.

Als schwierig erweist es sich, die Blase mit Medikamenten zu erreichen, da die fraglichen Stoffe bereits vor Erreichen der Blase verstoffwechselt werden.

Die Installation mit DMSO über einen Katheter ist unserer Meinung nach die erfolgreichste Strategie, um die Borrelien im Blasengewebe (Schleimhaut und Muskulatur) zu erreichen. Eine Behandlung mit Antibiotika schlägt bei bei chronischen Blasensymptomen meistens fehl.

Weite Anwendung finden bei uns die Nexus-Zäpfchen, die sowohl vaginal als auch rektal verwendet werden können. Die Bestandteile, gefriergetrockneter Knoblauch und Artemisinin werden so relativ nahe an der Blase platziert.

Neuraltherapeutisch verwenden wir Injektionen von Artesunat an den Plexus uterovaginalis (Frankenhäuser-Ganglion).

Häufige Symptome im Beckenbereich:

- chronische Zystitis
- interstitielle Zystitis (Reizblase)
- Prostatitis (häufig in Verbindung mit Babesien)
- sexuelle Dysfunktionen
- Libidoverlust
- Schmerzen im Beckenbereich
- Menstruationsbeschwerden
- Endometriose
- Filtrationsprobleme in den Nieren (geringes spezifisches Gewicht des Urins)
- Urethritis nach Geschlechtsverkehr (die Spirochäten gelangen während des Geschlechtsverkehrs in den Harnleiter und verursachen eine akute Entzündung).

3.3.10 Haut und Bindegewebe

STUDIE

Chin Med J (Engl). 1992 Jul;105(7):560-3
Borrelia burgdorferi infection may be the cause of sarcoidosis.
Hua B, Li QD, Wang FM, Ai CX, Luo WC.

Generell leidet das Bindegewebe durch den Abbau von Hyaluronsäure durch die Mikroben. Die Ver- und Entsorgung der Fibroblasten wird gestört und damit auch der Kollagenauf- und abbau. Kollagen ist sowohl Bestandteil der Haut als auch Bestandteil der Matrix des Bindegewebes und der Faszien.

Es gibt Hinweise darauf, dass die Faszien eine entscheidende Rolle bei der Lichtübertragung von Biophotonen spielen. Ein Minderaufbau der Faszien beeinträchtigt das wichtigste Kommunikationsinstrument im Organismus.

Borrelia afezelii wurde in Zusammenhang gebracht mit:

- Acrodermatitis chronica atrophicans
- Kollaps des Kollagengerüsts und damit vorzeitiges Altern
- Kollagenerkrankungen, Sarkoidosen.

Der diagnostische Parameter, der Hinweis auf aktive Borrelien im Bindegewebe gibt, ist das Enzym MMP9. Es gehört zu einer Gruppe von Metalloproteasen, die in ihrer aktivierten Form den Proteinanteil des Kollagens verdauen und abbauen und damit das Bindegewebe weich machen.

Dies erleichtert den Spirochäten die Fortbewegung im Bindegewebe, führt aber zu deutlichen Veränderungen der Haut, die oft als Zeichen von Altern missinterpretiert werden.

Die übersehene und doch wichtigste Form der Anti-Aging-Therapie ist die biologische Behandlung der chronischen Borreliose.

Spirochäten bewegen sich im Bindegewebe so schnell, dass sie in wenigen Sekunden vom Mundraum des Patienten ihren Weg in die Geschlechtsorgane finden, wenn sie bevorstehende sexuelle Aktivität ahnen. Dies wiederum ermöglicht ihnen, sich über die Flüssigkeiten, die bei der Sexualität ausgetauscht werden, neue Territorien zu erobern.

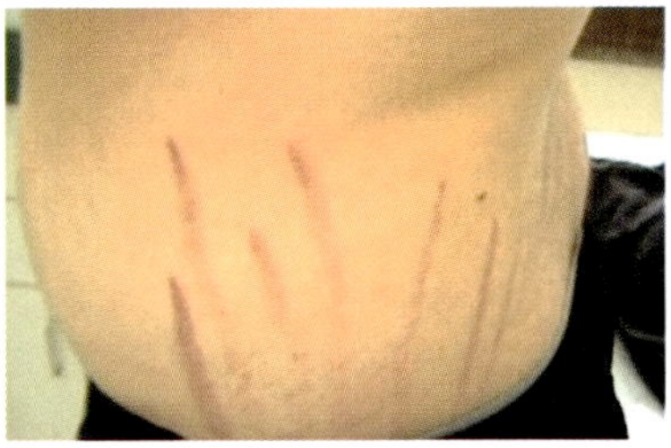

Eines der hauptdiagnostischen Zeichen bei der Bartonella-Erkrankung sind die Dehnungsstreifen bei Nicht-Schwangeren oder Nicht-Übergewichtigen.

THERAPIE:
Die Stretch-Mark-Therapie aus Frankreich:
Infusion mit Stickstoff.

Wir sehen diese Streifen gerade in Zusammenhang mit Bartonellen, aber auch viele andere Hauterscheinungen, wie Rötung, Eruption, nicht heilende Wunden oder Venenerkrankungen.

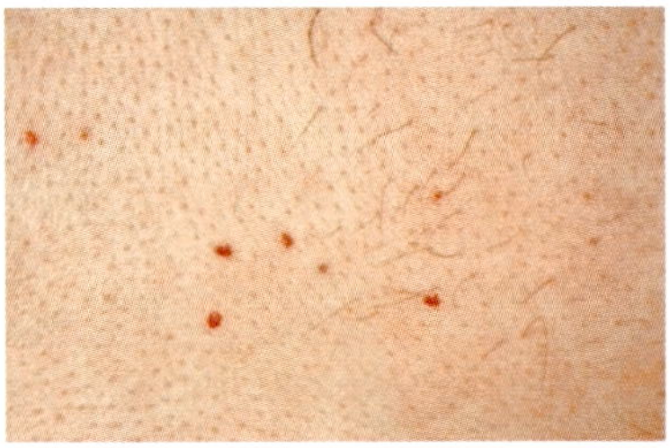

Pathognomonische Hauterscheinungen der Babesien-Erkrankung sind die Kirschangiome. Sie werden durch eine Lokalaktivierung von VEGF – vascular endothelial growth factor – verursacht.

THERAPIE:
Injektion von gefäßsklerotisierenden Substanzen (Sklerotherapie), z.B. hypertone Salzlösung

3.3.11 Schwangerschaft und Fötus

In den späten 90-er Jahren untersuchte Dietrich Klinghardt 10 autistische Kinder mit dem damals neuen und sensitiveren Western-Blot-Test auf persistierende Neuroborreliose. Alle Kinder waren aufgrund ihrer mit ART diagnostizierten Borreliose ein Jahr lang in rein biologischer Behandlung.

Das Ergebnis: 80 % der autistischen Kinder testeten positiv.

Diese Studie wurde von Regierungsseite wiederholt und es wurde kein Unterschied zwischen autistischen Kindern und neurotypischen Kindern gefunden.

Warum? 1. In der Regierungsstudie wurde der unempfindlichere ELISA-Test verwendet, 2. die Kinder waren nicht vorbehandelt.

Zur Erinnerung: die Borrelien immobilisieren das Immunsystem, und sowohl im ELISA-Test als auch im Western-Blot-Test suchen wir nach Antikörpern, die nur von einem funktionierenden Immunsystem erzeugt werden können. In unserer Studie waren die Kinder über ein Jahr vorbehandelt worden, das Immunsystem hatte sich weitgehend erholt und konnte die für die Untersuchung notwendigen Antikörper herstellen.

Seither finden wir konsistent, dass 80 % der autistischen Kinder an einer chronischen Borreliose leiden, die fast immer intrauterin von einer infizierten, aber asymptomatischen Mutter erworben wurde. Diese Ergebnisse werden heute durch die veröffentlichte Literatur unterstützt.

STUDIE

Medical Hypotheses Volume 70, Issue 5, 2008, Pages 967-974
The association between tick-borne infections, Lyme borreliosis and autism spectrum disorders.
Robert C. Bransfield, et al.

Wir wollen den Leser an dieser Stelle daran erinnern, dass der Elektrosmog und die Aluminium-Belastung von Mutter und Fötus einen potenzierenden Effekt auf die Übertragbarkeit der Erkrankung von der Mutter auf den Fötus und die Virulenz der Erkrankung beim Fötus haben.

STUDIE

Medical Hypotheses; May 2012, Vol 78, Issue 5, 606-615
Long term antibiotic therapy may be an effective treatment for children co-morbid with Lyme disease and Autism Spectrum Disorder.
All of the children's scores on the SAP-O assessment improved after 6 months of antibiotic therapy. The assessors also reported anecdotal data of improved speech, eye contact, sleep behaviors, and a reduction of repetitive behaviors.
Kuhn, M, S. Grave, R. Bransfield, S. Harris

Die Adjuvantien in Impfstoffen, später erworbene Infektionen, Geburtstrauma und das elektromagnetische und emotionale Umfeld nach der Geburt haben ebenfalls einen potenzierenden Einfluss.

Preconceptional Healthcare, die biologische Behandlung von Mann und Frau vor der Konzeption, ist heute unbedingt notwendig, damit gesunde Babys geboren werden. Sie wird im SophiaHealth©-Institut von Dr. Klinghardt allen Paaren dringend empfohlen.

Dr. Klinghardt und Therapeuten, die seiner Lehre folgen, haben oft deutliche Erfolge bei der Behandlung von Kindern aus dem autistischen Spektrum und auch bei anderen neurologischen Entwicklungsstörungen (ADHS, Legasthenie, Phobien und Angstverhalten, Schlafstörungen, Anorexie, Hirntumore, Depression).

Der wesentliche Unterschied zu Behandlern, die sowohl medikamentöse Verfahren als auch verhaltenstherapeutische Verfahren anwenden, ist der zusätzliche Blick auf die vertikal von der Mutter übertragenen Infektionen und Toxine.

STUDIEN

Ann Intern Med. 1985 Jul;103(1):67-8
Maternal-fetal transmission of the Lyme disease spirochete, Borrelia burgdorferi.
Schlesinger PA, Duray PH, Burke BA, Steere AC, Stillman MT.

Med Hypotheses 2014 May;82(5)
Prevention of cerebral palsy, autism spectrum disorder, and attention deficit-hyperactivity disorder.
... are all caused by an exaggerated central nervous system inflammatory response to a prenatal insult. This prenatal insult may be one or more episodes of ischemia-reperfusion, **an infectious disease of the mother or the fetus,** or other causes of maternal inflammation such as allergy or autoimmune disease.
Combined DHA and NAC therapy is theorized to decrease the incidence of the three disorders by more than 75 %.
Strickland AD

Fetal Rheum Dis Clin North Am. 1989 Nov;15(4):657-77
Gestational Lyme borreliosis. Implications for the fetus.
Lyme borreliosis with various medical problems including fetal death, hydrocephalus, cardiovascular anomalies, neonatal respiratory distress, hyperbilirubinemia, intrauterine growth retardation, cortical blindness, sudden infant death syndrome, and maternal toxemia of pregnancy.
MacDonald AB

Wir schließen uns den Ergebnissen dieser Studie voll und ganz an: Fehlgeburten sowie die meisten Fehlbildungen und Erkrankungen von Neugeborenen können durch Spirochäten verursacht werden. Bereits im Kapitel „Vektorübertragene Krankheiten" zeigen wir Studien, die eindeutig belegen, dass Infektionen wie Spirochäten plazentagängig sind und während der Schwangerschaft auf den Fötus übertragen werden.

STUDIE

Transl Psychiatry 2012 Apr 3
Effects of maternal immune activation on gene expression patterns in the fetal brain.
We are exploring the mechanisms underlying how maternal infection increases the risk for schizophrenia and autism in the offspring.
Garbett KA,et al.

In dieser Studie wird vorgeschlagen, dass nicht nur die Spirochäten und andere Keime die Plazenta überqueren und den Fötus infizieren. Auch entzündliche Zytokine, die in der Mutter als Reizantwort auf ihre Borreliose entstehen, überqueren die Plazenta und lösen beim Fötus neurotoxische Effekte aus.

Deshalb reicht es nicht aus, die schwangere Frau mit antimikrobiellen Maßnahmen zu behandeln. Immunmodulierende Interventionen sind genauso wichtig. Jede Schwangere sollte mit Chlorella und entsprechenden immunmodulierenden Homöopathika behandelt werden.

Bei der leider aus dem Blick geratenen „Eugenischen Kur" wird der werdenden Mutter in mehreren Stadien der Schwangerschaft jeweils eine Hochpotenz der verschiedenen Miasmen gegeben, darunter auch das Syphilinum C200. Syphilis und die Borreliose haben ein ähnliches homöopathisches Bild.

Für alle, die an der Wirkung einer Einmalgabe einer homöopathischen Verdünnung zweifeln, führen wir an dieser Stelle eine beeindruckende Studie an: In einer bestimmten Region von Kuba wurde 2,3 Millionen Einwohnern eine Einzeldosis Leptospirose C200 gegeben. Damit konnte statistisch das Auftreten dieser Erkrankung massiv reduziert werden.

STUDIE

Homeopathy. 2010 Jul;99(3):156-66
Large-scale application of highly-diluted bacteria for Leptospirosis epidemic control.
After the homeoprophylactic intervention a significant decrease of the disease incidence was observed...
Bracho G, et al.

Deshalb sollte man die Eugenische Kur während der Schwangerschaft ernst nehmen!

Die Eugenische Kur wird folgendermaßen durchgeführt:

1. Tuberculinum D 200
2. nach vier Wochen Luesinum bzw. Syphilinum D 200
3. nach weiteren vier Wochen Medorrhinum D 200
4. schließlich Sulphur D 200

Wir geben zum Zeitpunkt der Syphilinum D200 Nosode die Borreliose C200 Nosode dazu.

Idealerweise wird unsere homöopathische Immunmodulation (SophiaImmun) mit einer C200 Verdünnung einer Mischung verschiedener Borrelienarten aus dem Umfeld des Patienten durchgeführt. Die Herstellung einer SophiaImmun-Verdünnung wird im Kapitel Therapie besprochen.

3.4 Erregerspezifische Symptome

Im Folgenden werden spezielle Symptomatiken dargestellt, die auf der Grundlage klinischer Beobachtung besonders häufig einzelnen Co-Infektionen oder opportunistischen Infektionen der Lyme-Borreliose zugordnet werden können. Natürlicherweise erhebt die Aufzählung keinen Anspruch auf Vollständigkeit oder Ausschließlichkeit.

3.4.1 Parasiten (Würmer)

Als Parasiten bezeichnen wir im Kontext dieses Buches Nematoden, also Würmer.

Wir finden bei fast allen Lyme-Borreliose-Patienten einen Parasitenbefall, der umso schwerer ist, je länger die Borreliose unbehandelt geblieben ist.

Neben der Übertragung von Parasitenlarven durch verunreinigte Nahrungsmittel wissen wir heute, dass Insektenstiche auch mikroskopisch kleine Larvenstadien auf den Menschen übertragen, die dann über Monate oder Jahre zu symptomatischen Krankheitsbildern führen können. Insbesondere bei der Epilepsie von Kindern sollte man sofort an eine Wurmerkrankung denken, denn unserer Erfahrung nach sind 70 % der Epilepsien im Kindesalter durch schulmedizinische Behandlung der Wurmerkrankung ausheilbar.

Parasiten sind territorial und verwenden oft unterschiedliche Stellen im Körper für ihre Nahrungsaufnahme, ihre Reproduktion und ihr Ruhestadium. Sie richten dort ihr Zuhause ein, wo der Körper Schwermetalle eingelagert hat.

Am bekanntesten ist die tägliche Wanderbewegung der Askariden: Der voll ausgebildete, geschlechtsreife Wurm, der ähnlich aussieht wie ein Regenwurm, lebt im Darm und umgebenden Geweben. Die Larven (Babys) wandern den Gallengang hinauf, durch die winzigen Gallengängchen in die Leber, und von dort durch das Zwerchfell in die Lunge. Hier reifen sie heran, werden mogendlich hochgehustet, geschluckt und entwickeln sich später im Darm zum reifen Parasiten. Auf ihrem Wanderweg verursachen sie in jedem Gewebe spezifische Symptome:

- im Darm Verstopfung
- in der Leber Verminderung des Gallestroms mit Fettunverträglichkeit und verminderter Aufnahme der fettlöslichen Vitamine mit multiplen metabolischen Konsequenzen
- in der Lunge allergische Reaktionen und Asthma
- neuerdings auch Entartungen der körpereigenen Reaktionen mit maligner Konversion der Zellen (Klatskin-Tumor), malignem Lebertumor und Lungenkrebs (heute der häufigste Krebs bei Frauen).

STUDIEN

Epilepsy Curr. 2004 May; 4(3): 107-111
Neurocysticercosis
Neurocysticercosis is a leading cause of seizures and epilepsy in the developing world and is an increasingly important health issue in the United States. Recent results from the Cysticercosis Working Group in Peru provide new evidence supporting the use of antiparasitic agents in highly selected patients with active cysts and seizures.
Christopher M., et al.

Br J Neurosurg. 2000 Jun;14(3):211-8
Experience with neurocysticercosis in the UK: correct diagnosis and neurosurgical management of the small enhancing brain lesion.
Neurocysticercosis is a major cause of epilepsy and other neurological morbidity in endemic areas of the world but is exceptionally rare in the West. **We believe that this disease presents more commonly than has been appreciated in the UK and propose a protocol for management.**
Wadley JP, et al.

Die bekannteste Parasitenerkrankung im Gehirn ist die Neurocysticercose, wobei Larvenstadien von Würmern bestimmte Regionen im Gehirn befallen und hier ihre Symptome verursachen. Meist finden wir eine Mischung aus neurologischen Defiziten, die sich aus der Lokalisation ergeben, und Verhaltensveränderungen, die durch die ausgeschiedenen Biotoxine und die Immunreaktionen darauf ausgelöst werden.

STUDIE

Handb Clin Neurol. 2013;112:1139-52.
Parasitic disorders.
Parasites infect the central nervous system of children, particularly in resource-poor areas and tropical countries. However, **these infections are increasingly seen in the West** with the increase in children travelling to these areas and immigrant populations.
Newton CR1, Preux PM, Singhi P.

Die Parasiten beherbergen weitere Keime, z.B. Lyme-Borrelien, wie unten stehender Artikel zeigt. Wir bestehen daher auf unserer vorgeschlagenen Reihenfolge bei der Behandlung von groß nach klein: zuerst werden die Würmer behandelt, damit diese nicht nach Behandlung der Lyme-Erreger wieder neue Keime abgeben.

STUDIE

May 19, 2016, 07:00 ET from Patient Centered Care Advocacy Group
Lyme Bacteria Hides Inside Parasitic Worms, Causing Chronic Brain Diseases
The examination of **autopsied brain tissues from patients who died of serious neurological conditions has revealed that many tick-borne infections, such as Lyme disease,** go undiagnosed and untreated. MacDonald **found two Borrelia pathogens, including B. burgdorferi the causative agent of Lyme disease, thriving inside parasitic nematode worms, worm eggs or larvae in the brain tissue of nineteen deceased patients.** These microscopic worms are endosymbionts, meaning the Borrelia bacteria dwell inside the worms.
Alan MacDonald, M.D.

Ein typischer Patient mit Würmern

Ein typischer Patient mit Wurmbefall ist entweder sehr übergewichtig oder untergewichtig und hat Verlangen nach Nahrungsmitteln, die eindeutig ungesund für den menschlichen Organismus sind (kurzkettige Kohlenhydrate, Zucker). Er kann Bauch- und Lebersymptome mit Reduktion des Galleflusses (erhöhte Gamma-GT und/oder alkalische Phosphatase), manchmal auch erhöhte Leberenzyme durch den Rückstau entwickeln. Oft blockieren die Larvenstadien der Askariden die Gallengänge.

Das Immunsystem des Darms reagiert häufig mit einer im Blutbild erhöhten Monozytenzahl. Nur bei 20 % der Parasiten-Patienten finden wir eine deutlich erhöhte Eosinophilie.

Die Symptomatik ähnelt der eines Hirntumors. Der Patient hat neurologische Ausfälle entweder im Bereich der Gehirnnerven oder in der Peripherie, die oft bei Vollmond oder Neumond verstärkt auftreten. Der Patient zeigt eventuell eine "klebrige Erscheinung" neurotisches Zwangsverhalten und ein schlechtes Kurzzeitgedächtnis. Auch ein Gefühl von Druck im Kopf wird häufig beschrieben.

Das Symptom, das am häufigsten übersehen wird, ist die Schlaflosigkeit bei Vollmond, die oft in ihrer Schwere direkt proportional zu der Menge an Würmern im Körper ist. Wenn sich gleichzeitig Symptome lokalisieren lassen, kann dies als Hinweis interpretiert werden, wo die Würmer im Körper ihr Nest haben. Die therapeutischen Maßnahmen sollten dann lokal zielgerichtet sein.

In jüngster Zeit hat sich die Zahl der Todesfälle durch den Gehirnbefall von Würmern in der westlichen Welt deutlich erhöht. Parasiten gedeihen in metallvergifteter Umgebung. Sind die Parasiten selbst mit Metallen angereichert, können sie kaum mehr vom Immunsystem eliminiert werden.

Parasiten modulieren unser Immunsystem: Entzündungen entstehen, TNF alpha, TGF beta 1, Interleukin 6 und hsCRP sind erhöht. Fast alle Laborabweichungen, die wir täglich sehen, können von Parasiten verursacht sein.

Nährstoffmangel ist zu beobachten, da die Parasiten dem Wirt die Nahrung entziehen. Testosteron und Östradiol wird zum krebserregenden Östron umgewandelt.

Autoimmunität, Nahrungsmittelunverträglichkeiten, chronisches Müdigkeitssyndrom, Multiple Chemikaliensensitivität, Colon-, Leber- und Pankreaskrebs können Konsequenzen eines Parasitenbefalls sein.

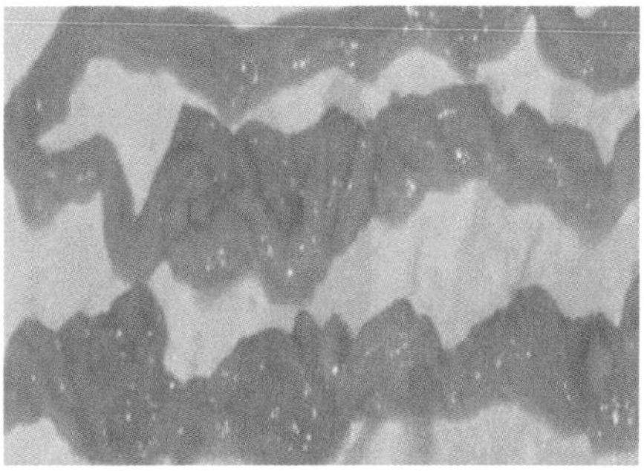

Wenn der Patient erfolgreich Parasiten ausscheidet, geht es ihm besser, unabhängig von der ursprünglichen Diagnose.

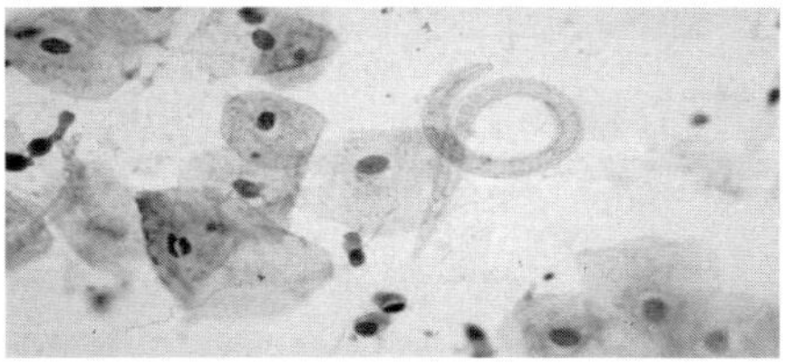

Biopsie von Lungengewebe: Plattenepithelzellen, Bronchialzellen, filariforme Larve (Papanicolaou stain; original magnification, ×400)
J Clin Pathol. 2005 April; 58(4): 420-422.

Bei diesem Patienten wurde die Diagnose „malignes Lungenkarzinom" gestellt. Auf Anregung aus unseren Kreisen wurde vor der Operation eine Gewebebiopsie durchgeführt, die zeigte, dass im Tumorgewebe ein Wurmbefall nachgewiesen werden konnte (siehe obiges Abbild). Die anschließende Behandlung mit Wurmmitteln führte zu einer vollständigen Ausheilung des Lungentumors ohne Anwendung einer Strahlen- oder Chemotherapie.

Die Behandlung der Parasiten sollte frühzeitig begonnen werden und dann parallel zur Behandlung der Borreliose weitergeführt werden.

An dieser Stelle möchten wir die Wortgebung „Parasit" in Frage stellen, die impliziert, dass der Parasit einseitig auf Kosten des Wirts lebt und diesen schädigt.

STUDIE

Trends in Ecology and Evolution Volume 14, Issue 6, p224-228, 1 June 1999
Nematode community structure as a bioindicator in environmental monitoring
Four of every five multicellular animals on the planet are nematodes. They occupy any niche that provides an available source of organic carbon in marine, freshwater and terrestrial environments. Nematodes vary in sensitivity to pollutants and environmental disturbance.
Tom Bongersemail, Howard Ferrisemail

Über 80 % der Mehrzeller auf der Erde sind Würmer. Wie wichtig sind sie also für die Evolution?

Wir haben bereits im Kapitel „Toxine“ gezeigt, dass ein Parasit ein Mehrfaches an Toxinbelastung im Vergleich zu seinem Wirt binden kann.

STUDIE

Parasitology. 2011 Sep;138(11):1400-5
The parasitic nematodes Hysterothylacium sp. type MB larvae as bioindicators of lead and cadmium: a comparative study of parasite and host tissues.
The mean **concentrations of lead** and cadmium in nematodes were **289,03** and 81,5 **times higher than in host intestine,** 188,4 and 225 times higher than in host muscle, 108,6 and 65,3 times higher than in host gonads, 70,5 and 19,5 times higher than in host liver and 3351 and 148 times higher than in sea water. The results show the value of this and possibly related nematodes as bioindicators of heavy metals and their potential use in environmental studies.
Khaleghzadeh-Ahangar H, et al.

Würmer, die uns unsere Schwermetalle binden, sind von der strikten Definition her keine Parasiten, sondern Symbionten.

3.4.2 Pilze

Es gibt über 600 bekannte, für uns pathogene Pilze in unserer Umwelt. Candida albicans, Aspergillus niger, Stachybotrys und Penicillium gehören zu den Bekannteren. Pilze erzeugen Mykotoxine (Pilzgifte), mit denen sie ihr Überleben sichern. Das bekannteste Pilzgift ist Penicillin. Es wurde von Sir Alexander Flemming, einem schottischen Bakteriologen, schon 1928 entdeckt. Er hatte Bakterienkulturen in seinem Labor angelegt und entdeckt, dass nach 2-tägiger Abwesenheit kreisförmige Löcher in der Kultur erschienen. Er fand weiter, dass sich im Zentrum dieser Löcher Pilze aus der Luft abgesetzt hatten und in ihrer unmittelbaren Umgebung ein Mykotoxin abgaben, das die umgebenden Bakterien verdrängte. So wurde das Penicillin entdeckt.

Ein anderes bekanntes, in der Schulmedizin angewandtes Pilztoxin ist das Griseofulvin, das angewendet wird, um die Abstoßung von transplantierten Organen zu verhindern. Es lähmt spezifische Aspekte des Immunsystems.

In den USA kann man gegenwärtig im Labor drei Pilzgifte im Urin nachweisen. Bei vielen unserer chronischen Borrelien-Patienten fällt dieser Test positiv aus, d.h. der Patient lebt entweder in einer pilzbelasteten Wohnung oder ist selber Wirt für lebende Pilze, die im Körper diese Toxine erzeugen. Pilztoxine sind oft gesundheitsschädlich und werden mit vielen Krebserkrankungen, MS, ADHS, Schlafstörungen, chronischer Müdigkeit und anderen Syndromen in Zusammenhang gebracht.

Mykotoxinbedingte Erkrankungen und Lyme-Borreliose lassen sich aufgrund der Symptome nicht unterscheiden. Differentialdiagnostisch brauchen wir ART-Testung und Laborbefunde.

ART (s. S.360):

- Testung mit digitalisierter Pilzinformation auf DVD oder Pilznosoden

Labor:

- C4a und C3a hoch = Lyme-Borreliose
- C4a hoch und C3a normal = Schimmelpilzerkrankungen
- C4a ist auch bei elektromagnetischen Feldern, körpereigenen Störfeldern und Biotoxinschäden erhöht
- erhöhte Antikörper gegen Pilze
- Mykotoxinnachweis im Urin
- TGF beta1 erhöht bei Pilzerkrankung und Babesien
- VIP, MSH erniedrigt.

Weitere Einzelheiten der Labordiagnostik bei Pilz- und Pilztoxinbelastung werden im Kapitel „Spezielle Laborwerte" beschrieben.

Der typische Patient mit Pilzen

Unser Pilzpatient schildert enorme Nahrungsmittelunverträglichkeiten, schwerwiegenden Nebel im Gehirn (brain fog) mit Verlust des Kurzzeitgedächtnisses und, abgesehen von den oben beschriebenen, völlig normale Laborparameter.

Unbedingt notwendig ist die anamnestische Frage nach einem Wasserschaden im Wohn- oder Arbeitsbereich. Auch wenn dieser Jahre zurückliegt, ist es nach einem Wasserschaden fast unmöglich, wieder eine schimmelpilzfreie Umgebung herzustellen.

Die Immunmodulation ist bei der Behandlung der Pilze der wichtigste therapeutische Schritt.

3.4.3 Borrelia miyamotoi

STUDIE

N Engl J Med 2013; 368:291-293 January 17, 2013
Flu-like illness (B.miyamotoi):
"Human Borrelia miyamotoi Infection in the United States with a viral-like illness in the late spring or summer."
PJ Krause

Borrelia miyamotoi, eine relativ neuartige Spirochäte, die rezidivierendes Fieber hervorrufen kann, ist eine eigene Spezies der Borrelien und zählt nicht zu den Borrelia burgdorferi sensu lato.

Wenn diese Erkrankung erkannt wird, ist sie leichter zu behandeln als andere Borrelien-Arten. Die bisher angewandte Borrelien-Diagnostik kann diese Borrelien-Art allerdings nicht auffinden. Daher wird B. miyamotoi oft übersehen.

STUDIEN

Humans infected with relapsing fever spirochete Borrelia miyamotoi, Russia.
Platonov AE, et al.

Emerg Infect Dis. 2014 Jul; 20(7): 1244-1246
Human Exposure to Tickborne Relapsing Fever Spirochete Borrelia miyamotoi, the Netherlands.
Manoj Fonville, et al.

1995 haben japanische Wissenschaftler für ihre neuentdeckte Spirochäte den Namen Borrelia miyamotoi vorgeschlagen (Stamm HT31) und innerhalb eines Jahres das Chromosom kartiert. Von da an wurde diese Mikrobe bei Menschen, Zecken, Vögeln und Wildtieren in Russland, Schweden, Deutschland, Tschechien, Polen, Kanada und in verschiedenen Bundesstaaten der USA (Michigan, New York, Rhode Island, New Jersey, Connecticut, Kalifornien) nachgewiesen.

Die durch Borrelia miyamotoi hervorgerufene Erkrankung wurde kürzlich in Russland in einer Studie untersucht und könnte nach zwei Forschern der Universität Yale die anhaltenden Episoden des Krankheitsbildes erklären, das als „chronische Lyme-Krankheit" bezeichnet wird.

Deutsche Forscher warnen, dass im Gegensatz zur Lyme-Spirochäte B. miyamotoi problemlos zwischen den verschiedenen Zeckengenerationen weitergegeben werden kann. In der neuen Studie von Platonov et al. zu Patienten mit diversen Zeckeninfektionen waren auch 17 % mit B.-miyamotoi-Infektion einbezogen. Es wurde berichtet, dass die rezidivierende Erkrankung durch ein grippeähnliches Erscheinungsbild (Kopfweh, Schüttelfrost, Müdigkeit, Erbrechen, Myalgien, steifer Hals und hohes Fieber) von relativ geringer Dauer gekennzeichnet ist. Ohne Behandlung erlitten die Studienpatienten Rückfälle. Nur 9 % der in der Studie vertretenen B.-miyamotoi-Fälle berichteten über Hautausschläge. Eine akute B.-miyamotoi-Infektion kann sich in schwereren Erscheinungsformen äußern als die Frühstadien der Lyme-Krankheit, und es wurde deutlich, dass man nach einem Zeckenbiss mit mehr als nur einer Krankheit infiziert werden kann.

Bei B.-miyamotoi-Patienten war die Zeitspanne vom Zeckenbiss bis zum Auftreten der Symptome länger, die Zeit zwischen dem Einsetzen der Symptome und der Krankenhauseinweisung kürzer und der Klinikaufenthalt deutlich länger.

Die Wissenschaftler hoben hervor, dass die Infektion mit B. miyamotoi gravierende Gesundheitsprobleme verursachen kann, wenn man in Rechnung stellt, dass sie relativ häufig und mit entsprechendem Schweregrad auftritt. Schubartige Fieberepisoden wurden im Vergleich zu Patienten mit anderen Zeckeninfektionen nur bei B.-miyamotoi-Patienten berichtet.

Eine Co-Infektionen von B. miyamotoi mit anderen übertragenen Krankheitserregern kann die Schwere der Erkrankung erhöhen. Zusätzliche Probleme, die bei B.-miyamotoi-Infektionen auftreten können, entstehen nach den Fieberschüben durch Komplikationen bezüglich der Sehfunktion, des neurologischen Bereichs, des Atemsystems, des Herzens und während der Schwangerschaft, ähnlich wie bei Lyme-Patienten.

3.4.4 Babesien/Protomyxzoa rheumatica FL1953

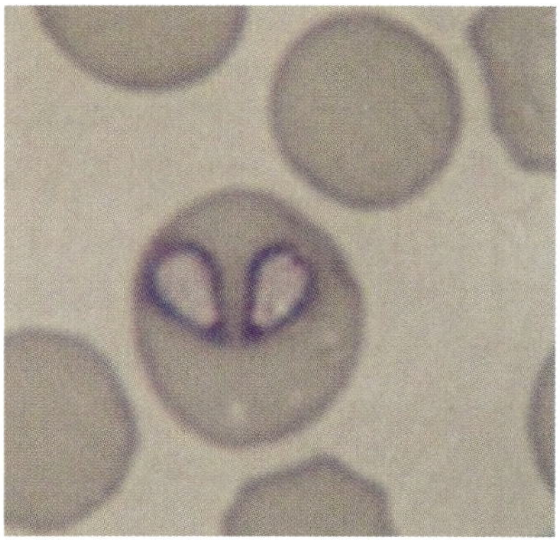

Bei den Babesien, 1988 von Victor Babes entdeckt, handelt es sich um meist intrazelluläre Protozoen, also Einzeller, die vermutlich aus einer Mutation der Malaria-Erreger Plasmodien hervorgegangen sind. Babesia microti ist weltweit am weitesten verbreitet, während wir Babesia divergens häufig in Europa antreffen.

Babesien sind hauptsächlich in den Gefäßen zu finden, im Solar Plexus, im zentralen Nervensystem und – gelegentlich – in den roten Blutkörperchen. Nur wenn sie sich tatsächlich in den roten Blutkörperchen aufhalten, können sie mit dem schulmedizinisch gängigen FISH-Test nachgewiesen werden. Wir finden Babesien auch sehr häufig im Gehirn, verantwortlich für Migräne und andere Arten von Kopfschmerzen.

Bisher war eine Babesien-Infektion schwer nachzuweisen, da es mindestens 17 antigen-unterschiedliche Subspezies gibt. Außer klinischer Beobachtung und der ART-Testung, stand bisher noch die Dunkelfeldmikroskopie zur Verfügung. Babesien verlassen die sterbenden Zellen und werden so Stunden, nachdem die Probe unter dem Dunkelfeldmikroskop platziert wurde, sichtbar.

Mit dem Provokations-Urin-PCR-Test nach manueller Therapie steht jetzt endlich die Möglichkeit zur Verfügung, diese Mikroben in der Zukunft auch labortechnisch nachzuweisen.

Unsere Messungen haben bestätigt, dass **mehr als 80 % der Borrelien-Träger auch mit Babesien infiziert sind.** Unserer Erfahrung nach leiden Lyme-Patienten mit der **Diagnose MS, ALS, M. Parkinson oder schwerer, chronischer Depression immer auch unter einer Infektion mit Babesien.**

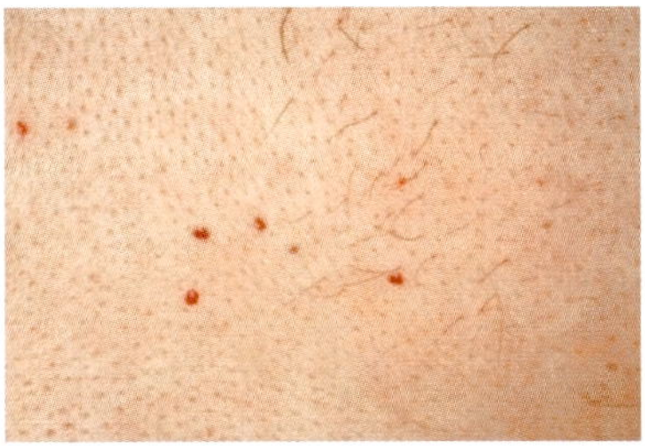

Ein typischer Patient mit Babesien

Hauptsymptom der Babesien sind schwere Schweißausbrüche in der Nacht und Kirschangiome.

Weitere mögliche Symptome:

- Schmerzen im **Bauchbereich**, schlechte Nährstoffaufnahme, Gewichtsverlust, abdominale Probleme wie Reflux, Leaky Gut Syndrom, Plexus Coeliacus Erkrankung, Darmträgheit, Prostatasymptome
- Kopfschmerzen, Migräne, **Nebel im Gehirn,** Gedächtnisverlust
- intrazellulärer Eisenmangel, **Anämie**, Blutarmut, Gelbsucht
- F**ieber,** Schüttelfrost
- trockener Husten, Kurzatmigkeit
- Herzmuskelerkrankungen
- **Zahnprobleme:** beschleunigter Zahnverfall, Kieferentzündungen, temporomandibuläre Dysfunktion
- häufige blaue Flecken
- Tinnitus
- Wut und Verzweiflung
- lebhafte oder gewaltvolle Träume
- Fibromyalgie, Gefühl von Brummen in den Fußsohlen

- **psychische Phänomene**
- **schwere neurologische Erkrankungen,** wie M. Parkinson, Multiple Sklerose, M. Alzheimer, Autismus
- Hypophysenprobleme, niedriges oder nicht vorhandenes Antidiuretisches Hormon **ADH**, Durst und vermehrte Urinausscheidung
- Synergien mit Schimmelpilzbelastung.

Die Babesien sind nahe Verwandte einer neu entdeckten biofilmbildenden und immunsuppresiven Protozoenart – der Protomyxzoa rheumatica, früher auch FL1953 genannt. Dr. Stephen Fry führt in USA die Forschung auf diesem Gebiet an.

Protomyxzoa rheumatica konnte bei Patienten mit Chronischem Müdigkeitssyndrom, Fibromyalgie, Multiple Sklerose, ALS oder Rheumatoider Arthritis nachgewiesen werden.

In einer Gegend im Staat Arizona in den USA, in der diese Erkrankungen häufig beobachtet wurden, waren 81 % der Mücken mit FL1953 infiziert.

3.4.5 Bartonellen und Bartonella-artige Organismen

Bartonellen sind zwar eine Co-Infektion der Lyme-Borreliose, sie können aber auch separat, ohne begleitende Spirochäten-Infektion auftreten. Der Floh von Haushund oder -katze ist der häufigste Überträger der Infektion.

Die Schwere ist bei diesem Krankheitsbild ganz unterschiedlich. Wir finden die **Bartonellose obligat bei der ALS-Erkrankung und meistens bei der Multiplen Sklerose.** Aber auch bei dem 18-jährigen Teenager mit chronischer Müdigkeit spielt Bartonella eine Rolle.

DNA der Bartonella quintana konnte in ägyptischen Mumien nachgewiesen werden. B. quintana wurde auch in den Zähnen von Napoleons Truppen in den Massengräbern gefunden und war wahrscheinlich der wahre Grund für den Untergang seiner Armeen. Bis heute finden wir B. quintana in Zähnen von Patienten durch PCR-Tests.

STUDIEN

J. Clin. Microbiol. August 1996 vol. 34 no. 8 1952-1956
Experimental transmission of Bartonella henselae by the cat flea these data demonstrate that the cat flea readily transmits B. henselae to cats.
B B Chomel, et al.

J. Med. Entomol. 33(3): 490-495 (1996)
Acquisition of the Cat Scratch Disease Agent Bartonella henselae by Cat Fleas (Siphonaptera: Pulicidae)

Our results indicate that fleas can maintain infection with B. henselae, and may play a role **in the transmission of this bacterium from infected cats to humans.**
James A. Higgins, et al.

Emerg Infect Dis, June; 15(6):912-915, 2006
Bartonella Quintana in Body Lice and Head Lice from Homeless Persons, San Francisco, California, USA.

Da vermutlich ca. 70 % aller Katzen infiziert sind und Mücken die Erreger von der Katze auf den Menschen übertragen können, sollte die Frage nach Haustieren Teil der Anam-nese sein.

In den letzten Jahren finden wir immer mehr Patienten, die heftige Oberbauchbeschwerden durch **Infektionen des Vagusnervs und des enterischen Nervensystems mit Bartonella henselae** berichten.

Der typische Patient mit Bartonellen

Bei ihm finden wir oft tastbare Lymphknoten im vorderen Halsbereich und schwere neurologische Symptome bis hin zur Transverse Myelitis (vollständige Lähmung der unteren Körperhälfte), die meist fehldiagnostiziert wird. Oft sind junge Leute davon betroffen. Wir sehen auch gelegentlich einseitige Teillähmungen z.B. der Beinmuskulatur.

STUDIE

J Pediatr Gastroenterol Nutr, 2002
Bartonella henselae is associated with heartburn, abdominal pain, skin rash, mesenteric adenitis, gastritis and duodenitis in children and adolescents.
Fried, J Schairer, G Madigan, A Bal

Weitere typische Symptome einer Bartonellen-Infektion:

- **Striae,** ähneln Dehnungsstreifen, oft in Verbindung mit Gastritis

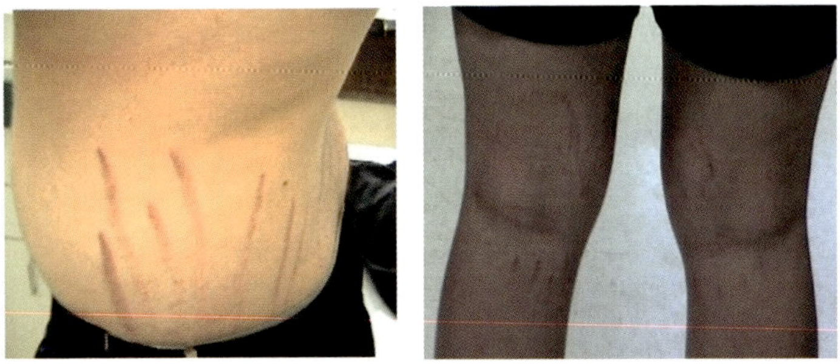

Photos taken by Dr. Martin Fried, with thanks to the Lyme Disease foundation

- **geschwollene Lymphknoten**
- **geschwollene Gelenke,** Gelenkschmerzen, Muskelschmerzen, **Fibromyalgie**
- Milzvergrößerung, **Zysten in Leber und/oder Nieren**
- erhöhter Puls > 80, Neuropathien
- **Psychiatrische Probleme, Ängste, Zwangsverhalten**
- bipolare Störungen, Autismus, Gehirnnebel
- Lichtempfindlichkeit
- schnelle Rückfälle nach Antibiotika-Gabe oder kein Ansprechen auf Antibiotika-Therapie
- Endokarditis
- Magnesiummangel
- Hepatitis
- Müdigkeit, leicht erhöhte Temperatur
- häufige Co-Infektion bei ALS
- Kieferknochenkavitäten, abgestorbene Zähne
- transverse myelitis, Spinalstenose, Arachnoiditis.

Bartonella ist im Labor mittels IgG, IgM-Testung oft nicht nachweisbar. In der Dunkelfeldmikroskopie wären die Erreger deutlich sichtbar, können aber nicht eindeutig klassifiziert werden. Daher benutzt Dr. Stephen Fry zur Diagnostik die erweiterte Terminologie BLO (Bartonella-like Organismus).

Symptome der Bartonella-artigen Organismen:

- Symptome des **zentralen Nervensystems,** die auch trotz Behandlung der Lyme-Infektion persistieren: Enzephalopathie, Enzephalitis, Krämpfe
- Reizbarkeit, Angst, Verhaltensstörungen, Schlaflosigkeit

- Gastritis
- **Hautausschläge,** kleine erhabene Hautstellen, schmerzhafte Fußsohlen
- erhöhte Temperatur am Morgen, leichter Nachtschweiß.

Der im Moment sensitivste, kommerziell verfügbare Test für diesen Erreger ist der direkte mikroskopische Nachweis, durchgeführt von Fry Labs in Arizona.

Der spezifischste und sensitivste Test, der im Moment kommerziell noch nicht verfügbar ist, ist der mit Körperarbeit provozierte Urin-PCR-Test.

3.4.6 Ehrlichien und andere Rickettsienarten

STUDIEN

J Clin Microbiol. 2013 Jan;51(1):169-76
Close geographic association of human neoehrlichiosis and tick populations carrying „Candidatus Neoehrlichia mikurensis" in eastern Switzerland.
Maurer FP et.al.

Parasit Vectors. 2014; 7: 160, Published online 2014 Apr 2
Candidatus Neoehrlichia mikurensis and its co-circulation with Anaplasma phagocytophilum in Ixodes ricinus ticks across ecologically different habitats of Central Europe.
Markéta Derdáková et.al.

Ehrlichien sind meist intrazelluläre Bakterien der Gattung Rickettsia, die sich in vielen Zecken, Flöhen, Milben und Läusen als Vektoren finden lassen.

Die humane granulozytäre Ehrlichiose (Human Granulocytic Ehrlichiosis HGE) wird durch Anaplasma phagocytiphila hervorgerufen. Ehrlichia chaffeensis hingegen ist verantwortlich für die humane monozytäre Ehrlichiose (Human Monocytic Ehrlichiosis HME).

Beides konnte oft bei Patienten, die in engerem Kontakt mit Pferden, Hunden oder anderen Hoftieren stehen oder standen, beobachtet werden. Häufig finden wir in der Anamnese des Patienten einen oder mehrere **Bremsenstiche.**

Der typische Patient mit Ehrlichien

Er präsentiert sich oft mit einer schweren **Schmerzsymptomatik,** wobei Ort und Intensität ständig wechseln. Auch schmerzfreie Phasen werden beobachtet.

- schwere Schmerzsymptomatik (scharf einschießend, blockierend, durchbohrend, unkalkulierbar)

Weitere Symptome:

- **Fieber** (meist nur nach Erstinfektion, selten auch über Jahre rekurrierend)
- **Myalgie,** Arthralgie, Tendinopatie
- Kopfschmerzen
- Leukopenie, Thrombozytopenie
- Hyponatriämie
- geistige Verwirrung
- Hautausschläge, genitale und orale Ulcera
- akutes Auftreten von Übelkeit und Erbrechen
- **Lebervergrößerung**
- Schmerzen im rechten Oberbauch
- übermäßiges Schwitzen
- **punktförmige Hauteinblutungen (Petechien)**
- Perikarditis (Herzbeutelentzündung)
- Gehirnentzündung.

3.4.7 Mykoplasmen

Bei den Mykoplasmen handelt es sich um sehr kleine Bakterien, die sich als zellwand-freie L-Form der Wirkung vieler Antibiotika entziehen. Wir begegnen v.a. Mycoplasma fermentans, pneumoniae oder incognitus. Nähere Informationen können in Artikeln von Garth Nicholson, PhD oder dem Buch "Lyme Disease/Co-infections" von S. Buhner nachgelesen werden.

Der typische Patient mit Mykoplasmen

Dieser Patient berichtet von chronischer Müdigkeit, fibromyalgie-ähnlichen Schmerzen und bekommt schulmedizinisch häufig die Diagnose „Autoimmun-Erkrankung".

Das sog. Gulf-War-Syndrom, eine Infektion, mit der die Soldaten aus dem ersten Golfkrieg in die USA zurückgekehrt sind, wurde durch Mycoplasma incognitus verursacht. Dass es sich dabei um eine Infektion handelte, konnte man daran erkennen, dass enge Familienmitglieder an den gleichen Symptomen erkrankten und es unter den Nachkommen deutlich vermehrt autistische Kinder gab. Der Mykoplasmen-Forscher Dr. Garth Nicholson fand bei der Genomanalyse heraus, dass Mycoplasma incognitus eine genetische Kombination aus einer bekannten, relativ harmlosen Mykoplasmen-Art und hitzeresistenten Bakterien war, die ausschließlich 8 km unter dem Meeresspiegel in der Nähe von Unterwasservulkanen (vulcanic vents) leben. Es ist in der Biologie nicht denkbar, dass diese Kombination auf natürliche Art entstanden sein kann. Diese Kombination wurde vom amerikanischen US-Militär als Patent angemeldet.

Ähnlich wie die Bartonella-Erkrankung finden wir eine Infektion mit Mykoplasmen bei unseren schwerstkranken Lyme-Patienten und bei vielen autistischen Kindern.

STUDIE

J Neurosci Res. 2007 Apr;85(5):1143-8
Evidence for Mycoplasma ssp., Chlamydia pneumoniae, and human herpes virus-6 coinfections in the blood of patients with autistic spectrum disorders.
Nicolson GL, Gan R, Nicolson NL, Haier J.

Mykoplasmen ahmen die Antigene des Wirts nach und verursachen dadurch Anzeichen von Autoimmunität. Sie stimulieren die Freisetzung von reaktiven Sauerstoff-Spezies, initiieren die NO-ONOO-Kaskade (Stickstoffmonoxyd-Peroxynitrit-Kaskade) und bewirken damit Zellschäden, besonders an Nervenzellen, oder Oxidation von Membranen, besonders in den Mitochondrien. Zusätzlich stören sie den menschlichen Metabolismus, konkurrieren mit dem Körper um Nährstoffe und setzen zahlreiche Toxine frei.

Unserer klinischen Erfahrung nach zeigen beinahe alle schwerkranken und schwer zu behandelnden Lyme-Patienten Anzeichen einer Mykoplasmen-Infektion:

- 50-65 % der Patienten mit Lyme-Borreliose
- beinahe 100 % der therapieresistenten Lyme-Patienten
- 80-90 % der Patienten mit ALS
- 58-65 % der Patienten mit Autismus
- 50-65 % der Patienten mit Fibromyalgie
- 50-60 % der Patienten mit Chronischem Müdigkeitssyndrom CFS
- 40-55 % der Patienten mit Rheumatoider Arthritis.

Der typische Patient mit Mykoplasmen berichtet von:
- chronischer Müdigkeit
- multipler Chemikalienunverträglichkeit (MCS, Multiple Chemical Sensitivity)
- Kopfschmerzen
- Darmproblemen
- psychiatrischen Problemen
- Gelenkschmerzen
- Fibromyalgie
- chronischem Husten.

Die eher bekannten Mykoplasmen-Arten, wie M. pneumoniae, können mit dem IgG, IgM-Test im Labor nachgewiesen werden.

Die Labore in den USA, die die militarisierten Keime nachweisen konnten, dürfen diese Testung nicht mehr durchführen. Da Mykoplasmen keine stabilisierende äußere Zellwand besitzen, sind sie leicht verwundbar mit oxidierenden Substanzen, wie z.B. unserem Rizol Gamma, der intravenösen Ozontherapie oder der intravenösen Sauerstofftherapie. Da diese Therapien fester Bestandteil unserer Borrelien-Behandlung sind, verzichten wir meistens auf die frustrierende, häufig falsch-negative Labordiagnostik zum Nachweis dieser Erreger.

3.4.8 Toxoplasma gondii

Für diesen Erreger, ein protozooischer Parasit, stellen Katzen den Hauptwirt dar. Eine erstmalige Erkrankung der Mutter im ersten oder zweiten Drittel (Trimenon) einer Schwangerschaft kann zu erheblichen Schädigungen des Fötus führen.

Aids-Patienten sind typischerweise mit Toxoplasmen infiziert, da ihr Immunsystem bereits zu sehr unterdrückt ist. Die Erreger werden im zentralen Nervensystem aktiv, daher muss die Therapie in der Lage sein, die Blut-Hirn Schranke zu überwinden. Wir erreichen das mit den liposomal aufbereiteten Mitteln. Die Wirkung des liposomalen Lyme-Cocktails zur Reduzierung der Toxoplasmen konnte labortechnisch nachgewiesen werden.

Spannend finden wir die Beobachtung, dass sich Infizierte risikobereiter verhalten. Sie schätzen Gefahren im Durchschnitt geringer ein als Nicht-Infizierte. Diese Beeinflussung unserer Gehirnfunktion resultiert wahrscheinlich aus dem ursprünglichen Bemühen der Toxoplasmen, befallene Mäuse risikobereiter zu machen. Diese Mäuse werden leichter von Katzen gefangen, und die Toxoplasmen erreichen wieder ihren Hauptwirt – die Katze.

3.4.9 Viren

Viren zählen sowohl zu den Co-Infektionen, die mit demselben Insektenstich oder -biss übertragen werden, als auch zu den opportunistischen Infektionen, d.h. sie werden erst dann aktiv, wenn das Immunsystem des Patienten durch die Borreliose geschwächt ist.

Symptomatische Lyme-Patienten zeigen immer erhöhte virale Aktivität. Viele ihrer Symptome sind Ausdruck eben dieser Aktivität und nicht etwa Ausdruck der Anwesenheit von Borrelien.

Die häufigsten Viren, die wir bei Lyme-Patienten finden, sind die bekannten Herpesviren (HSV1, HSV2, CMV Zytomegalie, EBV Epstein-Barr, HHV6).

Chronische Müdigkeit wird häufig mit diesen Viren in Zusammenhang gebracht. Die Forscherin Dr. Judy Mikovits hat jedoch herausgefunden, dass fast alle CFS (chronic fatigue syndrom)-Patienten aktivierte Retroviren aufweisen. Sie konnte zeigen, dass Retroviren seit Jahrtausenden in unsere DNA eingegliedert sind, allerdings durch Methylierung stillgelegt waren. Durch verschiedene Stressoren unserer Zeit entstehen Probleme bei der Methylierung, und die Viren-DNA wird abgelesen, die Viren dadurch aktiv. Der bekannteste Retrovirus unserer Zeit ist der HIV-Virus.

Der Virus, den wir am häufigsten bei der Borreliose beobachten, ist der XMR-Virus, der eher bekannt ist als Auslöser für die rapid wachsenden Prostata-Karzinome.

Unsere eigene therapeutische Erfahrung liefert genügend Hinweise, dass gerade die schwersten Symptome unserer Lyme-Patienten oft durch Retroviren und die begleitende Dysregulation des Immunsystems ausgelöst werden.

Glücklicherweise stehen uns jetzt einfache und effektive Behandlungsmethoden zur Verfügung, die ein wesentlicher Teil unserer Lyme-Strategie geworden sind.

Eine Sonderform der Virus-Infektion stellt der Bornavirus dar, der besondere Aktivität bei vielen autistischen Kindern und Erwachsenen mit bipolaren Störungen zeigt.

Die Borna-Virus-Infektion finden wir bei autistischen Kindern besonders dann, wenn diese „manisch" erscheinende, zyklisch auftretende Symptome zeigen.

STUDIEN

Brain Res. 1997;770:307-309
Detection of Borna disease virus genome in normal human brain tissue.
Haga S, Yoshimura M, et al.

J Infect Dis. 1999;180:1695-1699
Borna disease virus in human brains with a rare form of hippocampal degeneration but not in brains of patients with common neuropsychiatric disorders.
Czygan M, Hallensleben W, et al.

APMIS Suppl. 2008;124:61-65
Human Borna disease virus-infection and its therapy in affective disorders.
Dietrich DE, Bode L.

3.5 Kombinationen von Erregern und Toxinen

Dr. Garth Nicolson, PhD und andere Wissenschaftler untersuchten Erregerkombinationen bei bestimmten Diagnosen, die wir im Folgenden aufführen möchten:

- **Morbus Alzheimer**
  Borrelia burgdorferi, Chlamydia pneumoniae, HSV1 und andere Herpesviren, Quecksilber, Aluminium

STUDIEN

J Neuroinflammation. 2011 Aug 4;8(1):90
Alzheimer's disease – a neurospirochetosis.
Spirochetes were observed in the brain in more than 90 % of AD cases.
Miklossy J.

Med Hypotheses. 2006;67(3):592-600. Epub 2006 May 3
Plaques of Alzheimer's disease originate from cysts of Borrelia burgdorferi, the Lyme disease spirochete.
MacDonald AB

- **Autismus Spektrum Störung**
  Borrelia burgdorferi, Mycoplasma fermentans (und andere Spezies), Chlamydia pneumoniae, HHV6, Quecksilber, Blei, Glyphosat
- **Multiple Sklerose (MS)**
  Borrelia burgdorferi, Bartonella, Chlamydia pneumoniae, Mycoplasma species, HHV6 und andere Herpesviren, freies Eisen, Quecksilber
- **Amyotrophe Lateralsklerose (ALS)**
  Borrelia burgdorferi, Bartonella, Mycoplasma fermentans (und andere Spezies), HHV6, Chlamydia pneumoniae, Prionen und Retroviren
- **Morbus Parkinson**
  Borrelia burgdorferi, Helicobacter pylori, coronavirus, Mycoplasma species
- **Chronisches Müdigkeitssyndrom**
  Borrelia burgdorferi, Mycoplasma pneumoniae (und andere Spezies), Chlamydia pneumoniae, Epstein-Barr-Virus, HHV6.

4 DIAGNOSTIK PERSISTIERENDER INFEKTIONEN

Da bis heute kein 100 % zuverlässiger Test zur Diagnose der Infektionen zur Verfügung steht, kommt der klinischen Diagnostik eine primäre Rolle zu. Lyme-Borreliose ist die einzige Infektionskrankheit, die von Versicherungen, Regierungen und medizinischen Ausschüssen sogar bei Vorliegen eines positiven Labortests angezweifelt wird.

4.1 Diagnostisches Paradoxon

Der schulmedizinisch anerkannte und in Deutschland meist als einziger von den gesetzlichen Krankenkassen bezahlte Test ist der indirekte Erregernachweis von Antikörpern im Blut (SeraSpot, IFT ELISA (EIA), Western Blot).

Allerdings sind die Immunzellen, die diese Antikörper produzieren sollten, selbst infiziert und krank und können somit ihrer Aufgabe oft nicht mehr nachkommen. Das bedeutet, dass ohne biologische Vorbehandlung des Immunsystems der Antikörpertest in vielen Fällen negativ ausfallen muss.

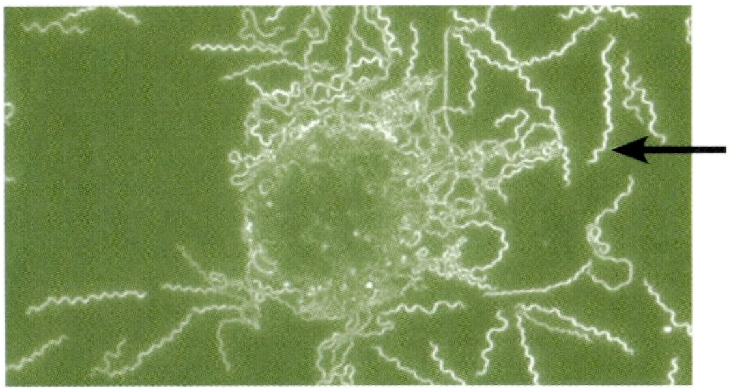

Borrelien attackieren einen Lymphozyten, der gewiss keine Antikörper mehr bildet.

Morphology of Borrelia burgdorferi. Dark field image ©Jeffrey Nelson, Rush University, Chicago, Illinois and The MicrobeLibrary

Ist man also auf einen Antikörpernachweis angewiesen, kann eine Diagnose zunächst entweder nur klinisch gestellt werden, auf Grundlage unserer ART-Testung oder eines Provokations-Urin-PCR-Tests nach manueller Bindegewebstherapie. Danach muss die Immunkompetenz wiederhergestellt werden, d.h. das Immunsystem soweit therapiert werden, dass entsprechende Antikörper gebildet werden können.

Ein Western Blot Test ist also oft erst dann positiv, wenn der Patient bereits erfolgreich behandelt wurde.

Die Diagnose von einem Zeckenbiss in der Anamnese abhängig zu machen, verbietet sich selbstverständlich nach den Erkenntnissen über die verschiedenen Vektoren, die bereits an früherer Stelle erörtert und belegt wurden.

Ebenfalls bereits belegt wurde die Fähigkeit der Spirochäten, eine persistierende Zysten- oder L-Form zu bilden. V.a. nach der Anwendung von Antibiotika versetzen sich die Keime in diesen Zustand, womit sie sich jeglicher Testung entziehen.

In diesem Fall bleibt das Immunsystem jedoch im Zustand von erhöhter Vigilanz und attackiert jedes Körpergewebe, in dem sich die Zysten verstecken. Die DNA in den Zysten wartet ungeduldig auf die nächste Möglichkeit, wieder die reife Borrelienform anzunehmen, etwa mittels eines geschwächten Zustands des Wirts durch äußere Einflüsse, wie z.B. eine Ehescheidung, ein Autounfall, finanzielle Probleme usw. Wir sprechen von persistierender Borreliose.

4.2 Klinische Diagnostik

4.2.1 Anamnese

Aufgrund der klinischen Erfahrung und der Erkenntnisse über die Vektorübertragung der borreliotischen Keime, über negative Synergien mit Toxinen und elektromagnetischen Feldern sowie über die genetischen und epigenetischen Auswirkungen wird die Anamnese um spezifische Fragen erweitert:

- Genaue Symptomatik?
- Insektenstich, der länger auffällig war? Erythema migrans? Flohstiche? Zeckenbisse? Spinnenbisse?
- Wo und wie lebt der Patient?
- Alleine, mit einem Partner, mit Familienmitgliedern, mit Freunden? Wie sind deren Symptome?
- Genetische und epigenetische Schäden: Genogramm und Familiengeschichte
- Traumata aus der persönlichen Biographie
- Betätigt sich der Patient sportlich? 30 Minuten tägliches Gehen wären schon hilfreich. Oft erleben wir eine Phase übermäßiger körperlicher Betätigung vor dem Ausbruch der Erkrankung.
- Wie ist jemand auf die Welt gekommen (Geburtsart) und wie war die Gesundheit in den frühen Jahren?
- Wann war bisher im Leben die höchste intellektuelle Leistung (Lehre mit Abschluss, Abitur usw.) und die höchste sportliche Leistung (war später immer zu müde für Sport, früher Tennis auf hohem Niveau usw.)
- Ernährung? Unverträglichkeiten, Allergien? Vor der Erkrankung und jetzt?

- Wie sieht die Wohnumgebung aus? Schimmelpilztoxine? Messie? Mögliche Toxin- und Allergenquellen in Möbeln, Teppichen, Farben, Staub, Klimaanlage (Legionellen usw.)?
- Haustiere? Katzen (Bartonellen)?
- Wie schläft der Patient? Toxine in der Matratze? Metall in Bett oder Matratze? Erdung? WLAN oder schnurloses Telefon, Fernseher oder Computer im Schlafzimmer? Gehirnentgiftung nachts?
- Wieviel Zeit verbringt der Patient mit freudvollen Aktivitäten? Wann hat er zuletzt getanzt oder gesungen? Hat der Patient bereits aufgegeben? Ist er nur noch mit der Einnahme von Vitaminen und Tabletten beschäftigt?
- Kontakt mit Mikrowellenstrahlung: WLAN? Schnurloses Telefon? Smart Meter? Babyphone? Funkgesteuerte Alarmanlage? Wohnung mit entsprechender Technik vermessen.

4.2.2 Physische Untersuchung

Abgesehen von der routinemäßigen physischen Untersuchung gibt es in Bezug auf chronische Infektionen noch einige besondere Untersuchungsschwerpunkte:

1. **Temperatur der Hände (evtl. auch der Füße) und des Nackens:** Kalte Hände und **warmer Nacken** deuten auf eine Störung der Mikrozirkulation durch Mikroben im Endothel hin. Kalte Hände und **kalter Nacken** könnten zusätzlich Zeichen einer Hypothyreose sein.
2. **Fingernägel:** Weiße Flecken auf den Fingernägeln können ein Hinweis auf Zink-Mangel sein, verursacht durch eine HPU/KPU Stoffwechselstörung. Längsrillen der Fingernägel sind häufig ein Hinweis auf einen Mangel an Magensäure, der wiederum das Überleben von Mikroben begünstigt, bzw. die Mikrobensymbiose des Magen-Darm-Trakts empfindlich stört. Kann auch ein Hinweis auf eine Infektion des Vagusnervs mit Babesien, Borrelien oder Bartonellen und sekundäre Hypochlorhydrie sein.
3. **Bauchdecke:** Kirschangiome können ein Hinweis auf Babesien sein. Braune Flecken selektiv am Bauch oder Striae bei nicht Schwangeren (Rücken, Kniekehle, Oberschenkel) werden von Bartonellen verursacht, die Wachstumsfaktoren (z.B. VEGF) und das Pigment Melanin aktivieren.
4. **Puls fühlen:** Mikroben verursachen tendenziell eher einen schnellen Puls, bei Kindern auch in Kombination mit erhöhter Körpertemperatur. Je höher die Grundrate des Herzschlags, desto zuverlässiger ist der Klient als chronisch krank einzustufen! Der Vagusnerv ist die Bremse des Herzrhythmus und selbst erkrankt durch die Neurotoxinbelastung, die bei der chronischen Borreliose fortschreitend das Krank-

heitsbild bestimmt. Eine Vergiftung mit Schwermetallen zeigt sich eher durch einen ungleichmäßigen Puls.

5. **Reflexe:** Hyperreflexie legt den Verdacht auf Neurotoxin-Belastung nahe. Bei fortgeschrittener Schädigung des Rückenmarks oder des Gehirns zeigt sich ein Fußgelenksklonus mit mehr als 5 groben Ausschlägen nach Testung. Entsprechendes gilt für einen positiven Babinski-Test (alle 3 positiv: = "Upper Motor Neuron Sign"). Vibriert der Fuß beim Fußklonus-Test noch nachhaltig, müssen wir auch eine Schwermetallbelastung des zentralen Nervensystems annehmen ("Klinghardt Sign"), Bewegt sich der Fuß beim Archillessehnenreflex schnell nach unten und nur langsam wieder zurück, sollte man weiter Richtung Hypothyreose diagnostizieren.
6. **Borrelien und Co-Infektionen,** einschließlich der Herpesviren, befallen oft selektiv einen oder mehrere der 12 Hirnnerven.

   Symptome und Schnelldiagnostik der Hirnnerven:

   a. **N. I Nervus olfactorius: Verlust des Geruchssinns**
   In den USA wird mittlerweile das Riechen von Peanut Butter (Erdnussbutter) als diagnostischer Test bei M. Alzheimer und Demenz angewendet. Beide Erkrankungen werden, wie wir später im Buch zeigen, fast immer durch eine Lyme-Borreliose hervorgerufen.

   b. **N. II Nervus opticus: zunehmende Sehschwäche.** Mouches volantes sind Zeichen einer okulären Borreliose mit lebenden Spirochäten im Glaskörper des Auges. Der Sehnerv ist im Spätstadium betroffen, wenn der Patient nicht adäquat biologisch behandelt wird. Wir finden auch Spirochäten in der Tränenflüssigkeit betroffener Patienten. Das Frühsymptom der Multiplen Sklerose ist oft ein kurzzeitiger Sehverlust auf einem oder beiden Augen, der durch entzündliche Immunreaktionen auf im Sehnerv lebende Spirochäten ausgelöst wird (A. MacDonald).

   c. **N III, IV, VI (Augenmuskeln): Augen werden sukzessive in die 8 Richtungen geführt.** Ist der Patient nicht fähig, in eine Richtung zu schauen, besteht eine Teillähmung des entsprechenden Augenmuskels, die meist einseitig und unserer Erfahrung nach meistens reversibel ist.

   d. **N. V Nervus trigeminus: Dieser Nerv hat Verbindung und Projektionen ins Rückenmark bis zum Sakralbereich,** aber auch in die Meningen, in die Zähne und den sensorischen Gesichtsbereich. Eine fehlende Sensorik der Trigeminusfasern in den Zähnen mit Teillähmungen von einzelnen Nervenfasern kann dazu führen, dass der adäquate Druck beim Kauen nicht mehr gespürt wird und es zum Einseitigen Abkauen/Abschleifen von Zähnen kommt. Dies kann man bei der einfachen oralen Inspektion erfassen. Es gibt natürlich auch Lähmungen der sensorischen Trigeminusfasern im Gesichtsbereich. Test: Eine leichte Berührung mit dem Zeigefinger übers Gesicht – Wahrnehmung für beide Seiten gleich?

Der empfindlichste Test wird an den Augen durchgeführt: mit einem Wattebausch wird die Sklera leicht berührt. Dies sollte reflektorisch zum Lidschluss führen. Fällt der Test negativ aus, besteht eine Teillähmung.

e. **N. VII Nervus fascialis: Der Faszialisnerv innerviert die Gesichtsmuskulatur.** Das bekannteste Symptom ist die Faszialisparese, die in 60 bis 80 % der Fälle durch Borrelia burgdorferi ausgelöst wurde. Diese Schätzung beruht auf insuffizienten diagnostischen Methoden, und es ist daher anzunehmen, dass es sich eher um bis zu 100 % handelt. Der HSV-1 Virus ist meist sekundär beteiligt.

   Eine partielle Faszialisparese erkennt man daran, dass ein Auge weniger weit geöffnet ist als das andere oder ein Mundwinkel hängt. Außerdem finden wir eine unsymmetrische Mimik.

f. **N. VIII Nervus vestibulocochlearis: Besteht eigentlich aus 2 Hirnnerven, die unglücklicherweise zusammengefasst wurden.** Ein Aspekt ermöglicht uns das Hören, der andere ist für den Gleichgewichtssinn zuständig. Die Patienten berichten meist schon während der Anamnese von Schwindel oder Hörverlust.

   Der VII. und VIII. Hirnnerv sind unserer Erfahrung nach am häufigsten von der Lyme-Borreliose betroffen.

g. **N. IV Nervus glossopharyngeus: Störungen äußern sich durch Schluckbeschwerden, nach denen wir die Patienten fragen.**

h. **N. X Nervus vagus: innerviert alle Yin-Organe** (Lunge, Thymus, Herz, Leber, Niere, Darm) und kommuniziert eng mit dem enterischen Nervensystem des Herzens und des Darms. Bei vielen unserer Lyme-Patienten ist der Vagusnerv von Spirochäten besiedelt, aber auch von Herpesviren (EBV, Varizella Zoster). Wir erkennen die Belastung an den Symptomen der entsprechenden Organe und differenzieren die Diagnose mit ART.

i. **N. XI Nervus accessorius: schmerzhafte Druckpunkte des M. trapezius und Torticollis (Schiefhals).** Durch mehrfache Innervierung dieser Bereiche hat die Beobachtung des Patienten während des Anamnesegesprächs die größte Aussagekraft. Finden wir eine leichte Seitenneigung des Kopfs mit Rotation, ist der entgegengesetzte Nerv betroffen.

j. **N XII Nervus hypoglossus: Zunge rausstrecken lassen, seitliche Abweichung zur gesunden Seite?**

4.2.3 ART – Autonomer Response Test nach Dr. Klinghardt

Der Autonome Response Test wurde von Dietrich Klinghardt vor über 30 Jahren als Muskel-Biofeedback-Test eingeführt und sollte immer Teil der integrativen medizinischen Vorgehensweise sein – oder sollte es zumindest in der Zukunft werden.

Alle von Dr. Klinghardt aufgelisteten Komponenten der 7 Faktoren werden in verschiedenen Ebenen während eines Autonomen Response Tests überprüft und evaluiert. Durch den Provokations-Urin-PCR-Test stehen uns erstmals schulmedizinische Untersuchungen zur Verfügung, die die hohe Validität und Reliabilität der ART-Testung untermauern.

Der Autonome Response Test wird in den Kursen des INK, Institut für Neurobiologie, nach Dr. Klinghardt, gelehrt.

Es gibt sicherlich noch weitere biofeedback-basierte Messmethoden wie die EAV nach Dr. Voll, den RAC nach Dr. Nogier und andere „energetische Messmethoden", mit deren Hilfe talentierte Therapeuten gute diagnostische Erkenntnisse gewinnen. Objektive Untersuchungen haben gezeigt, dass sowohl die Reliabilität als auch die Validität der ART-Methode den anderen Verfahren überlegen ist. Der Biofeedback-Teil unserer Diagnose- und Therapietestung basiert daher immer auf dem Autonomen Response Test – ART.

4.3 Labordiagnostik

Wir sind auf die Problematik der Labordiagnostik schon an mehreren Stellen eingegangen. Indirekte Erregernachweise suchen nach körpereigenen Immunreaktionen, die bei symptomatischen Borrelien-Patienten oft fehlen oder verändert sind. Viele Infektionen werden per Labordiagnostik nicht korrekt und nicht rechtzeitig diagnostiziert, und den Patienten bleibt oft lebenslang eine helfende Therapie vorenthalten.

Zudem wird zu häufig von einem Laborwert direkt auf eine Substitutions- oder Antitherapie geschlossen, ohne zunächst weitere Überlegungen anzustellen, inwieweit die Laborwerte als intelligente, regulative Antwort des Organismus zu interpretieren sind. Ein möglicher Therapieansatz sähe dann komplett anders aus.

Als zusätzliche Bestätigung der ART-Testung ist der für uns zuverlässigste Labortest zum Nachweis von Mikroben seit kurzem der durch tiefe Bindegewebsarbeit provozierte Urin-PCR-Test, der im weiteren Verlauf beschrieben wird.

Grundsätzlich gilt für alle in diesem Buch angegebenen Laborwerte, dass Ergebnisse laborabhängig sein können. Es empfiehlt sich daher immer, Referenzwerte des jeweiligen Labors abzugleichen.

4.3.1 Indirekter Erregernachweis im Labor

4.3.1.1 Testung der humoralen Immunantwort

Die Serologie bei Infektionskrankheiten basiert auf dem Nachweis von Antikörpern. Wichtig in der Serologie sind im allgemeinen IgM und IgG-Antikörper. Diese Verfahren suchen spezifische Antikörper, die als humorale Immunantwort vom Organismus gebildet werden.

Wir haben bereits auf das diagnostische Paradoxon hingewiesen.

Die Schwere der Keiminvasion und auch die frühzeitige Gabe von immunsuppressiven Medikamenten kann die Antikörper-Produktion vermindern oder sogar ganz unterdrücken. Im weiteren Verlauf der Erkrankung sind zunehmend auch Antikörper bildende Zellen befallen, die dadurch nicht mehr in der Lage sind, Antikörper zu produzieren (niedriger CD57 Wert, niedrige Leukozytenzahl).

Wir sehen häufig, dass vor unserer SophiaMed©-Behandlung Antikörpertests negativ sind. Schlägt die Behandlung an und das Immunsystem des Patienten erholt sich, werden wieder nachweisbare Antikörper gebildet.

Die Antikörper-Testung birgt noch weitere Probleme:
Bisher sind schon mindestens 300 verschiedene Borrelien-Arten mit über 100 immunologisch relevanten Antigenen bekannt. Borrelien wechseln diese Antigene ständig, wobei nur eine Minderheit überhaupt identifiziert wurde und zur Diagnose herangezogen werden kann. In den ersten sechs bis acht Wochen nach einer Infektion findet noch gar keine Antikörperbildung statt.

Eine Aussage über die mögliche Aktivität oder Persistenz der Erreger oder eine Beurteilung von Therapieerfolgen oder -misserfolgen ist mit diesen Tests nicht möglich. Eine Ausnahme bildet der LTT-Elispot, der auf einem anderen Prinzip beruht und oft frühzeitig positiv ausfällt. Zudem lässt er Rückschlüsse über die Aktivität der Erreger zu.

Zusätzlich problematisch ist der Umstand, dass es keine einheitlichen Standards für die vorhandenen Test-Kits gibt, was zu unterschiedlichen Ergebnissen in verschiedenen Laboren führen kann. Meist sind die Antikörper-Tests die einzigen, die in Deutschland von den gesetzlichen Krankenkassen übernommen werden.

SeraSpot, IFT und ELISA (EIA)

SeraSpot, IFT und ELISA (Enzyme Linked Immunosorbent Assay) sind die gebräuchlichsten, antikörperbasierten Testverfahren für verschiedene Infektionen. Im Allgemeinen zeigt der SeraSpot eine vergleichsweise höhere Spezifizität und Sensitivität als die IFT- und ELISA-Techniken.

STUDIE

Arch Immunol Ther Exp (Warsz). 2011 Feb
Serodiagnosis of borreliosis: indirect immunofluorescence assay, enzyme-linked immun-osorbent assay and immunoblotting.
In the case of ELISA, positive or borderline results were observed in only 24 patients (53.3 %).
Wojciechowska-Koszko I, et al.

In dieser Studie von 2011 wurde die Unzuverlässigkeit dieser Tests nachgewiesen: nur 53,3 % der Infektionen wurden mit dem ELISA-Test gefunden, was für unsere schwerkranken Patienten nicht tolerierbar ist. Von 100 an dieser Infektion Erkrankten lassen wir 47 im Stich? Und unter ihnen gerade diejenigen, die am schwersten erkrankt sind (die keine Kraft mehr haben, Antikörper zu bilden)?

Westernblot

Der Westernblot oder Immunoblot Test zeigt zuverlässigere Ergebnisse. Hier werden einzelne Proteinbestandteile (Banden) der Antikörper gesucht.

STUDIE

Med Hypotheses. 2014 Sep
Divergent opinions of proper Lyme disease diagnosis and implications for children co-morbid with autism spectrum disorder.
Of the 48 parents surveyed 45 of them (94 %) indicated their child initially tested negative using the two-tiered CDC/IDSA approved test. The parents sought a second physician who diagnosed their child with Lyme disease using the wider range of Western Blot bands.
Protein bands OSP-A and/or OSP-B (Western Blot band 31) and (Western Blot band 34) were found in 44 of 48 patients.
Mason Kuhn and Robert Bransfield

Hier wurden 48 Kinder mit dem ELISA-Test getestet. 45 davon erhielten die Diagnose „keine Borreliose" aufgrund eines negativen Antikörpertests. Mit dem Westernblot-Test wurden 44 von ihnen positiv getestet.

4.3.1.2 Testung der zellulären Immunantwort

Borrelien-Elispot (LTT Lymphozyten-Transformations-Test/T-Zell-Test)

Infektionen mit Borrelia burgdorferi zeigen nicht nur eine humorale Immunantwort durch die Produktion Borrelien-spezifischer Antikörper, sondern aktivieren gleichzeitig auch die zelluläre Immunantwort in Form von spezifischen T-Lymphozyten (Eli-Spot-Test). Sobald die Borrelien im Körper nicht mehr aktiv sind, sollte die T-zelluläre Immunantwort zeitnah verschwinden und der EliSpot folglich negativ ausfallen.

VERÖFFENTLICHUNG
LaboratoriumsMedizin. Band 31, Heft 3, Seiten 149-158 (Juni 2007)
Untersuchungen zur diagnostischen Wertigkeit des Lymphozytentransformationstests bei Patienten mit Borreliose.
Die Sensitivität des Borrelien-LTT für eine klinische Borreliose vor antibiotischer Behandlung wurde mit 91 %, die Spezifität mit 94 % ermittelt.
Volker von Baehr, et al.

Die Testung auf T-Lymphozyten fällt bereits 14 Tage nach dem Kontakt mit der Infektion positiv aus. Zu diesem Zeitpunkt sind die IgM Antikörper noch negativ.

6 bis 8 Wochen nach erfolgreicher Therapie kann bereits ein Sinken der Lymphozyten-aktivität nachgewiesen werden, was die Beurteilung der Aktivität der Borrelien-Infektion ermöglicht.

Melisa-Test (Memory Lymphocyte Immuno Stimulation Assay)

Dieser von Prof. Vera Stejskal entwickelte Test basiert als Modifikation des Lymphozyten-Transformationstests auf der Verwendung von Monozyten aus dem Patientenblut als Teil einer Typ IV Allergie auf Bestandteile der Borrelien. Bisher war dieser Test nur für Schwermetalle erhältlich, weshalb wir im Moment noch nicht über eigene Erfahrungen mit dieser Art der Testung berichten können.

4.3.2 Direkter Erregernachweis im Labor

4.3.2.1 Provokationstest Urin PCR nach SophiaMatrix®

Die Zukunft der Labortestung

Die Polymerase-Kettenreaktion (Polymerase Chain Reaktion, PCR) ist eine Technik der Molekularbiologie, die nur wenige DNS-Moleküle zu Millionen von Kopien der speziellen DNS vervielfältigen kann. Dadurch werden viele Keime nachweisbar, die vorher wegen zu geringer Konzentration im Serum (Borrelien leben im Gewebe, nur in geringer Zahl im Blut) nicht auffindbar waren.

Als direkter Erregernachweis wird hier nach DNS-Bestandteilen von Bakterien oder Viren in verschiedenen Materialien des menschlichen Körpers (Blut, Urin, Gewebe usw.) gesucht. 1993 wurden Mullis und M. Smith für ihre Arbeit über die PCR-Methode mit dem Nobelpreis für Chemie ausgezeichnet.

Nachdem Dr. Klinghardt anfangs auch mit dem Urin-PCR-Test unbefriedigende Ergebnisse erhielt, fing er an, seine Patienten vor Entnahme des Urins eine Stunde lang manuell tief im Bindegewebe behandeln zu lassen (Rolfing, SophiaMatrix®). Danach waren mit 94 % Übereinstimmung mit seiner ART-Testung alle Borrelien- und Co-Infektionen nachweisbar. Dies war für uns ein Meilenstein in der Diagnostik, der zum einen die ART-Testung untermauert und den jahrelangen Erfolg der biologischen Behandlung (SophiaMed©) chronisch-persistierender Infektionen auch per Labor erklärt, zum anderen der klare Hinweis, dass sich Keime größtenteils im Bindegewebe aufhalten und dort manuell mobilisiert werden müssen, bevor sie ausgeschieden werden können.

Unsere Beobachtung: Je länger und je schwerer jemand erkrankt ist, desto mehr Keime finden wir. Der typische Patient am SophiaHealth Institut hat mindestens eine Art von Bartonella (quintana oder henselae), mindestens eine Art von Babesien (duncani oder microti) und eine Art von Borrelien (burgdorferi oder myamotoi). Die meisten mehr...

Sample Collected	Sample Received	Sample Tested	Test Reported
12/08/2015	12/14/2015	01/06/2016	01/07/2016
Sample type: **Urine**		Test performed by:	

This test utilizes the polymerase chain reaction (PCR) technology to detect the presence of targeted microbial DNA for the causative agent of Lyme disease and common tick-transmitted co-infections. Sensitivity of the test is 1 to 10 microbes with a specificity exceeding 5×10^{18}.

The highlighted microbes were detected in the submitted sample:

Borrelia burgdorferi F7-NSA
B. burgdorferi Osp A
B. burgdorferi Osp B-NSA
B. burgdorferi Osp C
Borrelia miyamotoi
Borrelia recurrentis
Anaplasma phagocytophilum
Babesia microti
Babesia divergens
Babesia duncani
Bartonella bacilliformis
Bartonella henselae-NSA
Bartonella quintana
Ehrlichia chaffeensis

4.3.2.2 Mikrobieller Kulturnachweis Labor USA

Ein mikrobieller Kulturnachweis, wie er im Advanced Laboratory Services, entwickelt von Dr. Joe Burrascano, angeboten wird, ist sehr aufwendig und v.a. langwierig. Testergebnisse dauern oft mehr als drei Monate. Die Zukunft wird zeigen, inwieweit dieser Test in der Schulmedizin Anerkennung findet, nachdem das ganze Gebäude der modernen Medizin auf dem Kultivieren von Keimen aufgebaut ist oder zumindest war.

4.3.2.3 Direkte Mikroskopie

Die direkte Mikroskopie ist in den USA ein wichtiger, von der FDA zugelassener Test. Der von Dr. Stephen Fry entwickelte und bei FryLabs verfügbare Test wurde von Dr. Klinghardt lange Zeit zum Nachweis von Bartonellen verwendet, bis er durch den provozierten Urin-PCR-Test abgelöst wurde. Dr. Fry ist inzwischen auf den Nachweis von Biofilm-basierten Keimkulturen spezialisiert.

4.3.3 CD57+ Zellen im Blut

STUDIEN

Ann Agric. Environ Med (2002)
Long term decrease in Lymphocyte subset in a patient with chronic Lyme disease.
Stricker R.B.

Immunol Lett 1, 76 (1) (2001)
CD57 lymphocyte subset in patients with chronic Lyme disease.
A decrease in the CD57 lymphocyte subset may be an important marker of chronic LD.
Stricker R.B. Winger EE.

Bei einer akuten Borreliose sind die aktivierten NK-Zellen (CD 3 und CD57+) noch im Normalbereich. Allerdings verringert sich die Anzahl bei einer Chronifizierung bzw. Persistenz. Sinkt die Anzahl der CD57+ Zellen **unter 100 Zellen/µl Blut** sollte man von einer chronischen Infektion mit Spirochäten ausgehen. Ein weiteres Absinken auf unter 60 Zellen pro Mikroliter deutet auf einen zusätzlichen Befall mit Co-Infektionen hin. **Das Absinken fällt bei einem Befall des Nervensystems noch deutlicher aus.**

Bei einer erfolgreichen Therapie steigt die Anzahl der NK-Zellen wieder an. Dieser Wert kann also auch zur Verlaufskontrolle herangezogen werden.

Dr. med. Armin Schwarzbach (Labor ArminLabs GmbH in Augsburg) ist weltweit einer der führenden Wissenschaftler in Sachen Borreliose-Diagnostik:

„Die CD57+ Zellen dokumentieren das Ausmaß der Immunsuppression bei einer chronischen Borrelien-Infektion. Gemäß aktueller Literatur sind die CD57+ Zellen damit ein prognostischer Laborparameter während und nach der Behandlung von chronischen Borrelien-Infektionen.

Klinische Forschungs- und Fallstudien konnten zeigen, dass chronische Borrelien-Infektionen von Veränderungen der zellulären Immunabwehr begleitet werden. Der Beleg hierfür ist eine verminderte Anzahl der natürlichen Killerzellen (NK/CD3-CD56+), insbesondere eine geringere absolute Zahl der aktivierten natürlichen Killerzellen (CD3-CD56+CD57+). Während akute Borrelia burgdorferi-Infektionen und andere Krankheiten normale CD57+ Werte aufweisen, haben Patienten mit einer chronischen Borrelien-Infektion oft weniger als 100 CD57+ Zellen/Mikroliter.

Nach wissenschaftlichen Studien kann eine verminderte absolute Anzahl an CD57+ Zellen vorwiegend bei Patienten, deren Nervensystem betroffen ist, festgestellt werden. Patienten mit muskuloskelettalen Beschwerden weisen eher normale CD57+ Werte auf. Die verminderte Anzahl der CD57+ Zellen bleibt solange bestehen, bis eine Verbesserung der Symptome durch eine Behandlung erreicht wird."

4.3.4 Spezifische Laborwerte bei Borreliose

4.3.4.1 Testung bei Verdacht auf Parasiten

Laut persönlicher Kontakte mit führenden Parasitologen zeigt die beste gegenwärtige Labordiagnostik über 90 % falsch negative Laborergebnisse.

- O&Px3 = Stuhlkultur auf Eier (Ova) und Parasiten
- CDSA (Comprehensive Digestive Stool Analysis) = Stuhluntersuchung auf Verdauungsrückstände
- GI Panel, GI 02 = Gastrointestinale Parameter
- IgM/IgG Antikörper-Tests im Serum
- andere spezialisierte Labore
  - *www.parasitetesting.com*
  - Fry Labs
  - Metametrix – ein empfindlicherer Test mittels DNA-Analyse von Parasiten im Speichel
- **Monozyten erhöht bei erniedrigter Leukozytenzahl (unter 5.000 /µl)**
- **NUR 20 % zeigen erhöhte Eosinophile (Eosinophilie).**

Ein Stuhltest kurz nach Gabe eines antiparasitären Mittels erhöht die Chance auf ein positives Testergebnis. Für uns am verlässlichsten ist die ART-Diagnostik.

4.3.4.2 Testung bei Verdacht auf Pilzbelastung

Berichtet der Patient in der Anamnese von einem Wasserschaden im Wohn- oder Arbeitsbereich, muss auf eine erhöhte Pilzbelastung geschlossen werden!

Diagnose:

- TGF beta 1 erhöht (Differentialdiagnose Babesien)
- *www.mycometrics.com* ERMI oder HERTSMI Testung
- Ausscheidung von Mykotoxinen im Urin (Test sehr teuer)
- Tests auf Mycotoxin-Antikörper
- Schimmelpilzallergietestung der Haut (AAEM Protokol)
- C4a hoch, C3a normal = Schimmelpilzbelastung
- C4a hoch, C3a hoch = Lyme-Borreliose
- Shoemaker labs *www.survivingmold.com*
  - › TGF-beta 1, VIP, MSH, ADH, C4a, C3a
- Real Time Labs *(http://www.realtimelab.com/).*

4.3.4.3 Testung bei Verdacht auf Babesien

- Anämie
- niedrige Leukozytenzahl
- TGF-beta 1 erhöht
- provozierter PCR-Test
- DNA-FISH-Test (Fluoreszenz-in-situ-Hybridisierung) erfasst Babesien im Blut (in roten Blutkörperchen)
- direkte Mikroskopie FryLabs.

4.3.4.4 Testung bei Verdacht auf Ehrlichien (Rickettsien)

- provozierter PCR-Test
- IgG, IgM relativ zuverlässig
- Buchempfehlung zur Vertiefung des Themas Rickettsien: Dr. Ingrid Fonk „Rickettsiose – System- und Hauterkrankungen. Klinik, Diagnostik, Therapie".

4.3.4.5 Testung bei Verdacht auf Viren

- klinisches Bild: Immundefizit und chronische Müdigkeit Großes Blutbild
- **niedrige Leukozytenanzahl obligat**
- erhöhte Lmyphozytenanzahl, Neutrophile erniedrigt

- je niedriger die Anzahl der CD57-Zellen, desto mehr Retrovirenaktivität vermuten wir.
- Monozyten – bei Virus- und Wurm-Infektionen erhöht
- Nagalase erhöht bei viralen Infektionen und Krebs
- IgM/IgG Antikörper-Tests bei Herpes Simplex Virus 1/2, CMV, EBV, Humanes Parvovirus B19, Coxsackie A, HPV usw.
- HSV6 PCR Test.

4.3.4.6 Testung der Hormone und Neurotransmitter

Neurotransmitter-Testung:

- Die Johns Hopkins Universität und später Dr. Eric Braverman entwickelten einen Neurotransmitter-Fragebogen, der eine Quantifizierung von Symptomen mit an schließender diagnostischer Auswertung ermöglicht. (Neurotransmitter Fragebogen: *www.ink.ag)*
- Eine Auswertung von Testergebnissen eines Urintests erweist sich als schwierig, da 95 % aller bekannten Neurotransmitter im enterischen Nervensystem des Darms gebildet werden.

Die ART-Testung liefert uns genaue Messwerte für die Konzentration von Neurotransmittern und Hormonen in spezifischen Geweben (z.B. Gehirnarealen).

Steroidhormon-Testung:

- Speicheltest
- 24-Stunden-Urintest
- Serumtestung.

Labordiagnostik Schilddrüse:

- TSH
- freies T3, freies T4
- Antikörper TPO-AK, TRAK
- Reverse T3
  Neurotoxine der Borrelien blockieren die Schilddrüsenhormonrezeptoren an der Zelle und aktivieren die Transformation von T3 zu reverse T3. Diese Patienten zeigen häufig im Blut normale Werte für T3, T4 und TSH und leiden dennoch unter einer Schilddrüsenunterfunktion, weil das T3 seinen Zielort im Zellkern nie erreicht.

Labordiagnostik Nebenschilddrüsen (v.a. Überfunktion durch Adenom):

- erhöhter PTH (Parathormon)-Spiegel im Serum
- erhöhte Serumkalziumwerte

4.3.4.7 Testung der Methylierungsfähigkeit

- MTHFR Mutationen: Methylentetrahydrofolat Reduktase: A1298C and C677T
- *www.23andme.com:* umfangreiche Untersuchung der SNPs (single nucleotide polymorphisms)
- Doctor's Data *(www.doctorsdata.com):* Profil der DNA-Methylierungswege
- Nutrigenomics Test: Auswertung, die die ideale Ernährung anhand des genetischen Profils zusammenstellt *(www.dramyyasko.com)*
- MethylGenetic Nutrition: Auswertung der Gentestung durch Bob Miller.

4.3.4.8 Testung bei Verdacht auf KPU/HPU

- KPU/HPU-24-Stunden-Urin-Test *(www.keac.nl/)*
- alkalische Phosphatase <60 Units pro Liter Indikator für Zink- und Magnesiummangel
- physische Untersuchung/Zeichen bei KPU-Verdacht:
  - › weiße Flecken auf den Fingernägeln
  - › bleiche/durchsichtige Haut.

4.3.4.9 Testung bei Verdacht auf Schwermetall- und Aluminium-Toxizität

Neben der Evaluierung der Symptome aus der Anamnese, der physischen Untersuchung und der ART stehen hier auch Haaranalyse, Stuhl-, Urin-, Serum- und Blutuntersuchungen v.a. nach Provokation z.B. mit Koriander oder DMPS zur Verfügung.

- Serum-Tests (Aluminium, Blei, Quecksilber)
- Haaranalyse
- toxische Metalle und essentielle Spurenelemente im Urin
  - › Provokation mit DMPS, EDTA oder Desferal
- Urin-Porphyrin-Test *www.labbio.net* Frankreich
- MELISA-Test auf Metalle *www.melisa.net*
  - › Typ IV Allergien z.B. auf Titan und Amalgam im Zahnbereich usw.
- Quecksilber-Spezifizierungs-Test *(www.QuickSilver.com)* im Haar, Urin und Blut.

Nachdem aber bekannt ist, dass mehr als 90 % der Toxine im Bindegewebe gespeichert sind, ist ein neuartiger Test in unseren Fokus gerückt, der eine große Übereinstimmung mit den Ergebnissen der ART-Testung aufweist.

Der OligoScan bietet uns die Möglichkeit, mittels Spektralfotometrie schnell und einfach Mineralien, Spurenelemente und toxische Schwermetalle zu analysieren. Die Ergebnisse stehen binnen einer Minute in der Praxis zur Verfügung und können sofort in die Therapieüberlegungen mit einbezogen werden.

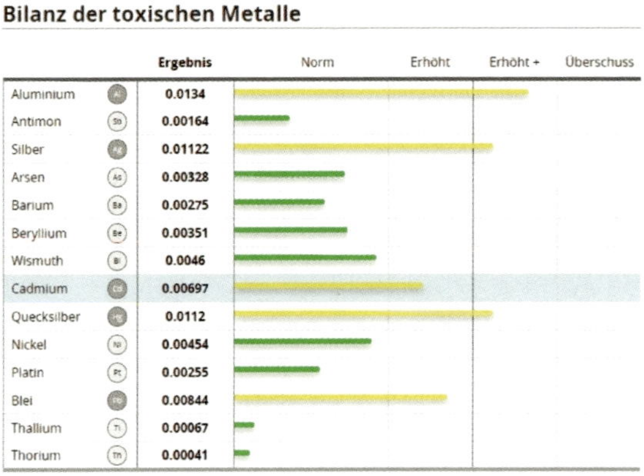

Auch für die Erfolgskontrolle der Therapie ist der OligoScan gut geeignet.

Dies ist ein Patient mit einem typischen Muster, das wir mittlerweile bei über 90 % unserer Patienten beobachten: die höchste Belastung ist das Aluminium, Hauptquelle vermutlich das Geoengeneering.

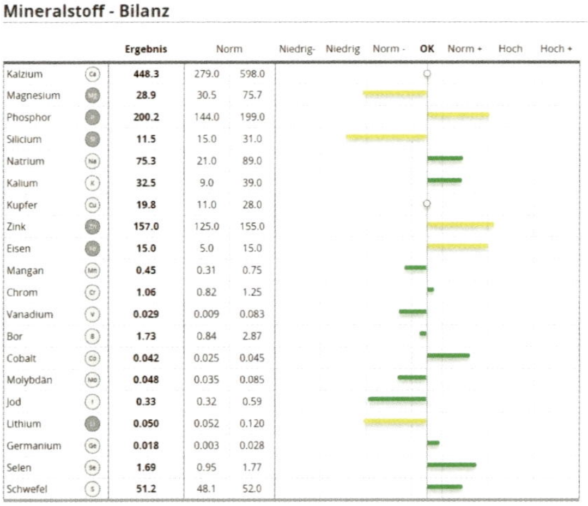

Gleichzeitig sind die Patienten gemäß der Mineralienanalyse, die ebenfalls mit dem OligoScan im Bindegewebe möglich ist, verarmt an Silizium, dem Hauptbindemittel für Aluminium. Wir vermuten hier, dass der Organismus körpereigenes Silizium zur Entgiftung von Aluminium opfert.

4.3.4.10 Testung bei Verdacht auf chemische Toxizität

- Kernprofil toxische Effekte *(www.metametrix.com)* in Urin- und Blutproben
- Profil Umweltschadstoffe *(www.usbiotek.com).*

Testung nur im Urin, aber sehr umfassend

- Glyphosat-Urin-Test
- Urintest auf organische Säuren (urine organic acid test *www.genova.com*)
- **HDL >60 mg/dl** bei Organophosphaten, Glyphosat oder anderen Herbiziden, Insektiziden und Pestiziden

4.3.4.11 Testung bei Elektrosensibilität

- erhöhtes LDL Cholesterin
- erhöhte Nüchternblutzuckerwerte
- erhöhtes Homocystein
- erhöhte Werte von Serum-B12 bei B12-Mangel intrazellulär (MCV erhöht)
- erniedrigte Mineralwerte im OligoScan
- Abwesenheit von Schwermetallen in der Haaranalyse bei Hinweisen auf Schwermetallvergiftung im Gewebe (OligoScan) und blockierter Ausleitung.

4.4 Typische Laborergebnisse eines Lyme-Patienten

4.4.1 Signifikante Parameter

- Fettwerte aus der Norm (LDL moderat erhöht, Triglyzeride erhöht. Spätes Lyme-Stadium: niedrigste Cholesterin-Werte. "When cholesterol goes, life goes...")
- **Insulin-Resistenz** (erhöhter Nüchternzucker und erhöhte Insulin-Werte)
- Grenzwertig niedrige **Leukozyten**-Anzahl (<5.000 /µl), normale Blutsenkungs- und CRP-Werte)
- **MSH** erniedrigt
- **TGF-beta** 1 hoch
- **MMP-9** (Matrix metallopeptidase 9) hoch
- **C3a und C4a hoch**
- **Schilddrüsenhormone** normal bis leicht erniedrigt, positive Reaktion auf T3-Supplementierung*, positiver Barnes Test (Basaltemperaturmessung nach Broda Barnes morgens unmittelbar nach dem Aufwachen in der Achselhöhle: normal 36,6 bis 36,8°C, bei Lyme-Borreliose unter 36,6°C)
- Phase 2 des **Nebennierenversagens** (hohes **Cortisol,** niedriges **DHEA** und Testosteron)
- **Östrogen-**Dominanz, **Progesteron** niedrig
- niedrige **alkalische Phosphatase** <60 Units pro Liter (Hinweis auf Zinkmangel, meist durch HPU/KPU)
- niedriges **spezifisches Gewicht des Urins** durch zu niedriges antidiuretisches Hormon (ADH, Vasopressin).

* Neurotoxine der Borrelien blockieren die Schilddrüsenhormonrezeptoren an der Zelle und aktivieren die Transformation von T3 zu reverse T3. Diese Patienten zeigen häufig im Blut normale Werte für T3, T4 und TSH und leiden dennoch unter einer Schilddrüsenunterfunktion, weil das T3 seinen Zielort im Zellkern nie erreicht.

4.4.2 Weitere Parameter

Leukozyten

- dauerhaft erniedrigt: chronisch-persistierende Infektion
- Neutrophile erhöht: akut-bakterielle Infektion
- Lymphozyten steigen an, wenn die Viren aktiv werden, fallen im Spätstadium ab
- Leukozyten erniedrigt, Monozyten erhöht: Viren und/oder Parasiten
- Eosinophile erhöht: Allergien oder Parasiten, wobei die Erhöhung nur bei 20 % der Patienten mit Parasiten zu finden ist.

CD-57-Zellen

- <100 Zellen pro Mikroliter: Spirochäten
- <60 Zellen pro Mikroliter: zusätzlich Co-Infektionen.

Das Absinken fällt bei einem Befall des Nervensystems noch deutlicher aus.

Dieser Test sollte alle 6-12 Monate wiederholt werden, um Veränderungen zu erkennen. Eine Wiederholung in kürzeren Abständen ist nicht sinnvoll, da die Werte mit einer gewissen Zeitverzögerung reagieren.

Rote Blutkörperchen

- MCV: sollte zwischen 90-92 fl liegen
- MCV: >92 fl weist auf Folsäure und Vit B12-Mangel hin
- MCV: <90 fl Eisenmangel.

Alkalische Phosphatase

- < 60 Units pro Liter: Hinweis auf Zinkmangel und/oder HPU/KPU.

Kalzium

- wenn Kalzium erhöht ist, Parathormon untersuchen (Ausschluss eines Adenoms der Nebenschilddrüsen, das oft durch Lyme-Borreliose induziert wird)
- wenn >10,5 mmol/l im Serum: Gefahr eines akuten Herzstillstands.

Magnesium

- erniedrigt, Test in weißen Blutkörperchen.

Fettsäuren

Toxisches Ungleichgewicht im Fettsäurenprofil (toxic dyslipidemia)
Mikroben schütten Biotoxine aus, die eine Hochregulierung der Fette im Körper induzieren. Sie schützen die Nervenzellen vor Schäden und lagern Fette um die Biotoxine herum an.

Cholesterin ist neuroprotektiv und sehr wichtig!

- Frühstadium: LDL erhöht, HDL niedrig
- Cholesterin und Triglyzeride sinken im Spätstadium stark ab (Late Stage Lyme)
- wenn erhöht: Schilddrüsenfunktion überprüfen und Schwermetallvergiftung suchen, L-Carnitin schleust Fette in die Zelle und ist oft nötig, um LDL zu reduzieren.
- wenn erniedrigt: Hormonspiegel und Nährstoffstatus untersuchen, evtl. ketogene Diät
- HDL >70 mg/dl Patient akut toxisch belastet mit Herbiziden/Insektiziden (Glyphosat usw.).

Schilddrüse

- TSH- ideal zwischen 1-2 µU/ml
- TSH erniedrigt, fT3 erhöht, fT4 normal kann ein Zeichen für Lithium-Bedarf sein (nur Lithium Orotat 5-20 mg/Tag)
- TSH erhöht, fT4 und fT3 erniedrigt kann auf Jod-Mangel hinweisen
- TSH und fT4 normal oder erhöht, fT3 erniedrigt deutet auf Selenmangel hin. Eine Supplementierung mit Selenmethionin zw. 200 und 1.000 mg hat sich klinisch bewährt.
- Reverse T3 erhöht: Vergiftung der Enzyme durch Quecksilber oder Borrelien-Biotoxine. Eine zeitlang nur mit T3 behandeln!
- Glyphosat wird bevorzugt in die Schilddrüse eingelagert – testen und entgiften bei Schilddrüsenproblemen.

Nebennierenversagen

- Phase 1: Cortisol und DHEA steigt an
- Phase 2: Cortisol hoch, DHEA stürzt ab
- Phase 3: beides stürzt ab, M Addison.

Weitere Steroidhormone

- Östradioldominanz= Progesteron erniedrigt. Behandlung: bioidentisches Progesteron

25-Hydroxy-Vitamin-D3

- ideal ist 60-80 ng/ml (150-200 nmol/l)
- zur Substitution: pro 10.000 I.E. Vit D3 Zugabe von 100 mcg MK-7 (isoliert von Vit K2), um Kalzifizierung von Blutgefäßen zu verhindern.

Eisenwerte

- Es gibt bis heute keinen eindeutigen Parameter für die Verteilung und intrazelluläre Konzentration von Eisen im Körper, sondern nur indirekte Hinweise.

- Serum Eisen hoch, Ferritin niedrig: Indikator für chronische Entzündung, kein Indikator für Eisenüberschuss!
- Serum Eisen hoch, Ferritin hoch: könnte ein Hinweis auf Eisenüberschuss sein, der viele Gefahren mit sich bringt.
- Tägliche Eisenzufuhr über das Essen abschätzen und Ursachen der Entzündung suchen. **Achtung: Mikroben ernähren sich teilweise von Eisen. Eine Substitution ohne biologische Behandlung der Infektionen nährt die Mikroben!**
- Ferritin ideal >40-60 µg/l, falls es niedrig ist: nach Infektionen und Aluminium-Vergiftung suchen.

Homocystein

- ideal <9 µg/l
- erhöht >9 µg/l: immer ein Hinweis auf Blockaden der Enzyme im Methylzyklus. Am bekanntesten ist die Vergiftung des Enzyms Methioninsynthase mit Blei, Aluminium oder Quecksilber. Jeder Schadstoff kann Enzyme in diesem Zyklus blockieren oder falsch aktivieren. Es kommt dadurch zu einer Demethylierung (Aktivierung) von z.B. Krebs- oder Virusgenen oder zu einer Deaktivierung von Genen, die der Patient im Moment braucht. Am häufigsten werden zur Korrektur benötigt: methylierte Folsäure, Methyl-B12, P5P und verschiedene Mineralien.

Nüchternblutzucker und Insulin

Borrelien induzieren die Insulin-Resistenz!

- idealer Insulinspiegel: <5 mU/l
- idealer Nüchternblutzuckerspiegel: 80-90 mg/dl
- Insulinresistenz: oft sind bei Patienten mit unbehandelter Borreliose beide Spiegel erhöht.
- erhöhtes Insulin führt zu vorzeitigem Altern aller Systeme und fördert Entzündungen in Gefäßen.

LDH

- Laktatdehydrogenase kann ein Indikator für ein Krebsgeschehen oder Pankreasproblem sein.
- erhöht: unbedingt die Diagnostik für Lymphom einleiten. Non-Hodgkin-Lymphom-Patienten sind oft borrelieninfiziert, und die biologische Behandlung (z.B. Sophia-Med©) der Borrelien sollte ein fester Bestandteil der Therapie sein.

Harnsäure

- kann sogar bei Gicht sehr niedrig sein; aber verwertbar als allgemeines Screening
- oft erhöht bei Borreliose
- bleibend gesenkt nach erfolgreicher Behandlung.

CRP-hs

- ideal <0.5 mg/l
- Auch bei schwersten Entzündungssymptomen bei der Borreliose meist im Normalbereich. Wenn erhöht: nach anderen Ursachen suchen (Krebsgeschehen, Zahn-/Kieferherde usw.).

BSG Blutsenkungsgeschwindigkeit

- bei fast allen Borrelien-Patienten im Normalbereich trotz schwerer entzündlicher Veränderungen.

MSH

- Melanozyten stimulierendes Hormon – bei Schimmel- und Hefepilzen erniedrigt, verursacht Tagesmüdigkeit bei Patienten, häufig niedriges Energieniveau.

TGF-beta 1

- erhöht: ein Schlüsselmarker für Babesien-Infektionen. (Babesien verbrauchen viel Magnesium, zeigt sich an erniedrigter alkalischer Phosphatase)
- Indikator für Biotoxin- und Schimmelpilzerkrankungen wenn extrem erhöht (über 10.000).

C4a und C3a (National Jewish Hospital Denver)

- C4a und C3a sind bei Lyme-Borreliose beide hoch
- C4a hoch und C3a normal ist bei Schimmelpilzerkrankungen der Fall
- C4a ist auch bei Parasiten, elektromagnetischen Feldern, Störfeldern und bei Biotoxinschäden erhöht.

"C3a and C4a: split products of complement activation aka anaphylactoxins – both markers for innate immune responses. Activate inflammatory responses with spillover from innate immune response to aquired immune responses and hematologic parameters.
C3a: responds (elevation) to detection of bacterial membranes (Lymeetc.)
C4a: detects high level of acute inflammation, elevated levels usually caused by mold/EMF contaminated home. Concern: levels over 2800. Over 10000: Dx of CIRS (=chronic inflammatory response syndrome)"

ADH Antidiuretisches Hormon/Vasopressin

- Reguliert den Wasserhaushalt im Körper, in den Zellen und sogar in den Zellorganellen. Symptome beinhalten häufiges Wasserlassen und übermäßigen Durst.
- Die Zellen sind chronisch an Mineralien verarmt und dehydriert. Die innere Tubulinstruktur der Mitochondrien kollabiert, und es kommt zum ATP-Mangel mit vielen Konsequenzen.

- fast immer erniedrigt bei Borreliose (Hinweise auf neurotoxische Belastung der Hypophyse)
- oft erniedrigt bei Schimmelpilz- und Neurotoxinerkrankungen.

VIP vasoaktives intestinales Polypeptid

- reguliert den Gastrointestinaltrakt und die Verdauung
- oft niedrig bei Schimmelpilz-, Mykotoxin- und Neurotoxinerkrankungen.

Säure-Base-Haushalt

- Speichel-pH sollte bei 6.7 Einheiten (+/- 0,2) liegen
- Urin-pH sollte bei 6.2 Einheiten (+/- 0,2) liegen
  Diese Werte sind von Dr. Emanuel Revici an 50.000 gesunden Probanden in den 40-er Jahren des letzten Jahrhunderts ermittelt worden.
- Oft sind diese Zahlen umgedreht, was auf eine Nieren-Fehlfunktion hinweist. Die Nieren können Toxine nicht an Säuren binden und ausscheiden. **Sonstige Laborparameter zeigen eine Nierendysfunktion erst an, wenn die Funktion bereits zu 50 % eingeschränkt ist.** Patienten sollten für einige Tage mit pH-Papier Urin und Speichel nach jeder Mahlzeit und zu verschiedenen Tageszeiten testen. So lässt sich der Säure-Basen-Haushalt überwachen und entsprechende Maßnahmen können eingeleitet werden.

Nierenfunktion

- Cystatin C zur Nierenfunktionsbestimmung untersuchen. Im Moment der empfindlichste Parameter, der jedoch erst sehr viel später auffällig wird als die o.g. pH-Wert-Veränderungen.
- Borrelien-Patienten haben fast immer eine eingeschränkte Nierenfunktion, da im Nierengewebe eine relativ große Dichte an Spirochäten zu finden ist, die in diesem Gewebe starke Immunreaktionen provozieren. Therapeutischer Tipp: Behandlung mit Galaktose.

Puls

- zu schnell: Mikrobenbelastung (bei Kindern evtl. mit erhöhter Temperatur)
- Unregelmäßig: Schwermetallbelastung.

4.5 Differentialdiagnostik

Wir möchten an dieser Stelle ausdrücklich darauf hinweisen, dass natürlich zu jeder Zeit der Diagnostik auch eine Differentialdiagnostik lege artis erfolgen muss. Dabei dürfen v.a. andere Infektionskrankheiten oder akute Notfälle nicht übersehen werden.

Trotz der dargestellten Labormöglichkeiten können wir bei der Diagnose chronischer und persistierender Infektionen wie der Lyme-Borreliose oft nur durch Ausschlussdiagnostik zu einem Ergebnis bzw. Therapievorschlag kommen.

Es sei hier daran erinnert, wie sehr sich die Symptome der Borreliose-Infektion und die der Schwermetall-Vergiftung ähneln:

Symptome	Quecksilber / Blei	Borreliose / Co-Infektionen
Müdigkeit	√	√
Gelenkschmerzen	√	√
Parästhesien	√	√
Kognitive Probleme	√	√
Psychiatrische Symptome	√	√
Abdominale Symptome	√	√
Gewichtsverlust	√	√
Hör- und Sehprobleme	√	√

5 NEUE THERAPEUTISCHE WERKZEUGE

Im Folgenden möchten wir drei neu entwickelte Verfahren vorstellen. Ihnen kommt ein herausragender Stellenwert bei der biologischen Behandlung zu und sie werden phasenübergreifend eingesetzt.

5.1 Homöopathische Immunmodulation (SophiaImmun)

Die homöopathische Immunmodulation ist für uns ein neues, immens wichtiges therapeutisches Werkzeug bei der biologischen Behandlung der Lyme-Borreliose. Historisch betrachtet, ist diese Art der homöopathischen Anwendung jedoch schon sehr alt.

Entwicklungsgeschichte

Der Gründer der Academy of Environmental Medicine, Dr. Theron Randolph, mit dem Dr. Klinghardt viele Jahre zusammengearbeitet hat, nutzte ein aus der Toxikologie bekanntes Prinzip, um Patienten, die auf bestimmte Gifte allergisch geworden waren, wieder gesund zu machen. Er fand heraus, dass ganz bestimmte homöopathische Verdünnungsschritte das exakte Gegenmittel zum Gift waren, andere Verdünnungsschritte wiederum toxisch wirkten. Es gibt also verschiedene „Fenster" in der Verdünnungsreihe, wodurch das Mittel als Gegenmittel zu dem Gift wirkt, von dem es ursprünglich herkommt (Dose-Response-Kurve).

Dr. Randolph spritzte die sterile, homöopathische Verdünnung eines Allergens in die oberste Hautschicht. Löste dies eine Verschlechterung der Symptome aus, erhöhte er die Potenz der Verdünnungsreihe um eine Stufe. Diese neue Verdünnung wurde ebenfalls injiziert. Der Vorgang wurde solange wiederholt, bis die Verdünnung gefunden war, bei der sich die Symptome deutlich besserten oder verschwanden. Diese Verdünnung nannte er End-Point-Titration oder Endpunkt-Titration.

Eine Weiterentwicklung dieser Methode ist die Low Dose Immunotherapy, die ursprünglich von Dr. McEwen in England entdeckt und dann unter Leitung der AAEM (American Academy of Environmental Medicine) und Dr. Ty Vincent so weiterentwickelt wurde, dass sie für die Behandlung der Lyme-Borreliose angewendet werden konnte.

Dieses Prinzip ist in die Entwicklung unserer SophiaImmun-Methode (Homöopathische Immunmodulation) und der HOMEO K.-Mittel eingegangen.

"The response of the host makes the disease, not the antigen (microbes or toxins)." – Die Immunantwort des Wirts macht die Krankheit aus, nicht das Allergen (Mikroben oder Toxine). Dr. Lewis Thomas.

Die Wirksamkeit dieser Methode kannte schon General Alexander Rimski-Korsakow, als er Anfang des 19. Jahrhunderts seinen Soldaten riet, in ihre Becher zu spucken oder zu urinieren, um diese danach mehrfach mit Wasser auszuschwenken und daraus zu trinken. Er rettete damit einen Großteil seiner Truppen vor dem Tod durch eine Bartonella-quintana-Infektion (Trench Fever). Im Gegensatz dazu verlor Napoleon den größten Teil seiner Truppen durch diese damals von Läusen übertragene Infektionskrankheit.

STUDIE

J Infect Dis. 2006 Jan 1
Evidence for louse-transmitted diseases in soldiers of Napoleon's Grand Army in Vilnius.
"DNA of **Bartonella quintana** (the agent of trench fever) was identified by PCR and sequencing in 3 of the lice. Similarly, PCR and sequencing of dental pulp from the remains of 35 soldiers revealed DNA of B. quintana in 7 soldiers and DNA of R. prowazekii in 3 other soldiers. Our results show that **louse-borne infectious diseases affected nearly one-third of Napoleon's soldiers buried in Vilnius** and indicate that these diseases might have been a major factor in the French retreat from Russia."
Raoult D

In jüngster Zeit konnten wir die Wertigkeit dieser Methode anhand einer eindrucksvollen Studie aus Kuba nachvollziehen. Mit der einmaligen Gabe von C200 Leptospirose (ebenfalls eine Spirochäten-Erkrankung) wurde in der Versuchsgruppe von **2,3 Millionen Menschen,** die dieses Mittel **NUR ein einziges Mal** bekamen, die Erkrankungshäufigkeit nicht nur ein bisschen, sondern drastisch gesenkt.

STUDIE

Homeopathy. 2010 Jul;99
Large-scale application of highly-diluted bacteria for Leptospirosis epidemic control.
A homeoprophylactic formulation was prepared from dilutions of four circulating strains of Leptospirosis. This formulation was administered **orally to 2.3 million persons** at high risk in an epidemic in a region affected by natural disasters. In the intervention region the incidence of Leptospirosis **fell below the historic median.**
Bracho G, et al.

In der klassischen Homöopathie ist diese Vorgehensweise schon lange bekannt. Bei der Eugenischen Kur wird mit Erfolg der schwangeren Mutter zu verschiedenen Zeitpunkten eine Verdünnung der wichtigsten vertikal-übertragenen Infektionen in der Potenz C200 gegeben: Syphilis (ebenfalls eine Spirochäten-Infektion), Gonorrhoe (umgangssprachlich als Tripper bezeichnet) und Tuberkulose.

Es zeigt sich, dass dadurch die Schwangerschaft, die Geburt und die Zeit danach deutlich günstiger verläuft und die Kinder gesünder und intelligenter sind.

Unserer Meinung nach sind die homöopathischen Miasmen (spezifische Erklärung von Ansteckung in der Homöopathie) eine vertikale Übertragung der persistenten Formen dieser Erreger von der Mutter zum Fötus während der Schwangerschaft. Angesichts der Evidenz brauchen wir nicht auf eine „esoterische" Erklärung der Miasmen-Theorie zurückzugreifen.

Wirkungsprinzip

Wenn man ein Toxin oder Allergen (Urtinktur) homöopathisch verdünnt und lege artis verschüttelt, gibt es in der folgenden Verdünnungsreihe eine für diesen Patienten und dessen Immunsystem ideale Potenz, die diese Verdünnung zum perfekten Antidot gegen das ursprüngliche Gift macht (in der Physik auch als „Umkehrfrequenz" oder „destruktive Interferenz" bekannt).

Wir waren überrascht, dass dieses Prinzip auch für lebende Organismen gilt: Benutzt man die angelegte Kultur eines Pathogens als Urtinktur und erstellt man daraus eine homöopathische Verdünnungsreihe, kann man immer mit Hilfe der ART-Testung eine Hochpotenz dieses Pathogens ermitteln, das alle negativen Auswirkungen auslöscht, die dieses Pathogen auf den behandelten Organismus hatte. Alle Symptome verschwinden, manchmal innerhalb von Minuten oder Stunden nach Gabe des Mittels.

Wir gehen davon aus, dass die gefundene patientenspezifische Hochpotenz eines Pathogens zu einer perfekten Immunmodulation des Systems führt: überschießende Immunreaktionen werden abgebaut, dort wo das Immunsystem schläft oder gebremst ist, stellt sich eine normale, angemessene Aktivität ein. Damit verschwinden über 90 % aller Symptome.

Neu ist für uns die Beobachtung, dass eine C17 oder C18-Verdünnung von z.B. Borrelien als Ausgangssubstanz völlig unterschiedliche Wirkungen zeitigen. Es reicht nicht aus, eine C6, C12, C30 oder C200 zu verwenden. Wir brauchen eine lückenlose Verdünnungsreihe von C4 bis C30. Mit ART finden wir die exakte Verdünnung, die den dramatischen Heileffekt auslöst, den wir häufig beobachten.

Der berühmte Physiker Dr. Wolfgang Ludwig machte diese Beobachtung bereits vor 30 Jahren. Er hatte eine oszillographische Darstellungsweise für homöopathische Mittel entwickelt, mit der er die Frequenzmuster graphisch abbilden konnte. Er zeigte, dass eine C6-Verdünnung von Belladonna ein völlig anderes Frequenzmuster besitzt als eine C7. Dieses Wissen hat leider bis heute keinen Einzug in die Ausbildung der klassischen Homöopathie gefunden.

Eine zweite neue Beobachtung verdanken wir Dr. McEwen: Wenn die homöopathischen Mittel in destilliertem Wasser ohne die Verwendung von Alkohol verschüttelt und später streng intrakutan injiziert werden, wird aus den Zellen der Haut das Enzym Beta-Glucuronidase ausgeschüttet, das den Effekt des homöopathischen Mittels dramatisch verstärkt.

Die dritte neue Beobachtung zeigt, dass die Menge, die gespritzt wird, den therapeutischen Erfolg wesentlich bestimmt. Eine Gruppe von Forschern innerhalb der AAEM fand heraus, dass bei der intrakutanen Injektion genau 0,04 ml verwendet werden sollten. Wird mehr gespritzt, gibt es verstärkte Immunantworten, die meist ungünstig für den Patienten ausfallen. Wird weniger gespritzt, ist die zu erwartende Immunreaktion unzureichend.

Die vierte neue Beobachtung: Werden die regulatorischen T-Zellen (Treg-Zellen) durch die Gabe des homöopathischen Simile angesprochen, hält diese Aktivierung 7 Wochen lang an. Daher sollte eine Injektion nur einmal alle 7 Woche gegeben werden. Wird das Mittel oral mehrmals täglich eingenommen, kommt es zu einer Habituation (Abstumpfung) der Immunantwort ohne weitere Heilwirkung.

In der Praxis stellen wir allerdings fest, dass nach der ersten Injektion das dysorganisierte Immunsystem des Patienten oft unvorhersehbar reagiert. Nach anfänglich überschießender Immunregulation, die mehrere Tage anhalten kann, kommt es zu einer deutlichen Verbesserung vieler Symptome. Sobald diese Reaktion abklingt, wird die nächste Injektion in genau der gleichen Potenz gegeben (nicht in einer niedrigeren Potenz, wie es in der Homöopathie oft praktiziert wird).

Ein typischer Verlauf sieht etwas so aus: zweite Injektion nach 7 Tagen, dritte Injektion 5 Wochen später, danach stellt sich der 7 Wochen Rhythmus ein. Nach der sechsten Injektion ist keine weitere Therapie mehr notwendig.

www.SophiaMed.online

Auf der SophiaMed©-Internetseite wird die genaue Herstellung der Potenzen beschrieben.

Ausgangssubstanzen

Früher konnten wir z.B. bei Staufen Pharma fertig hergestellte Verdünnungen von Mikroben und Toxinen käuflich erwerben. Auf Druck der Europäischen Union ist heute leider wichtiges Arbeitsmaterial nicht mehr verfügbar.

Unsere Alternative sieht folgendermaßen aus: Stellt man aus diversen Körperflüssigkeiten sterile, isopathische Verdünnungen mit sterilem Wasser her (Vorgehensweise siehe Praxisprotokolle auf der SophiaMed©-Internetseite), dann können wir mit

Hilfe der ART-Technik das perfekte Antidot gegen die im Patienten vorhandenen Pathogene finden oder uns diesem mithilfe einer empirischen Vorgehensweise ohne Muskel Biofeedback-Test annähern (wird in den Kursen des INK vermittelt).

Im Speichel und in der Tränenflüssigkeit von Lyme-Patienten findet man lebende Borrelien, Bartonellen und Babesien. Im Urin befinden sich Bruchstücke der Zellorganellen, Zellwände und DNA aller im Patienten vorhandenen Pathogene.

Vaginalflüssigkeit und Sperma enthält häufig Borrelien. Auch in den Erythrozyten von infizierten Patienten finden wir alle wichtigen Keime. Gerade bei Verdacht auf zusätzliche Virenbeteiligung eignet sich die Verwendung von Speichel und Rachenabstrich.

Auch die fettig-degenerative Substanz, die bei einer Operation von Knochenkavitäten entfernt wird, eignet sich als Ausgangsstoff, genauso wie Hautschuppen bei Ekzemen.

www.SophiaMed.online
Auf der SophiaMed©-Internetseite ist neben der detaillierten Herstellungsanleitung für Verdünnungen aus patienteneigenem Material auch eine genaue Beschreibung zur Eigenherstellung einer homöopathischen Verdünnung aus Zecken oder anderen Insekten, sowie die Dosierung und Anwendung der Potenzreihen zu finden.

Entscheidend für uns war die Entdeckung, dass die homöopathische Modulation der Immunreaktion auf Streptokokken allerhöchste Priorität vor allen anderen Immunreaktionen hat.

Wir verwenden und testen Potenzierungen von Streptokokken-Kulturen ab C4 bis C30.

Durch die Verbindung von ART mit psychotherapeutischen Maßnahmen wie die Psycho-Kinesiologie sehen wir häufig einen Zusammenhang zwischen der fehlgeleiteten Immunreaktion auf Streptokokken und verschiedenen Arten von perinatalen Geburtstraumen. Vielleicht sind Streptokokken die ersten Keime, mit denen das Kind während der Geburt in Kontakt kommt. Ist das Kind bereits im Mutterleib durch diaplazentare Übertragung mit Keimen konfrontiert worden, die nicht physiologisch sind, könnte das Immunsystem bereits so irritiert sein, dass der Kontakt mit Streptokokken zu einer überschießenden oder fehlgeleiteten Reaktion führt.

Wird die homöopathische Immunmodulation mit Streptokokken-Potenzen korrekt durchgeführt, sehen wir häufig, dass inadäquate Immunantworten auf andere Keime, Parasiten, Pilze, Viren, Toxine oder auch Antigene, wie Gluten, Kasein usw. verschwinden. In seltenen Fällen wird gleichzeitig eine Potenzierung anderen Ursprungs verwendet. Studien und weitere Ausführungen dazu sind im Kapitel „Entstehung chronischer Erkrankungen – inadäquate Immunreaktionen" nachzulesen.

Anwendung der homöopathischen Immunmodulation

Durch ART-Testung finden wir die Pathogene, Toxine und Allergene, die das Immunsystem zum entsprechenden Zeitpunkt am schwersten belasten. Anschließend finden wir mit ART die adäquate Potenzierung der Ursubstanz.

0,04 ml dieser sterilen Wasserlösung werden dem Patienten streng intrakutan (als Quaddel) in die Innenseite eines Unterarms gespritzt. Die Injektion mit sterilem Wasser erzeugt einen brennenden Schmerz, der ca. 20 Sekunden andauert. Dieser Schmerz ist notwendig, damit im umgebenden Gewebe das Enzym Beta-Glucuronidase freigesetzt wird, das den bereits beschriebenen, enorm potenzierenden Effekt auf die Wirkung der Immunmodulation hat. An einer lokalen Reaktion (z.B. Rötung) lässt sich bereits ablesen, wie zielgenau die Potenzierung war.

5.2 Photophorese nach Dr. Klinghardt

Der mit Dietrich Klinghardt befreundete Arzt Dan Kinderlehrer aus Santa Fe führte vor Jahren eine interessante Faktorenanalyse durch. Dazu suchte er über das Internet nach Patienten, deren Borreliose im Labor nachgewiesen war und die durch Anwendung verschiedener Methoden mindestens 2 Jahre völlig symptomfrei waren.

Das Ergebnis:

1. Biochemie: alle als geheilt geltenden Patienten hatten entweder Antibiotika, antimikrobiell wirkende Kräuter oder kolloidales Gold oder Silber verwendet.
2. Biophysik: alle als geheilt geltenden Patienten hatten eine Methode der Biophysik mit pulsierten Feldern verwendet.

Es gab unter den Befragten niemanden, der nur durch Anwendungen aus einer der beiden Fachrichtungen gesund geworden war. Daher kombinieren wir bei der Behandlung der persistierenden Borreliose immer die Biochemie (Anwendung sorgfältig ausgewählter Heilmittel) mit der Biophysik.

An dieser Stelle möchten wir darauf hinweisen, dass der Körper selbst fortwährend mit Frequenzen arbeitet und jedes Gewebe mit heilenden körpereigenen Frequenzen pulsiert. (Beispiel: der Herzschlag wird mittels EKG am Hand- und Fußgelenk gemessen, das EEG kann Meter vom Körper entfernt abgelesen werden). Jede einzelne Zelle – auch die der Borrelien – ist selbst ein Pulsgenerator, kommuniziert mit dem Gesamt-organismus – und verändert ihn.

Der für uns nachvollziehbar stärkste Pulsgenerator im Körper ist das Gehirn. Es erzeugt ein heilendes oder krankmachendes Feld, das durch unsere Gedanken und Emotionen permanent moduliert wird. Diesen Generator können wir mit heilenden Frequenzen bewusst beeinflussen, was uns im Zuge unserer Arbeit mit der Psycho-Kinesiologie und den Mentalfeld-Techniken (siehe Lehrbuch) gelungen ist.

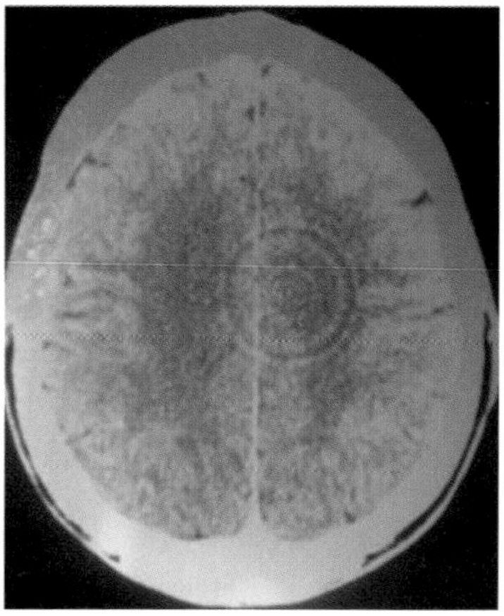

Im CT-Scan sieht man ein kreisförmiges Gebilde, das durch Interaktion von Röntgenstrahlen erzeugt wird, entstanden durch einen aktivierten psychologischen Konflikt im Gehirn. Das Gebilde verschwindet, wenn der Konflikt gelöst wird. (Diese Beobachtung verdanken wir Dr. R. G. Hamer.)

Das Fundament der biophysikalischen Behandlung wurde durch Royal Rife gelegt, einem begabten Arzt aus Kalifornien. Er entwickelte in den 30er Jahren ein Lichtmikroskop, dessen Auflösung höher war, als man es in der damaligen Wissenschaft für möglich hielt. Damit konnte er kleinste Mikroben **lebend** in ihrer Aktivität beobachten.

Mit dem heute meist verwendeten Elektronenmikroskop ist es leider nur möglich, **tote** Keime zu analysieren. Fast alles, was in der Biologie heute gelehrt wird, rührt von Beobachtungen an toten Keimen her.

Rife erzeugte mithilfe eines mit Argongas gefüllten Glaszylinders ein starkes, den Körper durchdringendes, elektromagnetisches Feld. Ein nach heutigen Gesichtspunkten „primitives" Gerät ließ dieses Feld mit Frequenzen pulsieren. Er fand heraus, dass fast alle Krebspatienten mit Mykoplasmen infiziert waren, die er regelmäßig in den Tumoren seiner Patienten nachweisen konnte.

Unter dem Mikroskop beobachtete er, dass bestimmte sorgfältig ausgewählte Pulsfrequenzen Mikroben, wie die entdeckten Mykoplasmen, „explodieren" und sterben ließen – ähnlich dem berühmten Weinglas, dass die Jazz- Sängerin Ella Fitzgerald mit ihrer Stimme zum Explodieren brachte. Leider wurde seine Forschung damals zerstört. Seine Frequenzen gingen verloren, aber die Methode wurde in den letzten 25 Jahren wieder lebendig. Wir begegnen in den USA immer wieder Instrumenten, die unter dem Namen "Rife Maschine" verkauft werden. In Deutschland gibt es einen Nachbau seines Mikroskops.

Angeregt durch die Arbeit von F.A. Popp wurde uns deutlich, dass mit Frequenzgeräten zwei unterschiedliche Effekte erzielt werden:

1. die direkte Pulsierung von Geweben und Mikroben mit möglicherweise keimtötenden Effekten – ähnlich wie die Wirkung von Antibiotika
2. die Pulsierung des Biofeldes, das den Patienten umgibt („Befeldung" nach Dieter Broers), mit reziproken Effekten tief in die Gewebe. Es ist dabei nicht notwendig, dass die erzeugten Strahlen oder das erzeugte Feld den Körper penetrieren. Dieser Effekt entspricht eher der Homöopathie als der Anwendung von Antibiotika und hat oft beinahe magisch erscheinende Heilerfolge.

Es ist in der Biophysik-Forschung bekannt, dass die pathogenen Mikroben das System des Wirts durch elektromagnetische Felder und Lichtabgaben modulieren, so dass der Wirt zu einem für den pathogenen Keim idealen Gastgeber wird.

STUDIEN

Interdisciplinary Sciences: Computational Life Sciences December 2009
Electromagnetic detection of HIV DNA in the blood of AIDS patients treated by antiretroviral therapy.
Electromagnetic signals of low frequency have been shown to be durably produced in aqueous dilutions of the Human Imunodeficiency Virus DNA.
Luc Montagnier, Jamal Aïssa et al.

Journal of Physics: Conference Series
DNA waves and water
Some bacterial and viral DNA sequences have been found to induce low frequency electromagnetic waves in high aqueous dilutions.
L Montagnier, J Aissa, et al.

Die Keime etablieren sich in unserem Körper durch Modifikation biophysikalischer Parameter in unserem System. Deshalb erscheint es sinnvoll, mit Instrumenten und Methodiken zu arbeiten, die ebenfalls aus der Biophysik kommen.

In der modernen Medizin werden Magnetfelder verwendet, Mikroströme, Laser, Schall, Vibration und andere physikalische Anwendungen. Dietrich Klinghardt hat diese Entwicklung von Anfang an mitgetragen und hat daraus eine eigene einfache Methode entwickelt, die jederzeit wissenschaftlich nachvollzogen werden kann.

Diese wissenschaftliche Erklärung wird ausführlich in der Einleitung zu seinem Handbuch der Mentalfeld-Techniken erläutert. Ein Verständnis für die wissenschaftlichen Hintergründe dieser Techniken erfordert eine gewisse quantenphysikalische Vorstellung vom Biophotonenfeld.

Entwicklungsgeschichte

In den 80er Jahren des 20. Jahrhunderts wurde die Iontophorese entwickelt: durch Anlegen von 2 Elektroden mit Gleichstrom konnten auf die Haut aufgetragene Substanzen (z.B. Cortison) mit Hilfe des Ionenstroms tief in das Körperinnere, z.B. in das Schultergelenk, transportiert werden.

Wenig später wurde die Phonophorese entwickelt: hierbei wurde Ultraschall ebenfalls für den Transport von Substanzen in die Körpertiefe benutzt.

In den 90er Jahren beobachtete Klinghardt, dass polarisiertes, monochromatisches Laserlicht auf gleiche Art benutzt werden kann. Zunächst benutzte er einen 830 NM Infrarot-Laser, um Heilmittel, die auf den Laserstrahl aufmoduliert wurden, tief in die Gewebe zu transportieren.

Anfang dieses Jahrhunderts folgte die Beobachtung, dass die Bestrahlung des Feldes (Befeldung) außerhalb vom Patienten mit einem ultraschwachen Laser, auf dessen Strahl Substanzen aufmoduliert werden, enorme Heileffekte auslösen konnte, ohne dass ein Kontakt des Lasers mit dem Körper notwendig war.

Teleportation von Vitaminen und Heilmitteln

Quantenphysikalische Teleportation kann Informationen zwischen physikalischen Systemen transferieren:

STUDIE

Nat Commun. 2013
Quantum teleportation of laser-generated photons with an entangled-light-emitting diode.
Quantum teleportation can transfer information between physical systems, which is essential for engineering quantum networks.
Stevenson RM

Luc Montagnier, der Entdecker des AIDS-Virus, machte folgendes Experiment: In einem geschlossenen Reagenzglas war eine lebende Viruskultur, in einem zweiten Glas "leeres" Wasser, ohne Leben darin. Mit einem gepulsten blau-violetten Laserstrahl wurde die Viruskultur so bestrahlt, dass der Laserstrahl auch das zweite Glas durchdrang. Nach kurzer Zeit konnte der Forscher Teile der HIV-DNA im Glas mit "leerem" Wasser nachweisen. Er nannte diese Methode „Teleportation von DNA".

Dr. Klinghardt zog daraus folgenden Schluss: Wenn wir mit dem Laser DNA auf Wasser übertragen können, dann müsste es auch gelingen, mit einem Laserstrahl Vitamine, Mineralien oder Heilmittel auf einen ganzen Organismus zu übertragen, ohne dazu die stofflichen Substanzen zu verwenden. Das Prinzip – die Befeldungsmethode – wenden wir seit einigen Jahren mit großem Erfolg an.

Ariane Zappe erfasste das Gesamtspektrum verschiedener gesunder Körpermikrobiome (z.B. Darmmikrobiom mit über 2500 lebensnotwendigen Keimen) digital, um sie mittels Photophorese als Heilmittel zu verwenden – mit bemerkenswerten Erfolgen. Dietrich Klinghardt konnte zeigen, dass es durch Einsatz dieser Methode sogar zu nachweisbaren Heilungen von genetischen Mutationen kommen kann (SNPs die vor der Behandlung nachgewiesen wurden, waren nach Monaten nicht mehr auffindbar).

Das Verabreichen von stofflichen Mitteln kann auf diese Weise reduziert oder sogar ganz ersetzt werden. Eine Ausnahme bilden die Bindemittel (Zeolith, Chlorella usw.), die wir immer noch in ihrer natürlichen Form brauchen.

Alle Laborwerte vom Patienten (z.B. Hormone, Neurotransmitter, Vitamine) können mit dieser Methode beeinflusst und moduliert werden, ohne dass die Einnahme von Medikamenten oder Substanzen notwendig ist.

Modulation der Entgiftung

Entgiftungsvorgänge können damit beschleunigt und optimiert werden. Informationsmuster von Schwermetallen, Medikamentenrückständen, Anästhetika, Impfstoffen usw. können übertragen werden.

Im Rahmen des Schall-Cluster-Programms gibt es intra- und extrazelluläre Ausleitungsschalle, die den Körper dazu anregen, Toxine, Depottoxine und andere Stoffe auf dem ein oder anderen Weg auszuleiten.

Immunmodulation

Immunantworten des Organismus können durch die Konfrontation mit der Information des Keims oder Toxins moduliert werden.

Was passiert im Blut nach der Befeldung mit patienten-spezifischen Frequenzmustern der Keime? TNF alpha, TGF beta 1, Fibrinogen, hsCRP und viele andere Entzündungsparameter kehren in den Normalbereich zurück. So, als wäre das entzündungsverursachende Agens verschwunden! Das eröffnet eine enorme Palette von therapeutischen Möglichkeiten.

Die Arbeit mit der Photophorese ermöglicht den direkten Kontakt mit der Welt der Mikroben, die anschließende PK- oder MFT-Behandlung führt oft zur Auflösung des pathogenen Charakters der Keime. Sie werden zu symbiotischen Keimen oder in unserem System unsichtbar.

Lichtquelle

- eine Lichtquelle, z.B. ein herkömmlicher Laserpointer, mit einem Aufsatz *(Bezug: www.ink.ag)* aus einem sorgfältig ausgewählten Material, das die Abstrahlung der aufgelegten Mittel aufschwingt. Der Lichtstrahl muss von Hand durch das Feld des Patienten bewegt werden.
- ein automatisches Befeldungsgerät, wählbar in 3 Farben *(Bezug: www.ink.ag)*, mit einer Frequenz gepulsten Lichts, die für die Übertragung besonders verstärkend wirkt (Forschung Luc Montagnier). Die Befeldungsgeräte wedeln automatisch, harmonisch und sinusoidal den Lichtstrahl während der Behandlung durch das Feld des Patienten. Sowohl analoge als auch digitale Frequenzmuster können durch die Benutzung von Schall-Clustern oder digitalisierter Nosoden aufmoduliert werden.

Lichtquelle

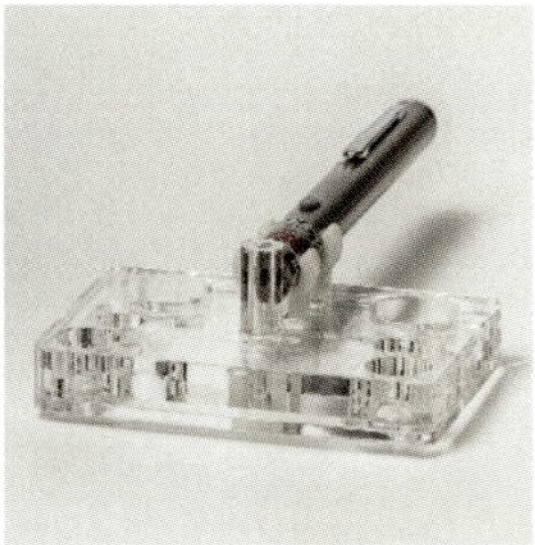

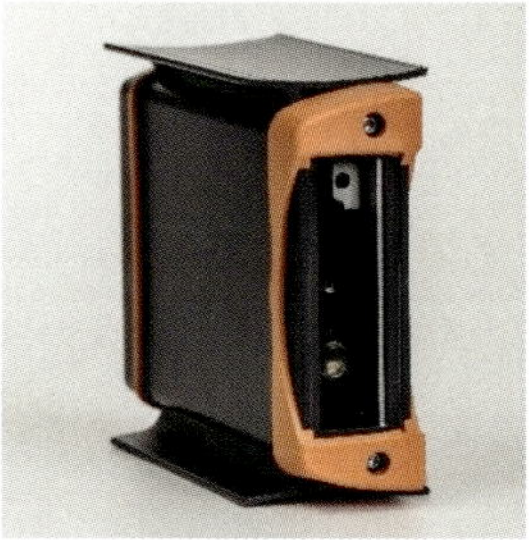

Befeldungsgerät

Lichtfarbspektrum

- **Rotes Licht** zeigt antivirale Effekte und ist besonders geeignet für die Behandlung von Allergien. Licht im Infrarotbereich zeigt neuroprotektive Eigenschaften.

STUDIE

J Biomed Opt. 2013 Sep

Low-level laser therapy for spinal cord injury (SCI) in rats: effects of polarization.

Regardless of the polarization direction, functional scores of SCI rats that were treated with the 808-nm laser irradiation were **significantly higher** than those of SCI alone group (Group 1) from day 5 after injury.

Ando T, et al.

Einige der beobachteten Effekte gehen sicherlich auf die von Prof. Pollack erforschte vierte Phase von Wasser zurück. Infrarotbestrahlung erzeugt eine sog. Exclusion Zone (Ausschlusszone) mit einem Ladungsunterschied, der die Funktion der Zellmembranen unterstützt.

STUDIE

Biochemie. 2012 Jan
Origin of microbial life hypothesis: a gel cytoplasm lacking a bilayer membrane, with infrared radiation producing exclusion zone (EZ) water, hydrogen as an energy source and thermosynthesis for bioenergetics.
The gel pre-cytoplasm exposed to radiant energy, especially in the infrared (IR) region of the EM spectrum resulted in the production of an exclusion zone (EZ) with a charge differential (-100 to -200 mV) and boundary that may have been a possible location for the latter organization of the first cytoplasmic membrane.
Trevors JT1, Pollack GH

- **Grünes Licht** normalisiert Aktionspotentiale im Nervensystem mit einem sofortigen beruhigenden Einfluss. Dr. Tiina Karu konnte diesen Effekt intraoperativ am Rückenmark nachweisen.
- **Blau-violettes Licht** wird zur DNA-Teleportation benutzt und ist besonders für die direkte 1 zu 1 Übertragung von Substanzen in das Körperinnere geeignet.

Informationstragende Substanzen

- Bei der Behandlung der chronischen Borreliose und Co-Infektionen werden hauptsächlich hochauflösende Dias verwendet, die von Kulturen der jeweiligen Keime angefertigt wurden.
- homöopathisch oder spagyrisch aufbereitete Nosoden
- Proben der Substanz in Urform, z.B. bei Vitaminen, Impfstoffen oder Toxinen
- Schall-Cluster-Dateien: Die „Behandlungsschalle" werden so hergestellt, dass die Eigenfrequenzen von Keimen, aber auch all ihren Bestandteilen wie Zellwand oder Zellorganellen erfasst werden. Es kommt zu sofortigen Immunmodulationen beim befeldeten Patienten, die wichtige Heilblockaden lösen und das System für die Anwendung von einfachen biologischen Heilmitteln öffnen. Wir verwenden ebenso Cluster-Dateien für die Ausleitung von Giften, Biotoxinen und Schadstoffen, sowie für alle anderen relevanten Themen.

Praktische Anwendung

- Der Patient ist idealerweise bis auf die Unterwäsche entkleidet. Handflächen werden, wenn möglich, der Lichtquelle zugewendet.

- Der Patient hält die zu übertragenden Substanzen auf einem sog. Signalverstärker *(Bezug: www.ink.ag)* in der Hand oder auf dem Schoß – und zwar auf der der Lichtquelle abgewandten Körperseite.
- Jede Körperseite wird 3 Minuten (vorne, hinten, jede Seite) befeldet.

Die genaue Arbeitsweise wird in den ART-Kursen gelehrt.

Diese Behandlung wird im Allgemeinen zwischen 2-mal pro Woche bis alle 10 Tage angewendet und therapiebegleitend durchgeführt.

Wir sehen mit dieser Methodik gerade bei den schwerstkranken Borrelien-Patienten häufig den ersehnten Durchbruch, der durch andere Therapiemaßnahmen nicht möglich war.

5.3 Liposomale Aufbereitung

Eine große Herausforderung bei der Behandlung der chronisch-persistierenden Borreliose ist die Entdeckung, dass fast alle Keime ihre Zellwand abgeben können und ihren Wohnsitz in Biofilme verlagern. Diese Polysaccharid-Konstruktionen wurden bereits im Kapitel über die Entstehung chronischer Erkrankungen genauer beschrieben.

STUDIE

PLoS One. 2012; Epub 2012 Oct 24
Characterization of biofilm formation by Borrelia burgdorferi in vitro.
In summary, we have found substantial evidence that Borrelia burgdorferi is capable of forming biofilm in vitro.
Sapi E, et al.

Es ist bekannt, dass wir Antibiotika über 1000-fach stärker dosieren müssten, damit wir sie auf osmotischem Weg in einen Biofilm einschleusen könnten. Diese Dosierung liegt natürlich weit über dem für uns bereits tödlichen Bereich.

Daher konzentrieren sich die meisten Therapeuten darauf, den Biofilm z.B. mit Enzymen zu zerstören, um so die darin enthaltenen Keime behandeln zu können. Dabei wird übersehen, dass wir symbiotische, physiologische, für unsere Gesundheit unerlässliche Biofilme in allen Bereichen unseres Organismus aufgebaut haben, die mit diesen Maßnahmen geschädigt werden. Gerade die neuesten Studien von Prof. Ruggiero über das physiologische Gehirnmikrobiom sollten hellhörig und nachdenklich darüber machen, welche Konsequenzen diese Strategien der Biofilmzerstörung haben.

Wir schlagen bei der biologischen Behandlung einen anderen Weg ein, der sich klinisch bewährt hat. Wir verwenden eine relativ milde Methode, um Biofilme aufzuschließen und gleichzeitig biologische Mittel mit einem möglichst niedrigen MIC-Wert (Minimal Inhibitory Concentration) in das System zu schleusen. Diese Mittel wirken bereits in kleinsten Dosen hemmend auf das Wachstum pathogener Keime, schonen dabei aber unsere gesunden Biofilmkeime.

Aus diesem Gedanken heraus entstand unser Lyme-Cocktail mit einer Auswahl an Kräutern, die einen starken, inhibitorischen Effekt auf Borrelien und Co-Infektionen zeigen, dabei aber wenig Einfluss auf gesunde Keime wie Lactobacillus acidophilus usw. haben.

Lange bevor entsprechende Studien wie die folgende veröffentlicht wurden, sind wir darauf aufmerksam geworden, dass liposomal aufbereitete Mittel die Fähigkeit besitzen, auch ohne entsprechendes osmotisches Gefälle in den Biofilm einzudringen.

STUDIE

Methods Enzymol. 2005;391:211-28
Use of liposomes to deliver bactericides to bacterial biofilms.
Jones MN

Liposomale Medikamente werden über die Lymphe, nicht über die Blutgefäße aufgenommen und zirkulieren zunächst durch das Lymphsystem, bevor sie im Blutgefäßsystem erscheinen.

Zusätzlich machen wir uns ein weiteres Prinzip zu Nutze: die liposomale Aufbereitung, also das Umschließen einer Substanz mit Fett (z.B. Phospholipide), maskiert diese Substanz wie ein trojanisches Pferd.

Dr. Stephen Fry ist der führende Wissenschaftler, der herausfand, dass sich Mikroben von Fett ernähren. Er propagiert eine komplett fettfreie Ernährung, damit die Mikroben zur Fettsuche aus dem Biofilm gelockt und außerhalb des Biofilms mit antimikrobiellen Mitteln behandelt werden können. Dabei bleibt aber die Brutstätte neuer Mikroben im Biofilm unbehandelt.

Daher gehen wir einen anderen Weg und empfehlen eine relativ fettarme Ernährung bis auf unsere liposomalen Kräuter. Wir erreichen so einen Fetthunger der Mikroben, die sich direkt in ihrem Geburts- und Lebensort Biofilm auf unsere liposomalen, also fettumschlossenen, keimhemmenden Mittel stürzen.

Ähnlich diesem Prinzip nutzen wir auch Hyaluronsäure als Lockmittel für viele Keime und insbesondere Mangan als Lockmittel für Borrelien.

Mit der ART-Testung finden wir eine weitere, immens wichtige Eigenschaft liposomaler Zubereitungen: sie überqueren die Blut-Hirn-Schranke. Der von Prof. Omura entwickelte direkte Resonanztest zeigt uns, dass liposomal aufbereitete Mittel innerhalb weniger Sekunden nach Einnahme im Gehirn aufzufinden sind. Nicht-liposomale Mittel können im Gehirnareal nicht getestet werden.

STUDIE

J Neuroinflammation. 2011 Aug 4;8(1):90
Alzheimer's disease – a neurospirochetosis.
Spirochetes were observed in the brain in more than 90 % of AD cases.
Miklossy J.

Wie diese Studie von Judy Miklossy Spirochäten-Keime in 90 % der Gehirnen von Alzheimer-Patienten nachweist, sehen auch wir, dass viele Probleme der Lyme-Patienten von Keimen bzw. unserer Immunantwort auf Keime verursacht werden, die die Blut-Hirn-Schranke überquert haben.

Unsere klinische Beobachtung lässt uns auf einen dritten wichtigen Vorteil der liposomalen Aufbereitung schließen – das vereinfachte Durchdringen der Zellmembran in den Intrazellulärraum. Viele Keime, z.B. Ehrlichien und andere Rickettsienarten oder Babesien, leben primär in der Zelle. Trotzdem finden wir sie nach Anwendung von liposomalen Mitteln wie dem Lyme-Cocktail und tiefer Bindegewebsmassage mit unserem provozierten PCR-Test im Urin. Auch der Test der CD 57-Immunzellen verbessert sich. Wir sehen eine wesentlich schnellere Keimreduzierung als mit Antibiotika oder nicht-liposomalen Mitteln.

STUDIE

J Liposome Res. 2011 Sep
Conventional and long-circulating liposomes of artemisinin: preparation, characterization, and pharmacokinetic profile in mice.
...both **liposomal formulations** showed **much longer blood-circulation time** than free artemisinin; artemisinin was still detectable after 3 and 24 hours of administration ... AUC(0-24 h) values were increased by approximately **6 times** in both of the liposomal formulations, in comparison with free artemisinin.
Liposomes loaded with artemisinin, especially the long-circulating vesicles, could really represent a new strategy for developing smart, well-tolerated, and efficacious therapeutic nanocarriers to treat tumors, but could also be very useful to treat parasitic disease.
Isacchi B, et al.

2011 unterstützte diese Studie unsere langjährige Erfahrung mit liposomalen Zubereitungen. Die Autoren dieser Studie schlagen vor, dass liposomales Artemisinin eine neue Strategie für kluge, gut-tolerierte und effiziente Nanotransporter darstellen könnte, um Tumore oder parasitäre Erkrankungen zu behandeln – nach dem Prinzip des trojanischen Pferds.

Wir möchten an dieser Stelle nochmals darauf hinweisen, dass der von Dr. Klinghardt entwickelte Lyme-Cocktail eine liposomale Aufbereitung verschiedener keimhemmender und regenerativer Kräuter ist, der damit einen der Grundpfeiler der biologischen SophiaMed©-Behandlung der persistierenden Borreliose darstellt.

www.SophiaMed.online
Das ausführliche Rezept für die Zubereitung des Lyme-Cocktails kann auf der Internetseite jederzeit nachgelesen werden.

6 DAS KONZEPT DER 4 PHASEN

Konflikte oder Traumata verursachen Epimutationen und verändern dadurch die Art und Weise, wie unsere epigenetischen Mechanismen Gene je nach gegenwärtigen Anforderungen aktivieren oder deaktivieren. Dies geschieht vorwiegend, indem eine Methylgruppe (CH3) an ein Gen angebunden wird, das damit stillgelegt wird.

Beispiel: Pathogene Viren, Krebsgene oder mutierte Gene von Vater oder Mutter müssen zeitlebens durch das Anbinden der Methylgruppe (CH3) stillgelegt werden. Unerlöste psychische Traumen lassen diesen Mechanismus entgleisen, und es kommt, meist mit einer Verzögerung von 20 bis 40 Jahren, zu metabolischen Erkrankungen (z.B. Diabetes Mellitus Typ2, Insulin-Resistenz, Bluthochdruck), zu Störungen des Immunsystems (chronische Müdigkeit, symptomatische Lyme-Borreliose usw.), zu Krebs oder zu schweren neurologischen Erkrankungen.

STUDIE

Chest. 2011 Mar;139(3):640-7
Epigenetics and prenatal influences on asthma and allergic airways disease. Emotional stress, smoking, alcohol, environmental toxins and infections of the pregnant mom are responsible for the epigenetic changes of the methylation cycle, leading to asthma.
Martino D, Prescott S.

Unerlöste seelische Konflikte beeinflussen immer bestimmte Regionen im limbischen System, die zu einer Fehlsteuerung im autonomen Nervensystem führen. Diese sind organspezifisch (der Zielort der Belastung ist ein bestimmtes Organ) und verbunden mit einer bestimmten Emotion. Wird das zu Grunde liegende, emotionale Thema nicht gelöst, steht dieses Organ über Jahre unter dem Einfluss der sympathischen Stressachse. Es wird u.a. weniger durchblutet und vom Immunsystem nur minder versorgt. Eben an diese Stelle verschiebt der Körper **Toxine,** die er nicht entgiften kann. Die vergiftete Matrix bildet dann den Nährboden für pathogene **Keime.** Die Ausscheidung von Biotoxinen und die dadurch ausgelösten **Immunreaktionen** sind letztlich für das Symptom, mit dem der Klient zu uns kommt, verantwortlich. Diese Zusammenhänge werden ausführlich im „Lehrbuch der Psycho-Kinesiologie" von Dr. Klinghardt und in den beiden bereits erwähnten Büchern über Mentalfeld-Techniken, die Dr. Klinghardt mit der Therapeutin Amelie Schmeer verfasste, beschrieben. Die offensichtlichen Symptome sind nur „die Spitze des Eisbergs", was unser Eisbergmodell von den chronischen Erkrankungen veranschaulicht: Aus diesen Beobachtungen ergibt sich eine rationale Reihenfolge von therapeutischen Maßnahmen: 1. Psychotherapie 2. Entgiftung 3. Keimreduktion.

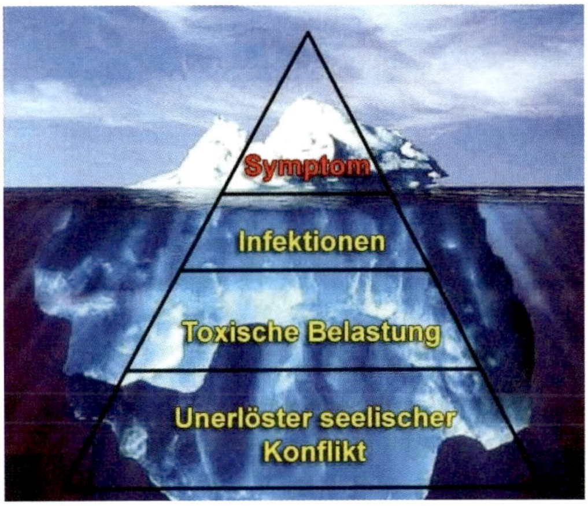

Dieses Therapiemodell stammt aus den frühen Zeiten meiner Arbeit und hat immer noch Gültigkeit. Doch die Situation in unserer heutigen Welt erfordert eine Erweiterung dieses Therapieansatzes, wie wir ihn in diesem Buch mit dem 4 Phasen-Behandlungskonzept anbieten.

Zum Verständnis und zur Anwendung unserer Therapievorschläge möchten wir noch einmal die Ursachen aufführen, warum wir **heute** chronisch krank sind. Denn erst aus der Erkenntnis dieser Ursachen konnten wir unsere ökologisch vernünftigen biologischen Therapieansätze entwickeln.

Aufgrund vieler günstiger Bedingungen kamen Mikroben und Einzeller, die unsere Atmosphäre mit Sauerstoff versorgten, auf unsere zunächst leere und wüste Erde. Der Sauerstoff war Voraussetzung für künftiges differenziertes Leben. Es konnten sich vielzellige Organismen entwickeln, Pflanzen, Pilze und Tiere. Ohne die Vorarbeit der Mikroben gäbe es die höherentwickelten, vielfältigen Lebensformen nicht. Aber inzwischen haben wir Menschen, die wir am Ende der Evolutionskette stehen, die Grundbedingungen in wenigen Generationen massiv verändert und die Millionen Jahre alten Allianzen der Lebewesen untereinander, wie es scheint, unumkehrbar zerstört. Die Bösen sind bekannt – jeder kann sich informieren! Doch das Wissen darum macht viele Menschen hilflos, ratlos und krank.

Aber es gibt durchaus rettende Ideen und Handlungsansätze, Idealismus und den Glauben an das Gute, Unzerstörbare. Dazu will auch unsere Methode beitragen, die mit Achtung auf die alten Symbiosen schaut und sie ohne die Vorstellung von Ausbeutung und Gewinnmaximierung wiederherzustellen versucht. Wir haben eine Vorstellung davon entwickelt, warum so viele Menschen chronisch krank sind, und indem wir in jahrelanger Arbeit Gründe gefunden und Belege für unsere Annahmen zusammengetragen haben, konnten wir nicht anders, als unseren Fokus auf die biologische Medizin zu richten. Dort fanden wir starke und hilfreiche Antworten für viele scheinbar unheilbare Zustände und Erkrankungen.

Ob die Welt noch zu retten ist, wissen wir nicht. Aber wir wissen immerhin, dass wir mit unserer Arbeit nicht zu ihrer weiteren Schädigung beitragen. Indem wir annehmen, die krankmachenden Zusammenhänge erkannt zu haben, können wir lernen, uns vor ihnen zu schützen, vor Elektrosmog, vor verseuchten Nahrungsmitteln, vor schädlicher Chemie. Das ist unser Weg, unser Anliegen mit diesem Buch: die noch gesunden Menschen zu schützen und den schwerkranken gangbare und bezahlbare Wege zurück zur Gesundheit zu zeigen.

Und was hat das alles mit der persistierenden Borreliose zu tun? Wir haben große Teile der Lebensgrundlagen zerstört, die unsere Entwicklung, Intelligenz und Existenz möglich gemacht haben. Die Keime, die wir als „Infektion" beurteilen und verurteilen, wirken so stark krankmachend in uns, weil wir unser äußeres und inneres Milieu auf eine frühere Phase der Evolution zurückverschoben haben. Sind die Keime vielleicht hier, um uns Einhalt zu gebieten in der Art, wie wir mit der Erde umgehen? Ist dies möglicherweise ein Versuch der Erde zu einem Neustart? Diese Art Neuanfang hat es erdhistorisch betrachtet schon häufig gegeben. Denn alles auf der Erde ist zyklisch – auch menschengemachte Zerstörung und ein darauffolgender Neubeginn.

Unsere Therapie macht es für alle möglich, den Weg zurück zur Gesundheit zu finden. Wenn wir dann wieder „in der Kraft" sind, können wir an den notwendigen Veränderungen teilnehmen, um weiter in unserer Evolution voranzuschreiten. Dafür allerdings müssten wir tätig werden – alle, und jeder auf seine Weise, nach seiner Fasson. Jeder kann dazu beitragen, die vor uns liegenden dringenden Aufgaben aktiv anzugehen.

Wir haben eine Meta-Analyse von tausenden erfolgreicher Behandlungen gemacht und ermittelt, dass jede dieser Behandlungen in 4 Phasen oder Schritten vollzogen wurde:

SophiaMed©-System – die 4 Phasen jeder Behandlung

Phase 1: Die Wiederherstellung der normalen und eher engen physiologischen Parameter sowie eine Erhöhung der Resilienz auf energetischer, emotionaler und mentaler Ebene.

Phase 2: Die Entgiftung und damit Befreiung unserer Rezeptoren, metabolischen Enzyme, Zellorganellen und der DNA selbst von blockierenden Substanzen.

Phase 3: Die Immunmodulation: Das Immunsystem befindet sich durch die zahlreichen Angriffe in einem Zustand von Chaos. Wir führen es mit unseren Mitteln zur Funktionsfähigkeit zurück.

Phase 4: Die Reorganisation aller Mikrobiome in der Umwelt, im Umfeld des Patienten und im Körper mit Reduktion der Pathogene und Unterstützung des Wachstums der lebengebenden Keime.

Dieses Behandlungskonzept steht im Einklang mit unserm 5-Ebenen-Modell. Therapeutische Maßnahmen finden auf allen vier unteren Ebnen statt. Veränderungen auf der 5., der intuitiven Ebene sind allein dem Patienten vorbehalten.

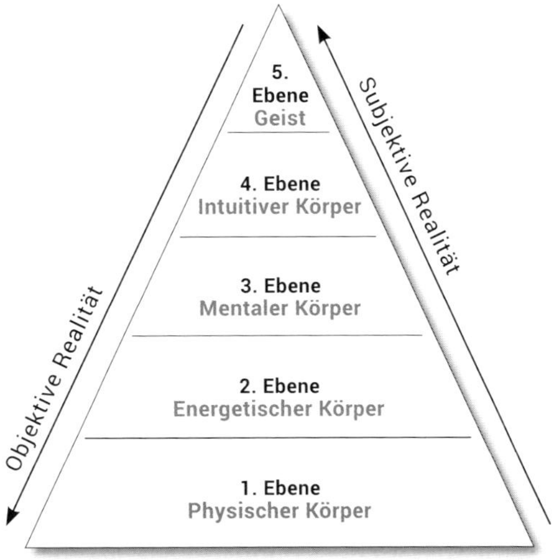

6.1 Phase 1: Wiederherstellung gesunder physiologischer Parameter

6.1.1 Ver- und Entsorgungssysteme

Das Grundprinzip jeder Physiologie ist die Ver- und Entsorgung der Zellen, damit sie sich in einer, dreidimensionalen Umgebung optimal entwickeln und differenzieren können.

Versorgung

Natürlich spielt die Ernährung eine große Rolle, allerdings nur soweit, wie sie

- im Magen mit Hilfe eines idealen pH-Wertes aufgespalten wird
- im Darm von Mikroben umgewandelt wird
- über die Darmwand absorbiert wird
- von der Leber verstoffwechselt wird
- über das Gefäßsystem im Körper verteilt wird
- über das Lymphsystem an die Zelle transportiert wird, also Lymphfluss vorhanden ist
- von der Zelle aufgenommen wird.

Entsorgung

Genauso wichtig ist die Entsorgung der Zelle, die nur funktioniert, wenn

- die Zelle die Substanzen ausschleusen kann (Autophagie)
- ausreichender Lymphfluss die Substanzen abtransportieren kann
- Entgiftungsmechanismen über Leber, Darm und Niere funktionieren.

Alle Aspekte werden im Konzept berücksichtigt. Gerade der entscheidende Schritt über die Lymphe zur Zelle wird leider meistens vernachlässigt. Seit Beginn der modernen Medizin stürzt sich die Mehrheit der Diagnose- und Therapieverfahren auf das Herz-Kreislaufsystem, und dabei v.a. auf die arterielle Zufuhr.

Das Ausmaß an Toxinen und Infektionen in Gefäßen ist jedoch direkt abhängig von der Fließgeschwindigkeit der Flüssigkeit. Im arteriellen Blut finden wir genügend Nährstoffe und Sauerstoff, und damit ein intakteres Immunsystem. Bereits in den Venen, dem wesentlich langsameren Abflusssystem, kommt es häufiger zu Stauungen und folglich zur Akkumulation von Toxinen und Infektionen. Das Lymphsystem jedoch ist mit der langsamsten Fließgeschwindigkeit der erwähnten Systeme zuerst und besonders schwerwiegend von Stagnation und Rückstau mit der einhergehenden Verunreinigung betroffen. Insofern ist die manuelle Behandlung der Lymphe eine Grundvoraussetzung zur Wiedererlangung der gesunden Physiologie im unserem Konzept.

6.1.1.1 SophiaMatrix® – manuelle Bindegewebs-/ Lymphtechnik

Einige unserer Vorstellungen des Lymphsystems und dessen Behandlung gehen auf die herausragende Forschungsarbeit von Dr. med. Barth, dem Entwickler der LGB – Lymphologische Ganzheitstherapie nach Dr. Barth® – zurück. Er ist einer der wenigen Ärzte in unserer Zeit, die ihr Engagement voll und ganz der Erforschung des Lymphsystems widmen, und dabei auch neue Vorstellungen gegen Widerstände vertreten. Die Co-Autorin, Ariane Zappe, hatte die Gelegenheit, Erstaunliches von ihm persönlich zu lernen.

Die Bedeutung eines gesunden Lymphflusses können wir jetzt mit der Einführung des Urin-PCR-Tests, der eindeutig zeigt, dass Erreger erst nach Provokation durch eine tiefe Bindegewebstherapie im Urin nachweisbar sind, auch im Labor belegen.

Die SophiaMatrix®-Technik hat neben dem Lymphfluss auch immer die Wiederherstellung einer dreidimensionalen Gesundheit des Bindegewebes im Fokus.

Erst seit kurzer Zeit anerkennt die Bindegewebs- und Faszienforschung (zumindest teilweise), dass es sich bei unserem Bindegewebe nicht um einfachen Füllstoff handelt, sondern um ein holistisches Netzwerk, das als ein ORGAN, ähnlich dem Nervensystem oder Herz-Kreislauf-System, eigene Intelligenz und Bewusstsein besitzt. Es kann mechanische Impulse mit Schallgeschwindigkeit übertragen und verteilt die Belastung manueller Interventionen über die gesamte Struktur. Innerhalb von 20 Minuten strukturiert sich das Bindegewebe um und reagiert somit auf jede Haltungsänderung und jeden Einfluss von außen und innen ausgleichend.

Das Bindegewebe leitet über die Grundsubstanz oder Lymphe die von den Zellen geforderten Nährstoffe, Immunstoffe, Hormone, Sauerstoff usw. aus der Blutbahn zur Zelle und befördert die Stoffwechselendprodukte der Zellen weiter. Außerdem puffert das Bindegewebe als Überlauf jeden Stress in Form einer Überernährung, wie der Eiweißmast, oder in Form von Toxinen oder Infektionen aus der Blutbahn ab und sorgt für die Entsorgung der Zellen über das Lymphsystem.

Das Bindegewebe bzw. die Faszien können sich selbstständig zusammenziehen, z.B. bei Säureüberschuss, Infektionen, Entzündungen, Giften, Narbenbildung oder unerlösten seelischen Konflikten. Die Kontraktionskräfte können dabei immens groß werden und entziehen sich der Kontrolle des bewussten und autonomen Nervensystems.

Zu dichtes und verklebtes Bindegewebe bedeutet, dass weniger Entgiftung stattfindet und die darin enthaltenen Zellen schlechter versorgt werden. Jede Zelle muss in eine räumliche Gesundheit eingebettet sein, die es ihr ermöglicht, sich optimal zu differenzieren und ihrer Funktion gerecht zu werden.

Da die SophiaMatrix®-Technik Blockaden und Verklebungen tief in Bindegewebe und Lymphstrom löst, verbessert sich die Eigenregulation des Körpers manchmal schon nach wenigen Behandlungen zusehends. Wir finden allerdings bei den schwerkranken Borreliose-Patienten gerade im hinteren Abdomen (Radixödem) und im Halsbereich (gestauter Lymphabfluss aus dem Gehirn incl. CCSVI) massive Stauungen, die einen längeren Behandlungszeitraum erfordern.

6.1.1.2. Aktive Bewegung

Natürlich erfordert die Wiederherstellung eines intakten Lymphflusses nicht nur passive, sondern auch aktive Bewegung vom Patienten. Da Lyme-Betroffene oft unter chronischer Erschöpfung, Sauerstoffmangel, Schmerzen und verminderter Regenerationsfähigkeit leiden, sollten dabei einige Aspekte berücksichtigt werden.

Nach sportlicher Betätigung sollten symptomatische Borreliose-Patienten eine Stunde ruhen, um dem Körper die Regeneration zu erleichtern. Hält die Erschöpfung am nächsten Tag noch an, muss die Intensität des Trainings verringert werden.

Dr. Burrascano, einer der erfahrensten Lyme-Ärzte, gibt folgende Sport- und Trainingsempfehlung, die wir unterstützen: *www.lymenet.de/BurrD.htm*

„Ziel der Übungen ist es, den Patienten zu kräftigen und die durch die Borreliose verschlechterte Kondition wieder zu verbessern. Dazu wird ein Ganzkörpertraining durchgeführt – Stretching und isotonische Übungsklassen ("stretch and tone") oder „Körperskulpturstunden" – „body sculpture" classes. Diese bestehen aus leichten gymnastischen Übungen (calisthenics) und Gewichtheben, gewöhnlich kleine Gewichte oftmals hintereinander.

Nicht öfter als jeden 2. Tag üben. Die Übungsdauer beträgt immer eine Stunde. Falls dies für den Patienten zu anstrengend ist, sollte das Programm so abgeändert werden, dass der Patient eine Stunde lang durchhält. Erst dadurch kann der Patient sein Wohlbefinden wiedererlangen. Dies ist das Hauptziel der Rehabilitationsmaßnahmen. Den Patienten lediglich auf ein Laufband zu stellen oder auf ein Ergometer zu setzen, ist nicht ausreichend, ebenso wenig ein einfaches Gehtraining. Temperamentvollere Trainings wie Aerobic – auch in seiner leichteren Form (low impact) – ist erst wieder erlaubt, wenn der Patient genesen ist."

Eine wunderbare Unterstützung von Bindegewebe und Lymphe, und damit von Ver- und Entsorgung der Zellen, ist das Wippen auf dem Trampolin, das schon früh von Dr. C. Samuel West propagiert wurde. Dabei verlassen die Füße nie das Trampolinnetz. Der Patient führt leichte wippende Bewegungen aus. Allerdings ist für diejenigen Borreliose-Patienten, deren Nervus vestibulocochlearis (Hör- und Gleichgewichtsnerv) von der Infektion betroffen ist, also gelegentlich Schwindel oder andere Gleichgewichtsstörungen verursacht, Vorsicht geboten.

6.1.1.3 Gefäßheilung

Keime leben bevorzugt in Biofilmen im Endothel. Daher gilt unsere Aufmerksamkeit auch der Heilung der Gefäße.

Wie schon beschrieben, richtet sich die Priorität der Gefäßtherapie unserer Behandlung nach der Schwere der Belastung der verschiedenen Systeme, was direkt von der Fließgeschwindigkeit abhängt:

1. **Lymphsystem:** fließt am langsamsten; Toxine und Infektionen stauen sich hier zuerst; vom flüssigeren Sol-Zustand zum viskoseren Gel-Zustand.
2. **Venöses System:** langsamer Fluss; weniger Sauerstoff; inaktiveres Immunsystem; Ansammlung von Toxinen und Mikroben im Endothel; (aus der Literatur und eigenen

Erfahrungen wissen wir, dass Aluminium die Hauptgefahr für die Gefäße darstellt und einen guten Nährboden für Borrelien bietet). Stenosen bremsen den Fluss weiter und führen zum Rückstau ins vorgelagerte Gewebe – CCSVI führt zu Rückstau ins Gehirn.

3. **Arterielles System:** schneller Fluss, viel Sauerstoff, frische Nährstoffe, sehr aktives Immunsystem, erst spät im Verlauf der Erkrankung von Veränderungen betroffen.

Leider wird in der Medizin der Fokus fast ausschließlich auf das arterielle System der Versorgung gerichtet. Medikamente, die den Durchfluss verbessern sollen, beziehen sich alle auf den arteriellen Fluss und haben in ihrer Wirkung enttäuscht. Auf Medikamente, die den venösen Abfluss verbessern, warten wir noch.

Dem entsprechend gilt unser Augenmerk, nach Behandlung des Lymphsystems, v.a. dem venösen System. Gerade im Halsbereich wirkt sich der verminderte venöse Durchfluss mit Rückstau ins Gehirn auf den Patienten verheerend aus. Wir finden im klinischen Alltag bei allen Lyme-Patienten Einschränkungen im glymphatischen und venösen Abflussgebiet des Gehirns. Die Erforschung des sog. glymphatischen Systems der Gehirnentgiftung hat unsere langjährigen Beobachtungen endlich bestätigt.

STUDIE

Rejuvenation Res. 2013 Dec
Sleep facilitates clearance of metabolites from the brain: glymophatic function in aging and neurodegenerative diseases.
Mendelsohn AR, Larrick JW.

Das Gefäßsystem war einst der Grundstock für die Entwicklung des Autonomen Response Tests. Dr. Klinghardt beschrieb bereits in seiner Doktorarbeit Mitte der 70er Jahre die autonome Innervation der Gefäße und die Notwendigkeit eines Diagnoseverfahrens für das autonome Nervensystem, um die Regulation des Gefäßtonus und damit der Lumenweite besser beurteilen zu können.

Grundsätzlich kennen wir zwei Mechanismen der Gefäßverengung, die wir mit der ART-Testung unterscheiden können:

- **Spasmen der glatten Muskulatur** durch eine Übererregung des Sympathikus. Hier handelt es sich um ein neurologisches Problem, und Neuraltherapie ist das Mittel der Wahl.
- **Lumeneinschränkung** durch Schwellung aufgrund von Entzündungen, ausgelöst durch die inadäquate Immunantwort auf Toxine und Mikroben im Endothel. Jetzt

stehen wir vor einem mechanischen Problem mit entsprechenden Symptomen, wie die typischen kalten Hände und Füße der Borrelien-Patienten. Unser Therapieansatz erfordert daher ebenfalls mechanische Ansätze. Wir verwenden Ultraschall, um Lymphknoten abzuschwellen und Venen zu erweitern (3,3 MHz 0,1 bis 0,5 W/cm², gepulst). Gleichzeitig machen wir uns die antimikrobielle Wirkung des Ultraschalls zu Nutze.

VERÖFFENTLICHUNG

December 11, 2002

Ultrasound potentially safe, effective way to kill bacteria

High-power ultrasound, currently used for cell disruption, particle size reduction, welding and vaporization, has been shown to be **99.99 percent effective in killing bacterial spores after only 30 seconds of non-contact exposure** in experiments conducted by researchers at Penn State and Ultran Labs, Boalsburg, Pa.

University Park, Pa.

Da die Lymphabflussgebiete meistens parallel zu den Venen verlaufen, werden letztere bei einer SophiaMatrix®-Sitzung immer mitbehandelt.

Der entscheidende Schritt der Gefäßheilung ist das Entfernen von Aluminium aus den Gefäßwänden, damit den Mikroben der Nährboden entzogen wird und diese dann im dritten Schritt behandelt werden können. Erst danach wenden wir uns der Gefäßheilung mit Hilfe pflanzlicher Mittel zu: unsere klinische Erfahrung zeigt deutlich die gefäßregenerierende Wirkung von Pflanzenschutzstoffen, in diesem Fall: Pflaume, Acai-Beere und Granatapfel.

STUDIEN

NutritionFacts.org: Volume 31, July 20th 2016

Prunes for Osteoporosis

Dried plums were chosen, because they have among **the highest antioxidant ranking** among commonly consumed fruits and vegetables.

Michael Greger, M. D.

Anti-Aging Research Science Functional Foods GI-Digestive, July 12, 2016

Anti-Aging Secret of Pomegranates Finally Revealed

A molecule in pomegranates, generated by gut microflora, enables muscle cells to protect themselves against one of the major causes of aging.

Je stärker ein Mensch chronisch krank ist, desto mehr Ablagerungen von Biofilm und Fibrin finden sich an den Gefäßinnenwänden. Israelische Forscher zeigten, dass der Austausch von Sauerstoff vom Erythrozyten in das umgebende Gewebe normalerweise 0,2-0,4 Sek dauert. Wenn der Fibrinmantel über dem Endothel liegt, dauert der Austausch bis zu 6 Minuten! Bei der chronischen Borreliose sind alle Gewebe an Sauerstoff verarmt. Zum Abbau des Fibrinmantels verwenden wir fibrinolytische Enzyme. Am effektivsten wirkt Lumbrokinase (ein klassisches chinesisches Heilmittel aus Regenwürmern). Die Dosierung liegt bei 100-300 mg 2-mal/Tag.

Wir verwenden die intravenöse Sauerstofftherapie zwar in erster Linie zur Immunmodulation, machen uns aber die gefäßerneuernde Wirkung gerne gleichzeitig zu Nutze.

Bei der Oxyvenierungstherapie kommt es zu einer Ausschüttung von Prostacyclin, Hämoxygenase-1 und zur Rekrutierung von endothelialen Vorläuferzellen (EPCs) zur Reparatur von Schäden des Gefäßendothels.

Die invasive Behandlung der CCSVI (Chronic Cerebrospinal Venous Insufficiency) lässt sich dennoch in manchen Fällen nicht vermeiden.

Der italienische Gefäßchirurg Paolo Zamboni fand bei MS-Patienten regelmäßig Stenosen der Halsvenen und damit eine Drosselung des Blutabflusses aus dem Gehirn.

Left: Stenosis at the stump of the LIJV with collateral input from the vertebral system
Right: String like jugular in the RIJV

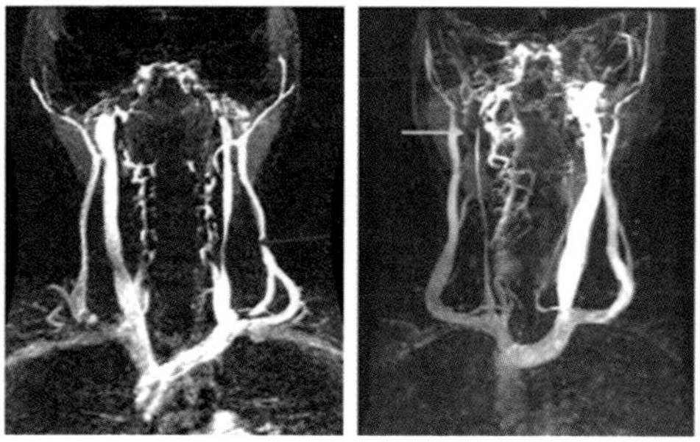

Links im Bild ist eine etwa 2 cm lange Striktur der linken tiefen Halsvene zu sehen. Der Patient rechts leidet unter einer schnur-ähnlichen Konstriktur der rechten tiefen Halsvene. Hier haben Antibiotika keine Chance.

Der Rückstau in das Gehirn führt zum Austreten von Blut ins Gehirngewebe mit anschließenden Eisenablagerungen aus roten Blutkörperchen. Das Eisen führt zu einem entzündlichen Abbau des Myelins mit den typischen Läsionen der Multiplen Sklerose, die immer venozentrisch, also kreisförmig um eine Vene angeordnet sind. Der bildliche Vergleich von Läsionen und Durchfluss, wie im folgenden Beispiel, zeigt das venozentrische Charakteristikum sehr deutlich.

FLAIR and Perfusion Weighted Imaging (PWI can be used to study the hemodynamics of the brain)

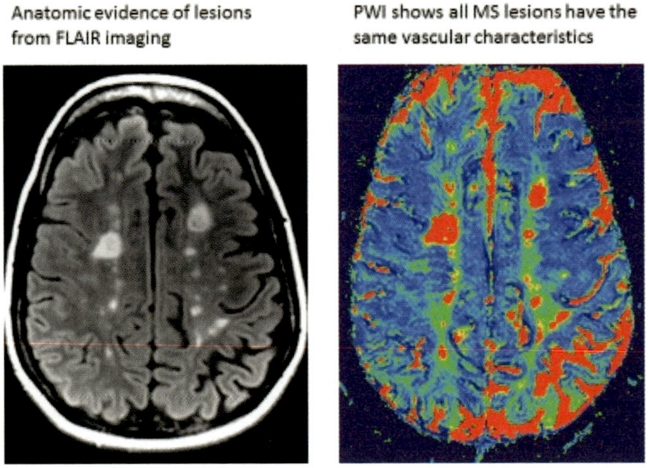

Zamboni entwickelte eine unkomplizierte Ultraschalldiagnostik, um die Venenstenosen zu lokalisieren und mittels eines Ballon-Katheters aufzudehnen. Dadurch kann es zu dramatischen Verbesserungen kommen, die aber nur dann anhalten, wenn zuvor die zu Grunde liegende Toxineinlagerung und Gefäßinfektion erfolgreich behandelt wurde.

Die Keime, die bei Biopsien der stenosierten Gefäße gefunden werden, sind die typischen Keime, die wir bei der Borreliose finden, eingebettet in einen Fibrinmantel und Biofilm.

Nachdem Dr. Klinghardt in all den Jahren bei jedem MS-Patienten Borrelien nachweisen konnte, ließ er die beschriebene Untersuchung (Kernspintomogramm, Magnetic Resonance Venography) an schwerstkranken Patienten durchführen. Ergebnis: Alle Patienten, einschließlich der getesteten autistischen Kinder, wiesen massive venöse Stenosen im Halsbereich auf. Die anschließende Anwendung des Ballon-Katheters brachte oft erstaunliche Verbesserungen der Symptomatik, insbesondere der Hirnfunktion.

Leider findet die Methode trotz der Erfolge keine Verbreitung – zu weit und ungewohnt scheint noch der Schritt des neurologisch Kranken zum Gefäßchirurgen anstatt zum Neurologen. In Deutschland werden Diagnose und Behandlung im CCSVI Zentrum in Frankfurt durchgeführt. In den USA wurde die Technik umbenannt in TVAM (Transvascular Autonomic Modulation) und wird weiterhin mit guten Erfolgen durchgeführt. In den SophiaHealth©-Instituten sind Diagnose und Therapie der CCSVI fester Bestandteil der SophiaMed©-Methode.

THERAPIE

1. Gefäßspasmen lösen mit Neuraltherapie, manuelles Lösen von entzündlichen Schwellungen mit Ultraschall und SophiaMatrix®
2. wichtigster Teil der Gefäßheilung: Entfernung von Aluminium aus den Gefäßwänden mit Magnesiummalat (Essig), Zitronensäure und Zeolith.
3. Keime entfernen mit liposomalem Lyme-Cocktail
4. Gefäßregeneration mit Pflaume, Acai, Granatapfel
5. Diagnose und Therapie der CCSVI
6. Lumbrokinase zum Abbau des endothelialen Fibrinmantels 100-300 mg 2-mal/Tag
7. Oxyvenierung (intravenöse Sauerstofftherapie).

6.1.2 Physiologische Grundparameter

6.1.2.1 pH-Wert

Der Säure-Base-Haushalt des Organismus hängt direkt von der Vergiftung und Mikrobenbelastung, aber auch vom Mineralienhaushalt und Eiweißkonsum des Patienten ab.

Durch langjährige chronische Entzündungen sind unsere Lyme-Patienten häufig von Übersäuerung betroffen. Der pH-Wert im Gewebe stellt einen Grundpfeiler für eine gesunde Physiologie und Biochemie dar.

Patienten sollten einige Tage lang mit pH-Papier ihren Urin und Speichel nach jeder Mahlzeit und zu verschiedenen Tageszeiten testen. So lässt sich der Säure-Base-Haushalt überwachen und entsprechende Maßnahmen können eingeleitet werden.

Wie bereits bei den Laborwerten dargelegt, streben wir folgende Werte an:

- pH-Wert im Speichel von 6,7 (+/- 0,2)
- pH-Wert im Urin von 6,2 (+/- 0,2).

Diese Werte wurden von Dr. Emanuel Revici an 50.000 gesunden Probanden in den 40-er Jahren des letzten Jahrhunderts ermittelt und besitzen für uns eine höhere Glaubwürdigkeit als basischere pH-Wert Empfehlungen, die auf Mittelwerten einer chronisch kranken Gesellschaft der letzten Jahre basieren. Entscheidend ist für uns dabei, dass der pH-Wert des Speichels alkalischer ist als der des Urins, was bedeutet, dass der Körper in der Lage ist, Säuren auszuscheiden.

Sind diese Zahlen umgedreht, weist das auf eine Nieren-Fehlfunktion hin. Die Nieren können Toxine nicht an Säuren binden und ausscheiden. **Die gängigen Nierenfunktions-Laborwerte zeigen Nierendysfunktionen erst an, wenn die Funktion zu 50 % eingeschränkt ist.**

Die orale Gabe von künstlichen basischen Substanzen wird vermieden, da die Magensäure meist schon erniedrigt ist und nicht weiter neutralisiert werden darf. Wir versuchen, den pH-Wert während der umfassenden Behandlung durch einen angemessenen Eiweißkonsum (das säuert den Urin und hilft bei der Entgiftung) und die Substitution von Mineralien (das alkalinisiert und hilft bei der Entgiftung) zu regulieren.

6.1.2.2 Ernährung

Verschiedene Lebensabschnitte fordern verschiedene Ernährungsformen: Kinder im Wachstum brauchen viel Protein, Fischöl und weniger vegetarische Ernährungsformen. Je älter wir werden, desto weniger Kilokalorien benötigen wir, es sei denn, wir beherbergen noch unbehandelte Parasiten, die einen erhöhten Kalorienbedarf anmelden.

Sowohl unser Nahrungsmittelverlangen als auch die Ausbeute aus dem Gegessenen im Darm wird zum großen Teil von unserem Mikrobiom bestimmt. Da die Zusammensetzung bei jedem Menschen anders ist, kann eine Ernährungsempfehlung immer nur individuell erfolgen (am besten mit ART-Testung) und nicht verallgemeinert werden.

Je kränker unsere Patienten sind, umso weniger Lebensmittel werden vom Organismus noch toleriert. Der infizierte und vergiftete Vagusnerv führt zu Malabsorption, Verstopfung oder Leaky Gut und damit wiederum zu einem Anschwemmen von großmolekularen Stoffen in die Lymphe. Dies ist der Auslöser für weitere allergische Immunreaktionen und Unverträglichkeiten.

Rohkost treibt in dieser Phase die Entzündung im Darm weiter an und sollte solange zurückhaltend in die Ernährung eingebaut werden, bis der Patient im Zuge der biologischen Behandlung eine deutliche Besserung erfährt.

Gluten

Alle Nahrungsmittel, die mit Glyphosat vergiftet sind, erzeugen übermäßig oft Unverträglichkeiten. Glyphosat schädigt das Darmmikrobiom, das 80 % unseres Immunsystems ausmacht. Wir verlieren die Kraft und die Intelligenz unseres Immunsystems, was wiederum das pathologische Mikrobenwachstum fördert.

Die extrem hohe Glyphosat-Belastung von Getreide, v.a. Hartweizen, ist unserer Meinung nach Hauptgrund für die rasante Zunahme von Gluten-Unverträglichkeit. Unsere Borrelien-Patienten reagieren alle ungünstig auf Gluten. Hauptsymptome sind chronische Müdigkeit und latente Depression.

Wir finden zudem signifikant häufiger Gen-Mutationen im Bereich der Gluten-Verarbeitung bei Lyme-Patienten. Es sollte also bei uns keinen Borreliose-Patienten mehr geben, bei dem Gluten noch Teil der Ernährung ist. Wir empfehlen unseren Patienten u.a. das Buch von Dr. David Perlmutter: *„Dumm wie Brot – wie Weizen schleichend Ihr Gehirn zerstört"*.

Kohlenhydrate

Die denkbar ungünstigste Ernährung besteht zum größten Teil aus Kohlenhydraten. Kann Nüchternblutzucker trotz Reduzierung der Kohlenhydrate nicht unter 90 mg/dl gesenkt werden, können Berberine und Niacinamid hilfreich sein.

Protein

In den frühen 90er Jahren, als die Hoch-Protein-Diät (Atkins- oder Sears-Diät) in Mode war, beobachtete Dr. Klinghardt in seiner Praxis, dass eine ganze Reihe von Patienten mit dem Einstieg in diese Diät massive Symptome entwickelte (Nachtschweiß, Fieberschübe u.a.). Übermäßiger Eiweißkonsum übersäuert das System und bietet Nährstoff für viele Keime.

Für fast alle Patienten gilt, dass die Einschränkung von tierischem Eiweiß in der Ernährung bei gleichzeitiger Betonung der Pflanzenkost das System tendenziell alkalischer macht und eine Verbesserung des Gesamtzustands zur Folge hat.

Der vollkommene Verzicht auf tierisches Eiweiß scheint aber ebenso eine Gefahr für unsere Gesundheit darzustellen. Wenn Menschen krank werden und in den Jahren zuvor streng vegetarisch oder sogar vegan lebten, leiden sie an einem Proteinmangel, den wir mit ART-Testung schnell finden.

Wir propagieren daher nicht den vollständigen Verzicht auf Milchprodukte oder Fleisch, sondern wählen die Menge, die uns hilft, den pH-Wert in den von uns bevorzugten Grenzwerten für Speichel und Urin zu halten. Milchprodukte sollten in vergorener Form zu sich genommen werden, z.B. als Joghurt oder Käse. Beim Gärungsprozess entstehen allerdings häufig großen Mengen an Histamin, die von einem geschwächten Organismus evtl. schlecht toleriert werden.

Der Fleischkonsum sollte mit dem Alter abnehmen. Fleisch sollte von grasgefütterten Tieren kommen, die respektvoll aufgezogen wurden. Oft finden wir im Fleisch erhöhte Werte an Bovine Growth Hormone, das nach dem Verzehr dieses Fleisches das Wachstum der Keime in uns anregt. Rotes Fleisch wurde 2015 von der Weltgesundheitsorganisation als möglicherweise karzinogen eingestuft.

STUDIE

PRESS RELEASE N 240, 26 October 2015
IARC Monographs evaluate consumption of red meat and pro-cessed meat.
IARC Monographs Programs classified the consumption of red meat as probably carcinogenic to humans (Group 2A),...
WHO World Health Organisation

Bei schweren Erkrankungen hat sich in der Anfangsphase der Behandlung der ketogene Ansatz bewährt. Ein Verzicht auf raffinierte Kohlenhydrate in Verbindung mit einem mäßigen Eiweißgehalt und hoher Fettversorgung. Verbesserungen gerade bei autistischen Kindern sind oftmals schon durch eine Umstellung der Ernährung zu beobachten: Fette sind Schutzfaktoren für das Nervensystem und Grundlage für Steroidhormone oder Vitamin D.

STUDIEN

Epilepsy Curr. 2014 Nov-Dec; 14
Danger in the Pipeline for the ketogenic diet.
The ketogenic diet appears to cause stiffening of the carotid artery wall, but this change appears to both decline over time and be reversible.
The Impact of the Ketogenic Diet on Arterial Morphology and Endothelial Function in Children and Young Adults With Epilepsy: A Case-Control Study.
Coppola G, et al.

Effects of Ketogenic Diet on Vascular Function.
Kapetanakis M, et al.

2013 wurden zwei Studien veröffentlicht, die vaskuläre Verkalkungen und Erkrankungen durch den hohen Fettanteil in der Ernährung aufzeigten, und eine modifizierte ketogene Diät wurde eingeführt.

Man könnte die generelle Ernährungsrichtlinie für einen schwerkranken Borreliose-Patienten folgendermaßen zusammenfassen:

1. Während der **ersten Phase** der Behandlung hält der Patient die ketogene Diät ein.
2. In der **zweiten Phase** nimmt er nur minimal Fett zu sich. Dafür aber wird den Mikroben der liposomale Lyme-Cocktail oder andere liposomal aufbereitete Mittel angeboten. Auf der Suche nach Fett werden die Borrelien und Co-Infektionen aus ihren Biofilmen gelockt und können sowohl vom Immunsystem als auch von unseren antimikrobiellen Pflanzenaufbereitungen gehemmt werden.

Schwerkranke werden gebeten, jedes Nahrungsmittel in portionsgerechten Einheiten und in genau dem Zustand mitzubringen, in dem es tatsächlich gegessen wird. Bei der ART-Testung in der Praxis behandeln wir diese Lebensmittel wie Medikamente. Sie können eine blockierte Regulation oder ein Switching auslösen, und wir wissen damit, dass sie dem Patienten nicht bekommen und gemieden werden müssen. Lebensmittel können aber auch einen Yin- oder Yang-Zustand hervorrufen. Dann sind sie als Heilmittel in der Ernährung willkommen.

Hippokrates: „Eure Nahrungsmittel sollen eure Heilmittel, und eure Heilmittel sollen eure Nahrungsmittel sein.“

Sehr erwähnenswert ist das Buch „Nutrigenomics“ von Amy Yasko mit Einsichten darüber, wie man über die Ernährung Einfluss auf Genetik und Epigenetik nehmen kann.

6.1.2.3 Regulation des Darms

Der Nervus vagus ist maßgeblich an der Regulation der Tätigkeit der inneren Organe und damit auch des Darms beteiligt.

Bei vielen Borrelien-Patienten finden wir Umweltgifte, v.a. Metalle im gesamten enterischen Nervensystem, im Plexus coeliacus, im Plexus uterovaginalis (Frankenhauser Ganglion) und eben im Vagusnerv. Man spricht bereits vom toxischen Vagusnerv (toxic vagus).

Schwermetalle wandern aus den Amalgamfüllungen in den Darm mit einer hohen Affinität zu Nervenendigungen. Von hier wandern die Gifte in den Nerven retrograd axonal Richtung Hirnstamm. Aus den Vagusganglien als Filterstation werden sie wieder ins Gesicht ausgeschüttet und befallen weitere Hirnnerven.

Das Gleiche gilt für Gifte aus Kavitäten (RANTES) im Kieferknochen: Schwefeltoxine wie Mercaptane und Thioäther besitzen eine hohe Affinität zu Nerven und vergiften u.a. den Vagusnerv, den Trigeminusnerv oder den Nervus hypoglossus. Durch die riesige Vernetzung der sensorischen Nerven und der Nerven des autonomen Nervensystems kommt es schnell zu einer massiven Aufnahme von Giften.

Sekundär erscheinen dann in diesen Arealen die Keime, meist Borrelien, Babesien oder Bartonellen. Häufig sehen wir auch Infektionen mit einem oder mehreren Herpesviren.

Ursprung für Infektionen sind häufig Keime in der Mundhöhle, die dort physiologisch nicht hingehören bzw. ihre Pathogenität verändert haben. Sie werden aus Kieferknochenkavitäten und/oder chronisch entzündeten Mandeln oder Nebenhöhlen ausgeschüttet.

STUDIE

Med Hypotheses. 2013 Sep
Chronic fatigue syndrome from vagus nerve infection: a psychoneuroimmunological hypothesis.
VanElzakker MB.

Auch in der Literatur taucht jetzt die Hypothese auf, dass der Vagusnerv, genauso wie die anderen kranialen Nerven, infiziert sein könnte.

In Bezug auf den Darm bedeutet die Infektion des Vagusnervs eine Fehlregulation der Motilität des Darms oft zusammen mit Verstopfung, Refluxkrankheit, aber auch mit einer Fehlregulation des Darmmikrobioms. Reflux ist ein Zeichen dafür, dass die Peristaltik (Eigenbewegung) von Speiseröhre und Magen nicht funktioniert. Auch die korrekte Pylorusfunktion (Magenpförtner am Magenausgang Richtung Zwölffingerdarm) geht verloren.

Herpesviren im Schluckapparat erschweren das Schlucken und können später zu Krebs im Mundbereich führen. Eine Fehlregulation des Magens führt zu pH-Wert-Verschiebungen und zum Ungleichgewicht mit Helicobacter pylori, was letztendlich zu Magengeschwüren führen kann. Dünndarmfehlbesiedelung (Small intestinal bacterial overgrowth, SIBO) kennen wir ebenfalls als Symptom der Fehlregulation der nervalen Innervation.

STUDIE

Ann Gastroenterol. 2015 Apr-Jun; 28
The gut-brain axis: interactions between enteric microbiota, central and enteric nervous systems. Evidence indicates that microbiota communication with the brain involves **the vagus nerve, which transmits information from the luminal environment to CNS.**
Marilia Carabotti, et al.

Nicht nur die efferente Nervenleitung vom Gehirn in die Peripherie ist gestört, auch die afferente Kommunikation vom Darmlumen zum zentralen Nervensystem, die zentrale Steuerung des Immunsystems, ist stark beeinträchtigt. Autoimmunreaktionen, die den Nerv selber attackieren, können die Folge sein.

THERAPIE

Den Plexus coeliacus und die Frankenhauser Ganglien erreichen wir mittels einer tiefen, neuraltherapeutischen Injektion mit Anti-Borrelien-Mitteln, in erster Linie mit Artesunat, und schwermetallausleitenden Mitteln.

Während nicht-myelinisierte Fasern des Nervensystems über Injektion oder orale Mittel relativ gut zu erreichen sind, ist der myelinisierte Vagusnerv schwer zugänglich. Nur mit Hilfe der liposomalen Aufbereitung können wir diese Schranke überwinden. Eine Injektion an den Vagusnerv am Ohr ist nicht sehr wirkungsvoll. Bessere Erfolge sehen wir mit einer Entlastung des Vagus durch die Behandlung der Störfelder im Mund- und Kieferbereich. Eine elektrische Stimulation des Vagus war bis vor kurzen nur durch Implantation von Elektroden möglich. Heute sind mehrere nicht invasive Vagusstimulatoren erhältlich, die wir als akzeptable Zusatzmethode empfehlen.

Große Erfolge sehen wir in der Behandlung der Patienten mit der homöopathischen Immunmodulation (SophiaImmun), einem Hauptpfeiler der Methode. Aus einer sterilen C-Potenzreihe aus Vagusnerv-Gewebe wird per ART-Testung die passende Potenz ermittelt und streng intrakutan gespritzt.

Die Ultraschall-Anwendung am Hals zeigt ebenfalls gute Ergebnisse, die nach der Veröffentlichung der anti-bakteriellen Wirkung von Ultraschall auch nicht mehr verwundern.

STUDIE

Penn State News, December 11, 2002
Ultrasound potentially safe, effective way to kill bacteria.
Dr. K. Hoover

Unsere klinische Erfahrung zeigt eindeutig, dass **gastrointestinale Erkrankungen (auch Leaky Gut, Lebensmittelunverträglichkeiten oder chronische Blinddarmentzündung) primär neurologisch bedingt sind.** Wir behandeln die vergifteten und infizierten Nerven und töten nicht primär Keime oder Parasiten im Darm ab.

Erst sekundär wenden wir uns den bekannten Verdauungsproblemen zu:

- Parasiten im Darm
- fehlende Absonderung von Galleflüssigkeit zum richtigen Zeitpunkt der Mahlzeit, was zu Fettverwertungsstörungen führt (stinkender Stuhl) und Malabsorption der fettlöslichen Vitamine A, D, E und K
- verminderte Absonderung von Pankreasenzymen.

Im Retroperitonealbereich des Darms finden wir ein weiteres Problem, dass Dr. Weiss bereits 1988 in seinem Buch „Kranker Darm, kranker Körper" beschrieben hat – das Radixödem, eine raumfordernde Lymphstauung, die sowohl den Lymphabfluss aus dem gesamten Körper, als auch die Funktion eines räumlich verdrängten Darms stark beeinflusst. Die Behandlung des Radixödems ist ein Schwerpunkt der SophiaMatrix®-Technik, ein obligater Teil der Behandlung.

6.1.2.4 Wiederherstellung gesunder Biofilme bzw. Mikrobensymbiose

Der wohl wichtigste Schritt zur Wiederherstellung der Mikrobiome im Organismus ist die Entgiftung von Schwermetallen, Aluminium und Glyphosat. Die Wirkung von Prä- oder Probiotika ohne Entgiften des Milieus verpufft. Nicht weniger wichtig ist der Schutz vor elektromagnetischen Feldern, auf die die Keime empfindlich reagieren.

Grundsätzlich bevorzugen wir die Gabe von natürlichen Probiotika, wie sie in fermentierten Lebensmitteln, Sauerkaut, Kimchi, Kambucha, Kefir, milchsauer vergorenen Lebensmitteln, Miso u.a. enthalten sind.

Besondere Vorsicht ist bei Patienten mit HPU/KPU geboten, also den meisten unserer Borreliose-Patienten. Fermentierte und vergorene Lebensmittel weisen oft einen hohen Gehalt an Histamin auf. HPU/KPU Patienten, deren Histaminspiegel an sich zu niedrig ist, reagieren auf eine relative Erhöhung schnell empfindlich und mit übermäßigen, allergischen Reaktionen.

Grundsätzlich gilt es zu beachten, dass die Ernährung immer auch das Mikrobiom nährt. Da wir bei jedem Patienten eine andere Verschiebung der Mikrobiomzusammensetzung finden, wird es auch für jeden Patienten eine andere, optimale Nahrungszusammenstellung geben.

Synthetisch hergestellte oder raffinierte Nahrungsmittel tendieren grundsätzlich dazu, das pathogene Mikrobiom zu erhöhen. Lebensmittel aus unbelasteter und unverfälschter Natur unterstützen das gesunde Mikrobiom.

Idealerweise testet der Therapeut mit ART die für den Patienten in Frage kommenden Lebensmittel. Dazu bringt der Betroffene alle Lebensmittel in der Zubereitungsform und Menge, abgepackt in Tüten, mit, wie er sie üblicherweise auch zu sich nimmt.

Eine Sonderform der probiotischen Präparate bilden die Bravo Probiotics. Sie enthalten neben probiotischen Bakterien und einem Makrophagen-aktivierenden Faktor noch über 150 Spezies von gesunden Darmbakterien und noch zahllose gesundheitsfördernde Peptide. Sie werden in unserer Praxis in Form von Joghurt oder Zäpfchen eingesetzt.

Einen völlig neuen Weg der Rekonstitution von Mikrobiomen gehen wir mit der Photophorese unter Anwendung der Teleportationsprinzipien. Hierzu verwenden wir spezielle Schalldateien verschiedener gesunder Mikrobiome (Darm, Rachen, Speichel, Blase, Nasennebenhöhlen, Tränen, Haut, Ohr usw.), die auf die Photophorese-Befeldungsgeräte aufmoduliert werden. Der befeldete Patient erhält Informationen über die kompletten Mikrobiome, deren Vielfalt an Keimen und lebenserhaltenden Substanzen wir noch lange nicht erforscht haben.

Weitere Zusammenhänge können durch die folgende Literatur vertieft werden:

- „GAPS - Gut and Psychology Syndrome: Wie Darm und Psyche sich beeinflussen" von Natasha Campbell-McBride und Claudia Theis-Passaro
- „Scheißschlau: Wie eine gesunde Darmflora unser Hirn fit hält" von Dr. David Perlmutter und Imke Brodersen.

6.1.2.5 Grundnährstoffe

Mineralien, Spurenelemente und Vitamine

Mit der ART-Testung und, ergänzend, mit dem OligoScan, finden wir bei Borreliose-Patienten immer eine Verarmung an diesen Substanzen.

Jeglicher Mineralstoffmangel ermöglicht es toxischen Metallen, an freien Bindungen anzudocken. Eine gesunde Basis an Mineralien ist die Voraussetzung für alle Metallentgiftungsversuche (Selen, Zink, Mangan, Germanium, Molybdän usw.). Durch das Substituieren von Mineralien allein kann der Körper schon entgiften. Aber genauso wichtig sind Elektrolyte (Natrium, Kalium, Kalzium, Magnesium), die helfen, den toxischen Abfall durch den Extrazellulärraum hindurch in Richtung lymphatische und venöse Gefäße zu transportieren.

72 FROM THE EARTH TO YOUR BODY

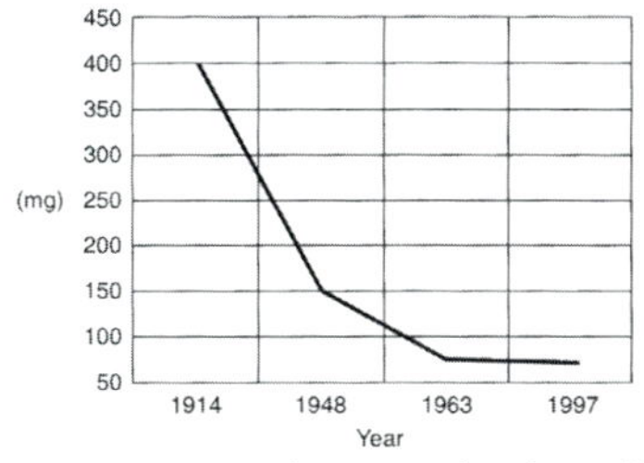

Figure 3.1 Average mineral content in selected vegetables, 1914–1997. Sums of averages of calcium, magnesium, and iron in cabbage, lettuce, tomatoes, and spinach. (Sources: Lindlahr, 1914; Hamaker, 1982; and U.S. Department of Agriculture, 1963 and 1997)

Der Mineralienhaushalt beträgt heute noch ca. 10 % des Gehalts vor 100 Jahren. Wo 1914 noch ein Apfel ausreichte, sollten es heute 10 Äpfel sein. Damit wird klar, dass der Mineralienspiegel über die Ernährung alleine kaum mehr aufrechterhalten werden kann.

Mit dem Autonomen Response Test ART können wir feststellen, wo im Körper sich ein Mangel an einem Mineral oder Spurenelement manifestiert hat und differenzieren, ob der Mangel intrazellulär oder extrazellulär in der Matrix besteht.

Der OligoScan gibt uns eine quantitative, generelle Einschätzung des Mineralien- und Spurenelementestatus in der Matrix.

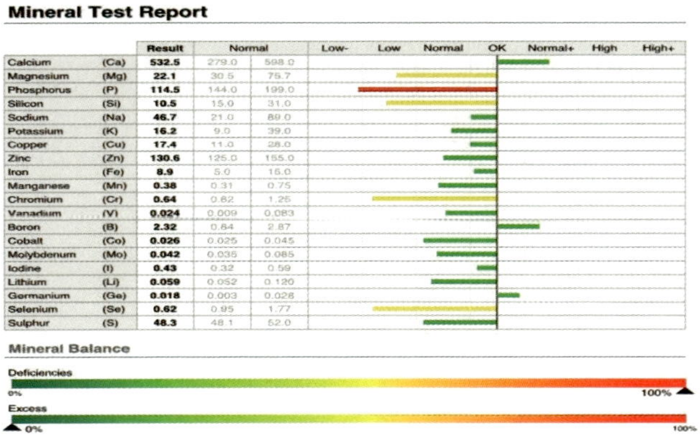

Mineral Test Report

		Result	Normal		Low-	Low	Normal	OK	Normal+	High	High+
Calcium	(Ca)	532.5	279.0	598.0							
Magnesium	(Mg)	22.1	30.5	75.7							
Phosphorus	(P)	114.5	144.0	199.0							
Silicon	(Si)	10.5	15.0	31.0							
Sodium	(Na)	46.7	21.0	89.0							
Potassium	(K)	16.2	9.0	39.0							
Copper	(Cu)	17.4	11.0	28.0							
Zinc	(Zn)	130.6	125.0	155.0							
Iron	(Fe)	8.9	5.0	16.0							
Manganese	(Mn)	0.38	0.31	0.75							
Chromium	(Cr)	0.64	0.82	1.25							
Vanadium	(V)	0.024	0.009	0.083							
Boron	(B)	2.32	0.84	2.87							
Cobalt	(Co)	0.026	0.025	0.045							
Molybdenum	(Mo)	0.042	0.035	0.085							
Iodine	(I)	0.43	0.32	0.59							
Lithium	(Li)	0.059	0.052	0.120							
Germanium	(Ge)	0.018	0.003	0.028							
Selenium	(Se)	0.62	0.95	1.77							
Sulphur	(S)	48.3	48.1	52.0							

Die Alkalische Phosphatase, im Blut gemessen, gilt für uns als Indikator für Zink- und Magnesiummangel. Beim typischen Borrelien-Patienten liegt dieser Wert im unteren Normalbereich.

Fast jeder Lyme-Betroffene zeigt einen Mangel an Magnesium, das als Wachstumsfaktor für viele dieser Keime (z.B. Babesien, Borrelien) gilt, genauso wie Eisen. Aus diesem Grund empfehlen wir die Substitution von Mineralien NUR im Kontext der biologischen Behandlung der Keime. Dann wirken die Mineralien als Lockmittel für die Keime zur anti-mikrobiellen Behandlung und nicht als Nahrungsmittel für deren Wachstum und Vermehrung.

Wir setzen auf folgende Reihenfolge bei der Regulation der Grundnährstoffe:

1. **Eigenregulation**
   Gemeinsamer Faktor bei Nährstoffmangel ist die Unterproduktion von Salzsäure im Magen. Wenn möglich, kann mit Hilfe der Heidelberg-Sonde die Säurebildung im Magen gemessen werden. Wir überspringen diesen Test, da wir mit ART-Testung sofort feststellen können, ob der Patient Magensäure braucht. Der massive Gebrauch von Magensäureblockern sollte dringend überdacht werden!
   Zu wenig Gallefluss verhindert die Aufnahme fettlöslicher Vitamine. Werden Bauchspeicheldrüsenenzyme nicht ausreichend ausgeschieden, wird Essen nicht richtig verdaut und führt in weiter unten liegenden Darmabschnitten zum Wachstum pathogener Keime. Bei über 90 % unserer Borreliose-Patienten finden wir eine Fehlabsorption von Nährstoffen aufgrund einer Infektion des Vagusnervs (toxischer Vagus). Proteine werden durch fehlende Proteasen des Pankreas nicht aufgespalten und dadurch nicht in ausreichender Menge aufgenommen.

THERAPIE

- Vagusstimulation durch Mentalfeld-Techniken
  (Klopfen und Tönen, siehe MFT-Bücher von Dr. Klinghardt)

- Enzian als Hauptmittel zur Anregung der eigenen Magensäureproduktion und Peristaltik
- Gabe von Betain HCl zur Erhöhung der Magensäure
- Löwenzahn, Artischockenextrakt und Bitterstoffe zur Anregung der Leber-, Galle- und Pankreasfunktion
- Bewährt hat sich die Kombination dieser Mittel mit der Klopftechnik vor dem Essen.

2. Substitution

Die beste Quelle an Mineralien und Aminosäuren ist für uns noch immer die gute, alte Knochenbrühe. Rezepte sind zahlreich im Internet zu finden. Wir empfehlen das folgende Rezept:

THERAPIE

Knochenbrühe Rezeptvorschlag

- 1 kg Markknochen biologisch gehaltener, grasgefütterter Tiere werden 6 bis 48 Stunden ausgekocht. Die Knochen sollten am Schluss mit den Fingern zerbröselt werden können.
- Zwiebel, Knoblauch
- Karotten, Sellerie-Stangen je nach Geschmack
- Apfelessig 2 Esslöffel
- Kräuter (Lorbeerblätter, Petersilie, Rosmarin, Thymian, Salbei usw.) und Gewürze (Pfefferkörner, Nelken, Piment usw.) nach Geschmack.

Anleitung

- die Knochen im Schongarer mit Wasser bedecken
- den Apfelessig hinzugeben
- bei niedriger Stufe die Brühe 6-48 Stunden kochen lassen
- erst in den letzten Stunden Gemüse, Kräuter und Gewürze hinzufügen.

Nach dem Kochen die Brühe durch ein Sieb gießen, schnell abkühlen lassen, evtl. Fett abschöpfen und im Kühl- oder Gefrierschrank aufbewahren.

Jeden Tag 1-2 Tassen trinken.

Eigene Untersuchungen von kommerziellen Nahrungsergänzungsmitteln zeigten, dass fast alle Produkte mit Schadstoffen wie Quecksilber oder Blei belastet waren. Zwar lagen die Werte unter dem Schwellenwert, der angegeben werden muss, trotzdem können wir nur den kurzzeitigen Gebrauch gutheißen. Unserer Erfahrung nach benötigen chronisch kranke Patienten eine Nährstoffunterstützung über Jahre.

Zur Substitution testen wir für Borrelien-Patienten folgende Substanzen mit der ART-Technik:

1. Liposomale, methylierte Folsäure, die die Blut-Hirn-Schranke überwinden kann

STUDIE

Front Neurosci. 2016 Mar
Blocking and Binding Folate Receptor Alpha Autoantibodies Identify Novel Autism Spectrum Disorder Subgroups.
Folate receptor α (FRα) autoantibodies (FRAAs) are prevalent in autism spectrum disorder (ASD). They **disrupt the transportation of folate across the blood-brain barrier by binding to the FRα.**
Frye RE, et al.

2. Liposomales, methyliertes Vitamin B12

STUDIE

Handb Clin Neurol. 2014;120:927-43
The neurology of folic acid deficiency.
The neurologic manifestations of f**olate deficiency** overlap with those of **vitamin B12 deficiency and include cognitive impairment, dementia, depression, and, less commonly, peripheral neuropathy** and subacute combined degeneration of the spinal cord.
Reynolds EH

Keime ernähren sich gerne von Vitamin B12. Eine Substitution muss daher gut abgewogen werden, damit nicht der Effekt der Stärkung der Keime überwiegt.

STUDIEN

J Altern Complement Med. 2010 May;16(5):555-60
Pilot study of the effect of methyl B12 treatment on behavioral and biomarker measures in children with autism.
Bertoglio K, et al.

PLoS One. 2016 Jan 22;11(1):e0146797
Decreased Brain Levels of Vitamin B12 in Aging, Autism and Schizophrenia.
Zhang Y, et al.

Methyliertes Vitamin B12 (Methylcobalamin) zur Substitution von Vitamin B12 und gleichzeitig als Donor von Methylgruppen zur Verbesserung der epigenetischen Methylierungsvorgänge, hat sich klinisch bewährt. Der Gebrauch von Methyl-B12-Nasenspray wurde für zahlreiche Indikationen patentiert, u.a. ADHS, Depression und chronischer Stress: *US Patent Application 20090012039 – Use of methylcobalamin nasal spray to treat disorders.*

Abstract text

A method of treating a disorder by nasally administering methylcobalamin, with or without folinic acid. The disorders addressed are: a) attention deficit hyperactivity disorder (ADHD); b) anxiety, depression, stress and chronic stress; c) socialization problems, mood problems, behavior problems, memory problems; d) dislexia, depth perception problems, color viewing problems, visual and auditory processing problems, light modulation problems, night vision problems; e) speech problems such as finding words, apraxia, and articulation problems, sleep regulation problems, eye or muscle movement problems; and f) chronic fatigue problems, digestion problems, sensitivity to chemicals, viral infection, inflammatory conditions such as rheumatoid arthritis, sciatica, and fibromyalgia, asthma, irritable bowel, colitis, tinnitus, migraines, nail biting, autoimmune problems. In some embodiments, the disorders that are particularly addressed are ADHD, anxiety, stress and chronic stress, and irritable bowel.

3. **Vitamin C**
4. **Eisen**
5. **Alle Substanzen,** die am Methylierungszyklus zur Behandlung der epigenetischen Vorbelastung und Entblockierung vieler Enzymsynthesen beteiligt sind: Magnesium, Zink, Vitamin B6 bzw. die Vorstufe P5P, Chrom, Mangan, Molybdän, Taurin.
6. **Vitamin D3 in Kombination mit Vitamin K2**
   Auch wenn Vitamin D3 eher als Hormon statt als Vitamin einzustufen ist, soll es bereits an dieser Stelle erwähnt werden. Vitamin D3 ist immer in Kombination mit Vit K2 zu geben (pro 10.000 I.E. Vit D3 Zugabe von 100 mcg MK-7, isoliert von Vit K2), um eine Kalzifizierung von Blutgefäßen zu verhindern

In Bezug auf antioxidative Substanzen sind wir in den ersten 6 bis 9 Monaten der biologischen Behandlung sehr zurückhaltend. Der körpereigene Immunprozess gegen Keime beruht auf oxidativen Mechanismen und kann durch übermäßige Gabe von Antioxidantien empfindlich gestört werden. Zudem schützen sich Keime mit antioxidativen Substanzen vor dem Immunsystem. Das schließt den Gebrauch von Glutathion und Alpha-Liponsäure mit ein.

Allerdings sehen wir auch die sture Einteilung von Substanzen in Antioxidantien und Oxidantien als kritisch und nicht wirklich hilfreich an.

In Laborwerten zeigt sich häufig ein Mangel an Glutathion und anderen Antioxidantien. Daraus zu schließen, dass die Gabe von z.B. Glutathion in jedem Fall angebracht ist, halten wir für kurzsichtig. Es könnte sich hierbei auch um einen intelligenten adaptiven Mechanismus des Körpers handeln, den Keimen ihren Schutzmechanismus zu entziehen. Vom Labor direkt auf eine Therapie zu schließen, hat sich nicht bewährt. Hier vertrauen wir auf die ART-Testung.

Infusionstherapien mit hochdosierten Aminosäuren, Fettsäuren, Spurenelementen, Vitamin C, Alpha-Liponsäure, Glutathion o.a. (incl. der intravenösen Lasertherapie), die aufgrund der hohen Kosten nur wenigen Patienten zur Verfügung stehen (Concierge Medizin) haben sich unserer klinischen Erfahrung nach nur als temporäre Hilfe ohne Langzeitwirkung bewährt.

Eine Ausnahme bildet die **intravenöse Gabe von Ozon, Artesunat und kolloidalem Silber,** die sehr effektiv und häufig eingesetzt wird. Ebenfalls erstaunliche Erfolge sehen wir bei der intravenösen Sauerstofftherapie, der **Oxyvenierung** nach Regelsberger.

Aminosäuren und Proteine

Proteine unterstützen die wichtigen Vorläufer für die endogene Metallentgiftung sowie die Transportstoffe, wie Coeruloplasmin, Metallothionin, Glutathion und andere. Die verzweigt-kettigen Aminosäuren in der Ziegenmolke haben eine eigene wertvolle, entgiftende Wirkung.

In Chlorella finden wir eine optimale Zusammensetzung einzelner, auch essentieller Aminosäuren, die der der Muttermilch sehr ähnelt. Da Chlorella auch giftbindende und immunsystemunterstützende Wirkungen hat, ist es eines der wichtigsten Mittel der biologischen Behandlung.

Tryptophan nimmt unter den Aminosäuren eine Sonderstellung ein. Es wird im Darm von Mikroorganismen aus unserer Nahrung synthetisiert und im Organismus zu Serotonin und Melatonin verstoffwechselt. Gerade diese Mikroorganismen werden durch Glyphosat geschädigt. Viele unserer Lyme-Patienten, besonders diejenigen mit Schlafstörungen, zeigen eine erhöhte Belastung mit Glyphosat im Vergleich zu symptom-ärmeren Patienten.

STUDIE

Interdiscip Toxicol. 2013 Dec; 6(4): 159-184
Glyphosate, pathways to modern diseases II: Celiac sprue and gluten intolerance.
Celiac disease is associated with imbalances in gut bacteria that can be fully explained **by the known effects of glyphosate on gut bacteria.**
Anthony Samsel, Stephanie Seneff

Die Autoren dieser Studie wiesen in zahlreichen Veröffentlichungen die negativen Auswirkungen von Glyphosat auf das Darmmikrobiom nach.

Fettsäuren

Lipide machen 60-80 % unseres zentralen Nervensystems aus und müssen daher fortwährend erneuert werden. Jeglicher Mangel macht das Nervensystem anfällig für fettlösliche Metalle, zum Beispiel für metallisches Quecksilber als geruchloser und unsichtbarer Dunst, der konstant aus den Amalgamfüllungen entweicht.

STUDIE

Med Hypotheses 2014 May;82(5):522-8
Prevention of cerebral palsy, autism spectrum disorder, and attention deficit-hyperactivity disorder. Combined DHA and NAC therapy is theorized to decrease the incidence of the three disorders by more than 75 %.
Strickland AD

Der Zusammenhang von Fettsäuren (hier DHA, Omega-3 Fettsäure) und Autismus oder Aufmerksamkeitsdefizitsyndrom wurde in dieser Studie eindrucksvoll nachgewiesen. Die Wirkung des N-Acetylcysteins (NAC) in dieser Studie beruht vermutlich auf seiner entgiftenden Wirkung aufgrund einer Sulfhydrylgruppe. Da NAC den physiologischen Biofilm schädigt, können wir nur einer sehr geringfügigen Dosierung zustimmen und befürworten anstelle des NAC unsere später aufgeführten Entgiftungsmittel.

Generell beobachten wir bei schwerkranken Borreliose-Patienten einen zu hohen LDL-Wert und zu hohe Triglyzerid- und Gesamtcholesterin-Werte. Im späteren Stadium der Erkrankung sinken die Blutfettwerte dramatisch, was für uns ein alarmierendes Zeichen ist.

Fettsäuren werden häufig nur unzureichend in die Zellen aufgenommen. In der Labor-auswertung sieht man hohe Blutfettwerte und niedrige Steroidhormonspiegel, d.h. den Hormonzellen fehlt intrazellulär das nötige Cholesterin zur Synthese von Steroidhormonen. Der Schlüssel zum Einschleusen von Fetten in die Zelle ist L-Carnitin oder besser Acetyl-Carnitin. Wir verwenden bis zu 2 x 1000 mg pro Tag. Die Blutfettwerte sinken, die Zellen entgiften (Achtung: eventuell jetzt erhöhte Eisen- oder Toxinwerte) und der Hormonspiegel erholt sich.

Darüber hinaus hängt die Fettversorgung des Organismus vom Gallefluss ab. Die Leber darf nicht blockiert sein, was wir mit Löwenzahn und Artischockenextrakt verhindern.

Der typische Borrelien-Patient hat einen hohen Bedarf an Omega 6-Fetten, weniger an Omega 3. Viele Mikroben im Darm sind in der Lage, Öle umzubauen bzw. Öle aus Pflanzenzellwandstoffen zu synthetisieren. Das Öl, das der Patient zu sich nimmt, ist nicht notwendigerweise das Öl, das auch an der Zelle ankommt.

Daher stellt sich uns die Frage, ob die Betonung genauer Verhältnisse von Omega 3 zu Omega 6 nicht das Ziel verfehlt. Unsere Empfehlung für Patienten basiert primär auf der ART-Testung verschiedener Fette und sekundär auf Erkenntnissen über die Wirkung verschiedener Fette in Zusammenhang mit der Borreliose und gegebenenfalls aus den Ergebnissen der Labortestung (Lipid Profile des Kennedy Krieger Institute, Fettsäuremessung der Zellwand).

Wir empfehlen den Genuss von biologischem, nativem Olivenöl aus zwei Gründen:

1. Seine Wirkung gegen Mykoplasmen, einer Co-Infektion der Borrelien

STUDIE

Antimicrob Agents Chemother. 2004 Dec; 48(12). 4892-4894
Antimycoplasmal Activity of Hydroxytyrosol
Therefore, one might speculate that dietary intake of the polyphenols contained in **olives and olive oil could reduce the risk of mycoplasmal infection.**
Pio Maria Furneri, et al.

2. Seine auflösende Wirkung auf Amyloid-Plaques bei M. Alzheimer

STUDIE

Food Funct. 2011 Jul;2(7):423-8
New insights on the interaction mechanism between tau protein and oleocanthal, an extra-virgin olive-oil bioactive component.
Oleocanthal (OLC) is a phenolic component of extra-virgin olive oil, recently supposed to be involved in the modulation of some human diseases, such as inflammation and Alzheimer. In particular, OLC has been shown to **abrogate fibrillization of tau protein, one of the main causes of Alzheimer neurodegeneration.**
Monti MC, et al.

Zur Versorgung der Mitochondrien, speziell bei chronischer Müdigkeit, benötigen wir mittelkettige Fettsäuren, wie sie in Kokosöl zu finden sind.

80 % unserer Borrelien-Patienten sind von der Stoffwechselstörung HPU/KPU betroffen und verarmen dadurch an Omega 6-Ölen. Wir verwenden als Quelle für Omega 6 Ghee und Borretschöl. Der Mangel kann Ausmaße annehmen, die die Einnahme von bis zu einem halben Pfund Ghee am Tag notwendig machen.

DHA (Omega 3-Fettsäure, Fischöl) verwenden wir bei Kindern für das Gehirnwachstum und bei Schwangeren zur besseren Entwicklung des Fötus und nur nach vorheriger ART-Testung. Je älter der Patient ist, desto fraglicher ist die Verwendung von Fischöl.

Wir verfolgen aufmerksam die Veröffentlichungen, die Bedenken gegen Fischöl äußern (z.B. Prof. Brian Peskin). Immer mehr Studien zeigen einen negativen Effekt von Fischöl in Bezug auf Herz-Kreislauf-Erkrankungen und Krebs. Daher verwenden wir Fischöl nur noch in den o.g. Fällen und nur nach sorgfältiger ART-Testung.

Bei Fischölen sehen wir häufiger Verunreinigungen mit Schwermetallen. Liegt keine Verunreinigung vor, ist das Öl eventuell mit Lösungsmitteln gereinigt worden. Jetzt ist es frei von Schwermetallen, aber mit Lösungsmitteln belastet. Wir umgehen dieses Problem, indem wir weiter vorne in der Nahrungskette ansetzen und den Naturstoff verwenden, aus dem der Fisch einen Großteil seiner Öle synthetisiert – Astaxanthin. Es ist nicht nur reich an Pflanzenschutzstoffen der Meeresalgen, sondern enthält auch Omega 3-Fettsäuren.

Leinöl nutzen wir als zusätzliche Quelle für Omega 3- Fettsäuren.

Die ketogene Diät mit einem hohen Anteil an Fettsäuren wurde bereits im Kapitel Ernährung besprochen. Wir empfehlen sie in der Frühphase der Behandlung, setzen später jedoch auf eine fettreduzierte Ernährung, um Keime, die sich von Fett ernähren, aus den Biofilmen zu locken und unsere liposomalen, also fettumrundeten Kräutermittel für die Keime attraktiv zu machen.

6.1.2.6 HPU/KPU

Die Stoffwechselstörung Hämopyrrollaktamurie (HPU) oder Kryptopyrrolurie (KPU) wird meistens als eine familiär gehäuft auftretende, genetisch determinierte Erkrankung beschrieben. Unserer Beobachtung nach ist diese Störung aber **meistens induziert durch eine persistierende Borreliose.**

Durch Manipulation und Veränderung eines der 8 Enzyme, die notwendig sind, um das Enzym Häm zu erzeugen, wird der Patient zu einem komfortablen Wirt für die Borrelien.

Indem wir die HPU/KPU-Störung erkennen und die sehr einfache Behandlung durchführen, wird den Borrelien eine für sie überlebenswichtige Grundlage entzogen, und die Therapie wird deutlich einfacher.

Die unten aufgeführten Stoffe, die durch eine HPU/KPU in supraphysiologischen Mengen verloren gehen, sind genau die Stoffe, die bei epigenetischen Schaden bereits im Mangel sind. Borreliose-Patienten sind typischerweise schon epigenetisch geschwächt. Hier finden wir negativ-synergistische Effekte durch Epimutationen und Borrelien. Der frühzeitige Ersatz dieser Stoffe bis zum erfolgreichen Abschluss der Behandlung ist entscheidend für einen schnellen Heilerfolg.

Die HPU ist in der Literatur auch bekannt unter dem medizinhistorisch älteren Namen KPU Kryptopyrrolurie oder Malvaria. Fälschlicherweise galt der „mauve factor" (Malvaria), der bei schizophrenen Patienten in den 70er Jahren von Pfeiffer, Hoffer und Kollegen vermehrt nachgewiesen werden konnte, jahrelang als Kryptopyrrol. In Wirklichkeit handelt es sich jedoch um die Verbindung Hämopyrrol bzw. Hydroxyhämopyrrol-2-1 (HPL). Diese Verbindungen ähneln denen des Kryptopyrrol, sind aber nicht identisch! Auch erworbene Formen der HPU/KPU werden in der Literatur beschrieben. So berichten Heufelder und Kuklinski von Fällen, in denen Schwermetallbelastung (Amalgam) oder HWS-Traumata als Auslöser für die Stoffwechselstörung in Frage kommen, die in der Folge epigenetisch weiter gegeben werden.

Wir unterscheiden vier Faktoren, die eine HPU/KPU verursachen können:

1. physisches und/oder psychologisches Trauma (oft generationsübergreifend)
2. genetisch (Mutter) oder epigenetisch (Vater)
3. infektionsbedingt (Biotoxine, z.B. Propionsäure von Clostridium difficile, Borrelia burgdorferi, Streptokokken usw.), häufigste Ursache
4. adaptiv (der Organismus reguliert Zink als Notmaßnahme über diesen Mechanismus herunter, um die MMP-9 (Matrix Metalloproteinase 9)-Aktivität und damit exzessive Entzündung zu verringern).

Patienten, die HPL-Komplexe ausscheiden, weisen enzymatische Schwächen gleich an mehreren Enzymen der Hämsynthese auf. In der Regel sind 3-4 von insgesamt 8 Enzymen betroffen, was zu einem Anstieg toxischer Zwischenprodukte führt. Diese werden an Zink, teilweise auch Mangan und an die stoffwechselaktive Form des Vitamins B6 (Pyridoxal-5-Phosphat, kurz P5P) gebunden und so ausscheidbar gemacht. Die immer wieder gebildeten toxischen Stoffwechselmetabolite können zu psychischen Auffälligkeiten und ganzen Symptomenkomplexen führen (Stimmungsschwankungen, Depression, Schizophrenie, Angst, Unruhe, Hyperaktivität,). Doch als direkte Folge der Mikronährstoffmängel (Vitamin B6, Zink, Mangan) entstehen im chronischen Verlauf in der Regel auch oder vor allem körperliche Beschwerden.

Doch der eigentlich schädigende, der HPU zu Grunde liegende Mechanismus entsteht durch die Unterdrückung des Häm-Moleküls. Durko konnte bereits 1976 zeigen, dass Kryptopyrrole (KPL) Häm binden. Von den verwandten HPL-Komplexen wird die gleiche Wirkungsweise angenommen. Das heißt, es kommt insgesamt zu einem Mangel an diesem, für den Organismus so lebenswichtigen Molekül. Häm spielt eine zentrale Rolle im Energiestoffwechsel (Cytochrom C der Atmungskette) und wird von einer ganzen Familie von Entgiftungsenzymen benötigt. Es ist außerdem essenziell für die antioxidative Abwehr.

Die Enzyme, Katalase, Cysthathionin Synthase, Cytochrome, Guanylat Cyclase, Hemopexen, Sulfitreduktase, Pyrrolase, NO-Synthase und weitere sind auf eine ausreichende Häm-Synthese angewiesen. Eine Unterdrückung des Häms führt durch unzureichende Kapazität oben genannter Enzyme zu metabolischen Krisen und mitochondrialen und neuronalen Schäden durch oxidativen Stress. Außerdem geht es mit einer Reduktion der Cytochrom P450 Aktivität einher, also einer verringerten Kapazität der Entgiftungsphase 1 und mit einer gesteigerten Stickoxid-Produktion. Oxidativer Stress resultiert also aus einem kombinierten Vitamin B6 und Zink-Mangel.

Auf längere Sicht führt HPU/KPU zu einem signifikanten Mangel an Zink, Vitamin B6, Molybdän, Biotin, Magnesium, Chrom und anderen Spurenelementen und dadurch zu einer großen Bandbreite an Symptomen:

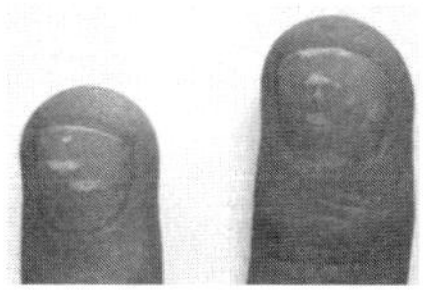

- weiße Flecken auf den Fingernägeln
- Schwangerschaftsstreifen (Striae)
- schlechte Traumerinnerung
- blasse Hautfarbe (v.a. Gesicht)
- Knie- und Gelenkbeschwerden
- Allergien, Nahrungsmittelunverträglichkeiten/gastrointestinale Erkrankungen
- morgendliche Übelkeit/Schwangerschaftsübelkeit
- Licht-, Geruchs- oder Geräuschempfindlichkeit
- Hypoglykämie/Glukose-Intoleranz, Diabetes Typ 2
- Migräne, Zyklusbeschwerden, Anomalien, PMS-Syndrom, Unfruchtbarkeit
- Autoimmunerkrankungen, insbesondere Hashimoto-Thyreoiditis und Primäre biliäre Zirrhose (PBC)
- Anämie, Eosinophilie
- ADS/ADHS
- Abhängigkeiten, Stress-Intoleranz
- Ängstlichkeit, Stimmungsschwankungen, Depression, bipolare Psychosen, schizophrene Psychosen, Autismus.

Die extremen allergischen Reaktionen von HPU-Patienten werden in Bezug auf deren Histamin-Spiegel häufig falsch interpretiert. HPU-Patienten haben zu wenig Histamin. Eine Reizung durch ein Allergen führt zu einem relativen Anstieg des Histamins, ausgehend von einem sehr niedrigen Spiegel. Absolut gesehen ist der Histaminwert noch immer erniedrigt, doch die relative Änderung äußert sich in starken allergischen Reaktionen.

KPU Patienten erkennen wir u.a. an folgenden Laborparametern:

- Glutathion niedrig
- alkalische Phosphatase niedrig
- Leukozyten niedrig
- Serum-Histaminspiegel niedrig!
- Plasma NO (Stickstoffmonoxid) hoch
- LDL hoch, HDL niedrig
- MCV hoch (Vit B6-Mangel).

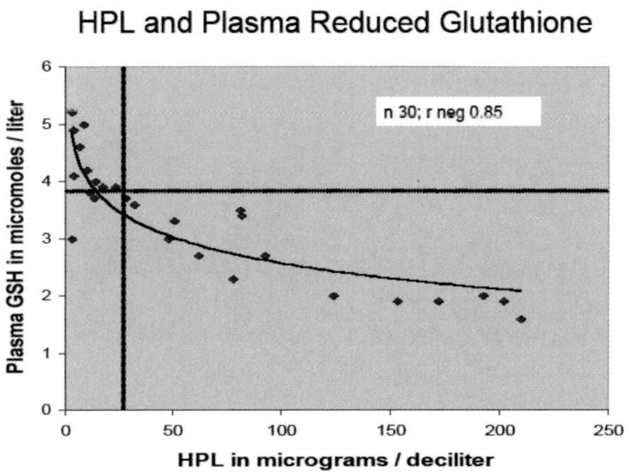

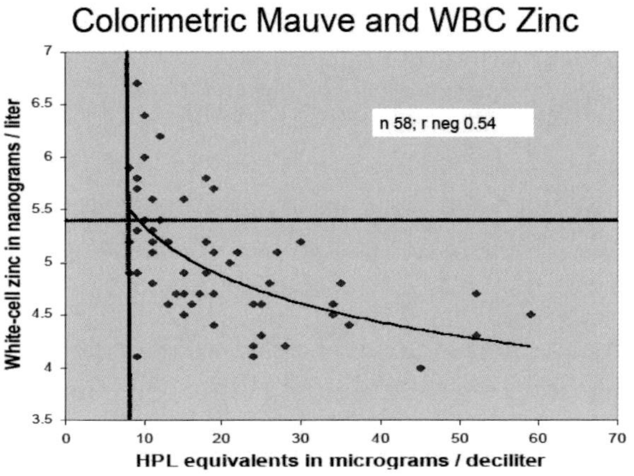

Quelle Tapan Audhya PhD, Alternative Medicine 2 Artikel

Diese Tabellen zeigen den Zusammenhang zwischen der Konzentration an Hydroxy-Hämopyrrol-Pyridoxal-5-Phosphat-Zink-Chelat (HPL) im Urin (Maß für die Schwere der HPU-Erkrankung) und dem Verlust an Plasma-Glutathion (Entgiftungsenzym) und Zink in den weißen Blutkörperchen.

Bereits Abram Hoffer zeigte, dass 27 von 39 Schizophrenie-Patienten in einem frühen Stadium von KPU betroffen waren, genauso wie 10 von 14 kriminell auffälligen Patienten. Eine Studie mit 740 Schizophrenie-Patienten ergab, dass alle Patienten, die sich vollständig von der Erkrankung erholten, KPU negativ waren, während 50 % der nicht heilbaren Patienten von KPU betroffen waren.

Die Literatur weist auf HPU/KPU bei 70 % der Patienten mit Down-Syndrom, bei 40-70 % der Patienten mit Schizophrenie und bei 50 % der autistischen Patienten hin. **Die klinische Erfahrung von Dr. Klinghardt hat gezeigt, dass 80% der Lyme-Patienten und 75 % der Patienten mit Quecksilber- und Bleibelastung positive Ergebnisse im Urintest für HPU/KPU aufweisen.**

Eine Therapie, die diese Parameter nicht oder nur ungenügend beachtet, kann nicht erfolgreich sein. Vit B6, P-5-P, Zink, Molybdän, Biotin, Magnesium, Chrom, Taurin müssen in supra-physiologischen Mengen ersetzt werden.

THERAPIE

Vit B6, P5P, Zink, Molybdän, Biotin, Magnesium, Chrom, Taurin
in supra-physiologischen Mengen

6.1.2.7 Wasser

Borrelien-Patienten zeigen große Probleme in ihrem Wasserhaushalt. Hierfür können wir keine Literaturstellen zeigen, weil die Forschung bisher kein Augenmerk auf die **Neurotoxinbelastung der Hypophyse** gelegt hat.

Bei den Borreliose-Patienten finden wir häufig ähnliche Muster: Sie sehen ausgetrocknet aus, sind verarmt an Antidiuretischem Hormon (ADH, Vasopressin), trinken viel, urinieren häufig (v.a. nachts) und verlieren damit noch mehr Mineralien, Zellwände arbeiten nicht mehr optimal, Zellen verlieren Wasser, Zellorganellen kollabieren, Mitochondrien arbeiten eingeschränkt, die innere Struktur verschrumpelt und kollabiert.

Durch die Polyvagal-Theorie von Prof. Porges und eigenen Forschungen fanden wir die enorme Synergie von Antidiuretischem Hormon ADH mit Melatonin und Oxytocin. Mit Hilfe der ART-Testung gelang es Dr. Klinghardt, die idealen Potenzierungen (Frequenzen und Schwingungen) dieser Substanzen zu finden und in einem Mittel zusammenzufügen.

www.SophiaMed.online
HOMEO K.-Mittel nach Dr. Klinghardt auf der SophiaMed©-Internetseite.

Eine Gabe von 0,05 mg ADH sublingual am Abend kann zusätzlich hilfreich sein. Die Alternative: das Frequenzmittel HOMEO-K Trio, 5 Tropfen 2-3-mal/Tag.

In Bezug auf die Eigenschaften und die Qualität von Wasser orientieren wir uns an den führenden Forschern auf diesem Gebiet: Viktor Schauberger (1885-1958) und Prof. Gerald Pollack (Buch „Wasser, viel mehr als H_2O")

Für die Beurteilung der Wasserqualität sind für uns zwei Aspekte entscheidend: die darin enthaltenen Toxine und die Struktur des Wassers.

Wasser, das wir trinken, sollte auf jeden Fall gefiltert sein. Bei Chlor geht das relativ einfach mit einem Kohlefilter. Fluor, Rückstände von Antibiotika und Hormonen oder Nanosubstanzen und Umweltgifte sollten mit einem Umkehrosmosesystem herausgefiltert werden. Bei geschlossenen Untertischgeräten beobachten wir häufig Schimmelbildung, so dass wir nur zu offenen Wasserbehältnissen im Filtergerät raten.

Da bei der Filterung auch Mineralien, Elektrolyte und Spurenelemente verlorengehen, müssen diese unbedingt wieder zugesetzt werden.

Durch ungenügende Flüssigkeitszufuhr können die Nieren durch Metalle verunreinigt werden und die Basalmembranen anschwellen. Toxine werden nicht länger wirksam ausgefiltert. Indem man eine ausgewogene Elektrolytlösung dem Wasser in kleinen Mengen beifügt, wird das Gleichgewicht des intra- und extrazellulären Fluidums erhalten.

Hinsichtlich der Strukturierung von Wasser gibt es unzählige Angebote auf dem Markt. Wir haben sicherlich über 50 Geräte getestet und bleiben, nach Überprüfung des Effekts auf den menschlichen Organismus mit Hilfe von ART-Testung, bei der Überzeugung, dass es nur eine optimale Technik zur Wasserstrukturierung gibt: das Wasserglas in die Hand nehmen und um Segen für dieses Wasser bitten.

Gesunde Wasseraufbereitung beinhaltet also in dieser Reihenfolge:

1. filtern
2. Mineralien, Elektrolyte und Spurenelemente zusetzen
3. um Segen für dieses Wasser bitten.

Wir möchten ausdrücklich darauf hinweisen, dass wir es nicht für ausreichend halten, Wasser **nur** zu energetisieren und den Segen dafür zu erbitten – Leitungswasser zu trinken, ohne die Toxine herauszufiltern, halten wir trotz aller Hinweise, dass Wasser in Deutschland zu den bestkontrollierten Nahrungsgrundstoffen gehöre, für unverantwortlich.

6.1.3 Regulation der Hormone und Neurotransmitter

6.1.3.1 Nebennieren und Schilddrüse

Frühzeitig in der Behandlung wenden wir uns dem Schilddrüsenhormon und Cortisol zu. Beides ist lebenswichtig und v.a. für Patienten mit chronischer Müdigkeit eine Grundvoraussetzung. Je niedriger der Grundumsatz, je geringer die Körpertemperatur, umso uneffektiver das Immunsystem und umso höher die Anzahl der Keime.

Cortisol

Nach der Erfahrung von Dr. Klinghardt ist es für viele Patienten überlebenswichtig, schon früh durch die Gabe von Cortisol unterstützt zu werden.

Ergänzend zu unserer ART-Testung messen wir Cortisol im Speichel zu vier verschiedenen Tageszeiten, um ein Tagesprofil zu erstellen. Die Borrelien-Patienten leiden klassischerweise in den ersten 20 Jahren der Erkrankung unter Schlafstörungen. Oft ist der Cortisolspiegel nachts hoch und morgens niedrig, was bedeutet, dass die Patienten nachts nicht schlafen und morgens unfähig sind, aufzustehen. Der Schlafrhythmus ist verschoben, ähnlich dem homöopathischen Syphilinum-Muster.

Kommt dann nach vielen Jahren der Zusammenbruch des Systems, schlafen die Betroffenen über weite Teile des Tages und das Cortisol-Profil gleicht eher einer flachen Kurve. Eventuell produzieren die Nebennieren noch einmal für 2 Stunden etwas Cortisol, was die Patienten kurzzeitig etwas handlungsfähiger macht.

Das langsame Versagen der Nebennieren wird in drei Phasen eingeteilt:

Phase 1: Cortisol und DHEA steigen an
Phase 2: Cortisol hoch, DHEA stürzt ab
Phase 3: beides stürzt ab, M Addison.

Ursache für die Schwäche und schließlich das Versagen der Nebennieren ist die Belastung mit Toxinen und Keimen, v.a. Viren wie dem Epstein-Barr-Virus.

Wir geben Cortisol nach ART-Testung im Durchschnitt 5 mg 4 x Tag oral und orientieren uns damit entscheidend an den Erkenntnissen von William Mc Jefferies, die er in seinem Buch „Safe Uses of Cortisol" veröffentlicht hat.

An dieser Stelle möchten wir darauf hinweisen, dass bioidentisches Cortisol lebensverlängernd und gesundherhaltend wirkt, im Gegensatz zum schulmedizinisch verordneten synthetischen Cortison.

Schilddrüsenhormone

Die Schilddrüse liegt im Lymphabfluss des Gehirns, aber auch der Störfelder in Zahn- und Kieferbereich. Sie ist durch Toxine und Mikroben extrem belastet. Wir wissen, dass die Schilddrüse sehr viel Quecksilber aufnimmt. Zum Beispiel tritt Quecksilber mit der Zeit aus den Zahnfüllungen aus und gelangt über das Bindegewebe und die Lymphkanäle, langsam der Schwerkraft folgend, in das Schilddrüsengewebe. Glyphosat (Roundup) und andere Pestizide haben eine spezifische Affinität zur Schilddrüse.

Schilddrüsenparameter werden im Blut bestimmt. Dabei sollten immer auch die Antikörperwerte mit gemessen werden, die bei positiven Werten auch auf eine Schimmelpilzbelastung hinweisen können.

Borrelien benutzen einen Trick, um sowohl die Entgiftung als auch unsere Immun-abwehr auszuschalten: Unter dem Einfluss eines Biotoxins wird das Enzym, das die Umwandlung von T4 zu T3 katalysiert, spiegelbildlich gebildet und statt T3 entsteht Reverse T3. Aus T4 wird also ein Hormon erzeugt, das oberflächlich aussieht wie T3 aber in Wirklichkeit dessen Spiegelbild ist („Reverse T3“). Folglich werden die Rezeptoren für T3 blockiert statt stimuliert. In diesem Fall wäre es ein großer Fehler, den Klienten mit natürlichem oder synthetischem T4 zu behandeln. Der Patient braucht T3!

Reverse T3 ist für uns ein signifikanter Marker für Borreliose und toxische Metallbelastung mit Aluminium, Quecksilber, Blei und Barium.

Die komplexe Behandlung der diversen Schilddrüsenprobleme wurde in der Fachzeitschrift für Neurobiologie Hier & Jetzt 1/2014 von Dr. Klinghardt ausführlich beschrieben.

Unseres Erachtens ist es wesentlich, die Schilddrüsenhormone nicht nur hormonell zu ersetzen, sondern an der Schilddrüse selbst zu arbeiten. Wir drainieren Toxine aus der Schilddrüse mit der von uns entwickelten manuellen Arbeit (SophiaMatrix®) und meist noch zusätzlich mit der neuraltherapeutischen Injektion an die Schilddrüse. Dabei verwenden wir nicht nur Procain, sondern als Zusatz entweder DMPS zur Ausleitung der Zahnmetalle und/oder Artesunat zum Entfernen von Mikroben und Eisenablagerungen.

www.SophiaMed.online
Behandlungsprotokolle können auf der SophiaMed©-Internetseite nachgelesen werden.

6.1.3.2 Neuropeptide und Neurotransmitter

Die pathogenen Keime, die wir bei der chronischen Borreliose finden, manipulieren unser System über elektromagnetische Felder. Diese modulieren den empfindlichsten Teil unseres Organismus – die regulativen Neuropeptide (MSH, VIP usw.). Sie bilden die Brücke zwischen Psyche und physischem Körper.

STUDIE

Journal of Physics: Conference Series
DNA waves and water.
Some bacterial and viral DNA sequences have been found to induce low frequency electromagnetic waves in high aqueous dilutions.
L Montagnier, J Aissa, et al.

Werden Signale aus dem seelischen Bereich in Epiphyse, Thalamus und Hypothalamus korrekt und rasch in die Sprache des Körpers umgesetzt, nämlich in Peptide, dann sind wir eingebunden in die höhere Ordnung der geistigen Welt, wir fühlen uns gut, sind gesund und wir haben die Einsicht, den Willen und die Kraft zu handeln. Ist die Verbindung gestört, oder ist der Körper nicht fähig, die für die Peptide zuständige DNA zu kopieren, oder der Weg von der DNA bis zum fertig geformten Peptid ist an anderer Stelle gestört, z.B. durch elektromagnetische Strahlung am Schlaf- oder Arbeitsplatz, dann ist die Person von der höheren Welt abgekoppelt und wird früher oder später zum Patienten, mit all den Beschwerden, die wir in der täglichen Praxis sehen: Müdigkeit, Schlafstörungen, Körperschmerzen, Lustlosigkeit, Krebs und dem ganzen Spektrum der neurologischen Erkrankungen.

Bei den Neuropeptiden, die labortechnisch messbar sind, wie Vasoaktives Intestinalpeptid (VIP), Melanozyten stimulierendes Hormon (MSH) oder Antidiuretisches Hormon (ADH), sehen wir, dass es schon frühzeitig mit Beginn der Erkrankung massive Veränderungen gibt.

Diese Neuropeptide haben einen enormen Effekt auf alle Neurotransmitter, auf unsere Emotionen, unsere Verdauung, und sind unserem Hormonsystem übergeordnet. Keime erlangen Zugriff auf unsere regulativen Neuropeptide und erreichen damit wieder, dass der Wirt zum komfortablen Gastgeber wird. Depression, Wutanfälle, psychiatrische Erkrankungen, POTS (posturales orthostatisches Tachykardiesyndrom), Schläfrigkeit, chronisches Müdigkeitssyndrom und Energieverlust helfen den Keimen, in uns zu überleben, schränken aber unsere Lebensqualität gewaltig ein. Mit einer möglichst frühzeitigen Anwendung der biologischen SophiaHealth©-Ansätze versuchen wir, diese Effekte zu verhindern.

Da die o.g. regulativen Neuropeptide als schulmedizinische Mittel in vielen Ländern entweder nicht verfügbar oder unerschwinglich sind, verwenden wir energetisch aufbereitete Neuropeptide mit vergleichbarem Erfolg (HOMEO K.-Mittel).

Aufgrund von Studien, v.a. der Polyvagal Theorie nach Dr. Stephen Porges, und der langjährigen Erfahrung von Dr. Klinghardt ist es uns gelungen, eine klare Hierarchie innerhalb der Neurotransmitter und Hormone herauszuarbeiten, die die Grundlage der neuen Therapievorschläge bildet.

STUDIEN

Biol Psychol. 2007 Feb; 74(2): 116-143
The Polyvagal Perspective
neuropeptides such as oxytocin and vasopressin influence the medullary structures regulating RSA.
Stephen W. Porges

doi:10.1016/j.neubiorev.2014.09.012
Autism, oxytocin and interoception
The oxytocin system interacts with all of these neurotransmitter systems. ... Oxytocin modulates dopamine ... affects GABA release ... interacts with the acetylcholine and norepinephrine systems.
E. Quattrocki, Karl Friston

Auch innerhalb der regulativen Neuropeptide lässt sich eine klare Hierarchie finden: Melatonin (HOMEO K. RHYTHM), Vasopressin (HOMEO K. WATER) und Oxytocin (HOMEO K. BOND) regulieren übergeordnet Neurotransmitter und Hormone (zusammengefasst in HOMEO K. TRIO). Fast alle unsere Lyme-Patienten erfahren deutliche Verbesserungen und sprechen gut auf die von uns empfohlenen therapeutischen Maßnahmen und Kräuter an, wenn sie eine Kombination dieser 3 Mittel regelmäßig einnehmen.

THERAPIE

HOMEO K. TRIO
5 Tropfen 3-4-mal/Tag für Monate oder Jahre

6.1.3.3 Weitere Steroidhormone

Die Steroidhormone werden meist bereits durch die homöopathischen der regulativen Neuropeptide und durch Interventionen, die die Epigenetik verbessern, ausgeglichen. Sollte das nicht der Fall sein, greifen wir zunächst auf Kräutermittel zurück.

Eine Ausnahme bilden die neuroprotektiven und neuroregenerativen Hormone Pregnenolon, Progesteron und DHEA. Diese ersetzen wir im Frühstadium der Behandlung unabhängig von gemessenen Laborwerten in bioidentischer Form. So verbessern wir frühzeitig neurologische Symptome und überbrücken die Zeit, bis die biologische Behandlung der Keime voll greift.

STUDIE

Ann Emerg Med. 2008 Feb;51(2):164-72. Epub 2007 Jun 22
Does progesterone have neuroprotective properties?
Progesterone appears to exert its protective effects by protecting or rebuilding the blood-brain barrier, decreasing development of cerebral edema, **down-regulating the inflammatory cascade, and limiting cellular necrosis and apoptosis.** All are plausible mechanisms of neuroprotection.
Stein DG, Wright DW, Kellermann AL.

THERAPIE

Pregnenolon	12,5-75 mg 2-mal tägl.
Progesteron	zur Nacht Frauen: 100-300 mg Männer 12,5-50 mg
DHEA	Frauen 7,5- 15 mg 2-mal tägl. Männer 25-50 mg 2-mal tägl.

Besondere Vorsicht ist bei der Substitution von bioidentischem Testosteron geboten, da es die Übertragung und die Virulenz von Babesien erhöht.

STUDIE

Parasitology (2001), 123 : pp 365-371
Testosterone increases the transmission potential of tick-borne parasites.
...that testosterone causes prolonged and more intense infections of a tick-borne piroplasm, Babesia microti.
V. L. Hughes and S. E. Randolph

Die negativ-synergistischen Effekte zwischen Testosteron und Quecksilber konnten wir bereits mit den Studien von Dr. Boyd Haely und Dr. Mark Lovell zeigen. Jungen und Männer müssen daher immer zunächst Quecksilber entgiften, bevor wir in Ausnahmefällen Testosteron geben können.

6.1.3.4 Melatonin: mehr als ein Schlafmittel

Die Bedeutung von Melatonin wird erst in letzter Zeit klarer und ist sicherlich noch immer unterschätzt. Melatonin steuert nachts die Entgiftung des Gehirns und ist ein wirkungsvolles Antioxidans.

STUDIEN

C Pharmacology & Toxicology 2003, 93, 290-296. ISSN 0901-9928
Melatonin Protects Against Mercury(II)-Induced Oxidative Tissue Damage in Rats.
Göksel S. et al.

Int J Exp Pathol. 2015 Apr 19. doi: 10.1111/iep.12122
The protective properties of melatonin against aluminium-induced neuronal injury.
Al-Olayan EM1, El-Khadragy MF, Abdel Moneim AE

Melatonin induziert den Schlaf. Wir heilen und entgiften in tiefen Non-REM-Schlafphasen. Ohne Melatonin gibt es keine Regeneration und keine Entgiftung.

Melatonin ist die potenteste und effektivste neuroprotektive Substanz im zentralen Nervensystem und verhindert Schäden durch Quecksilber, Blei, Aluminium, Chemikalien und Petrochemikalien, Mykotoxine, Viren, Zigarettenrauch, mikrobielle Endo- und Exotoxine, Medikamentenrückstände usw.

STUDIEN

Science, 2013; 342 (6156): 373 DOI:10.1126/science.1241224
Sleep Drives Metabolite Clearance from the Adult Brain.
L. Xie, et al.

ScienceDaily, NIH/National Institute of Neurological Disorders and Stroke, October 17, 2013
Brain may flush out toxins during sleep; Sleep clears brain of molecules associated with neurodegeneration.

Toxicol Lett. 2015 Mar 4;233(2):78-83
Melatonin reduces lead levels in blood, brain and bone and increases lead excretion in rats subjected to subacute lead treatment.
Hernández-Plata E, et al.

Food Chem Toxicol. 2014 Aug;70:84-93
Effects of melatonin on aluminium-induced neurobehavioral and neurochemical changes in aging rats.
Overall, the results showed that Mel administration can induce beneficial effects for the treatment of Al-induced neurobehavioral and neurochemical changes in the central nervous system (CNS).
Allagui MS, et al.

Im Jahre 2012 enthüllten diverse Studien, dass der Organismus eine einmalige Methode entwickelt hat, um das Gehirn von toxischem Müll zu befreien. Dieses sog. „glymphatische System" arbeitet ähnlich wie das Lymphsystem des restlichen Körpers, das dafür verantwortlich ist, zellulären Müll zu beseitigen. Das glymphatische System sitzt huckepack auf den Blutgefäßen des Gehirns, wird von den Gliazellen geleitet und arbeitet nur während des Schlafs.

Durch Pumpen der cerebrospinalen Flüssigkeit durch das Gehirngewebe spült das glymphatische System Abfallstoffe (einschließlich des schädlichen Proteins Beta-Amyloid, das mit M. Alzheimer in Verbindung gebracht wird) aus dem Gehirn zurück in das Herz-Kreislaufsystem des Körpers. Von dort aus gelangen sie in die Leber und können schließlich eliminiert werden.

Im Schlaf schrumpfen die Gehirnzellen um 60 %, um Sinuside für die glymphatische Spülung freizugeben, die damit während der Schlafphasen 10-mal aktiver und effektiver ist als während der Wachphasen.

Am Tag schwellen die Gehirnzellen bei konstanter Gehirntätigkeit wieder bis auf knapp über 85 % des Gehirnvolumens an, was eine effektive Lymphdrainage während der Wachphasen verhindert.

STUDIEN

Curr Neuropharmacol. 2010 Sep; 8(3): 228-242
Antiinflammatory Activity of Melatonin in Central Nervous System.
Emanuela Esposito and Salvatore Cuzzocrea

Acta Trop. 2014 Sep;137:31-8. doi: 10.1016/j.actatropica.2014.04.021. Epub 2014 May 6.
Effects of melatonin on oxidative stress, and resistance to bacterial, parasitic, and viral infections: a review must be considered as a therapeutic alternative against infections. The aim of this review is to describe the effects of melatonin on oxidative stress and the resistance to bacterial (Klebsiella pneumoniae, Helicobacter pylori, Mycobacterium tuberculosis, and Clostridium perfringens), viral (Venezuelan equine encephalomyelitis virus and respiratory syncytial virus), and parasitic (Plasmodium spp., Entamoeba histolytica, Trypanosoma cruzi, Toxoplasma gondii, and Opisthorchis viverrini) infections.
Vielma JR, et al.

Int J Radiat Biol. 2002 Nov;78(11):1029-36
Melatonin metabolite excretion among cellular telephone users
Prolonged use of cellular telephones may lead to reduced melatonin production, and elevated 60-Hz MF exposures may potentiate the effect.
Burch JB, et al.

Unglücklicherweise führen elektromagnetische Wellen, wie sie z.B. beim Gebrauch von Mobiltelefonen entstehen, zu einer Reduzierung von Melatonin.

STUDIEN

Statistical analyses for each frequency showed **significant suppressive effects** at 16(2/3) Hz ($P < 0.01$), and 50 Hz ($P < 0.00$).
Brendel H, et al.

Indian J Physiol Pharmacol. 2014 Oct-Dec;58(4):395-9
Effect of mobile usage on serum melatonin levels among medical students.
Reduced morning melatonin levels (3-4 am) was observed in high users (> 2 hrs/day) i.e high users had a disturbed melatonin circadian rhythm. There was a **negative correlation between melatonin secretion and hours of mobile usages.**
Shrivastava A, Saxena Y.

J Pineal Res. 2000 Nov;29(4):228-33
Direct suppressive effects of weak magnetic fields (50 Hz and 16 2/3 Hz) on melatonin synthesis in the pineal gland of Djungarian hamsters (Phodopus sungorus).

Neuro Endocrinol Lett. 2011;32(2):158-63
The impact of light from computer monitors on melatonin levels in college students.
Melatonin concentrations after exposure to t**he blue-light goggle experimental condition were significantly reduced** compared to the dark control and to the computer monitor only conditions. Although not statistically significant, the mean melatonin concentration after exposure to the computer monitor only was reduced slightly relative to the dark control condition.
Figueiro MG1, Wood B, Plitnick B, Rea MS.

Auch die Blaulichtanteile der Bildschirme reduzieren Melatonin erheblich.

Schon lange ist bekannt, dass Melatonin im Organismus als Radikalfänger für Peroxynitrit fungiert, das als reaktive Stickstoff- bzw. Sauerstoffverbindung die Schäden in vielerlei Hinsicht verursacht.

STUDIE

Life Sci. 1997;60(10)
Melatonin is a scavenger of peroxynitrite.
Gilad E, et al.

Diese Erkenntnis aus dem Jahre 1997 gewinnt heute im SophiaHealth©-Konzept noch mehr an Bedeutung. Durch die Genforschung wissen wir, dass Lyme-Patienten signifikante Übereinstimmungen bei bestimmten Genmutationen aufweisen, die letztlich zu einer Erhöhung von Peroxynitrit führen (SNPs im Harnstoffzyklus, Zitronensäurezyklus, bei der Umwandlung von Glutamat zu GABA u.a.).

Bezüglich der Dosierung von Melatonin gehen die Vorstellungen sehr weit auseinander. Während die Schulmedizin zur Schlafinduktion 0,5 bis 2 mg einsetzt, verwenden wir bei malignen Erkrankungen, v.a. bei Brustkrebs zwischen 30 und 40 mg liposomales Melatonin pro Tag, um das Tumorwachstum zu hemmen und Rezidive zu verhindern. Verschiedene Insider der Melatonin-Forschung verwenden als Anti-Aging-Maßnahme noch deutlich höhere Dosierungen: Melatonin vertreibt die pathogenen Keime aus dem Gehirn, baut Toxine auf allen Ebenen ab und wirkt peripher als Anti-Krebsmittel.

Bei der SophiaHealth©-Behandlung der persistierenden Borreliose geben wir zwischen 10 und 20 mg liposomales Melatonin. Die liposomale Aufbereitung erleichtert die Überquerung der Blut-Hirn-Schranke und optimiert so die Neurotoxin-Entgiftung aus dem Gehirn.

Wir möchten an dieser Stelle anmerken, dass es keine Hinweise in der medizinischen Literatur gibt, die Einnahme von **bioidentischem** Melatonin könne Suchtverhalten hervorrufen. Es lassen sich jedoch unzählige veröffentlichte Studien finden, die zeigen, dass Melatonin weder Abhängigkeit noch Entzugserscheinungen erzeugt. Exemplarisch:

STUDIE

Ther Adv Endocrinol Metab. 2013 Feb
Therapeutic applications of melatonin
„Melatonin ... appears to contribute to the **protection of the organism from carcinogenesis and neurodegenerative disorders. ...** The advantages of melatonin in relation to other sleep-inducing agents are the absence of hangover the morning after, the **absence of withdrawal symptoms and the absence of addiction.“**
Ifigenia Kostoglou-Athanassiou

Auch Prof. Reiter, Chefredakteur des Journal of Pineal Research, beschreibt in zahlreichen Artikeln, dass die Gabe von bioidentischem Melatonin keine Abhängigkeiten erzeugt.

Wer dennoch lieber mit Kräutern arbeitet, wird finden, dass Propolis die Eigenproduktion von Melatonin anregen kann. Ein Teil dieses Effekts beruht wahrscheinlich auf der Verringerung der Auswirkung elektromagnetischer Felder durch Propolis. Die Epiphyse, Produktionsort von Melatonin im Gehirn, reagiert besonders anfällig auf Mikrowellenstrahlung.

Klinische Erfahrung: Gleich zu Beginn der Melatonin-Behandlung entgiften sich die Neuronen des ZNS. Gifte werden vom Zellinneren, wo sie vielleicht einen Gedächtnisverlust oder motorische Ausfälle verursachten, in den Extrazellulärraum verschoben, wo die Zellen des Immunsystems warten und sofort mit Entzündung reagieren. Im Extrazellulärraum befinden sich auch die nicht myelinisierten Fasern des ANS und sensorische Fasern, die mit Schmerz, Brennen oder anderen starken Empfindungen reagieren. Wir geben zu Beginn der Behandlung zeitgleich ausleitende Mittel wie z.B. DMSA (200-400 mg) oder wenden – bevorzugt – unsere an anderer Stelle erwähnte Behandlung mit Koriander und dem Ionen-Fußbad an.

6.1.4 Reaktivierung der Mitochondrien

Wir wissen aus der Literatur und aus therapeutischer Erfahrung, dass die Hauptgründe für mitochondriale Erkrankungen zu etwa 50 % mitochondriale Vergiftungen und 50 % Mikroben sind, die sich in die Mitochondrien einnisten.

Diese Aufnahme der Fettsäuren in Mitochondrienmembranen mittels Fluoreszenzmikroskopie zeigt Aluminium auf den Aktin-Fibrillen:

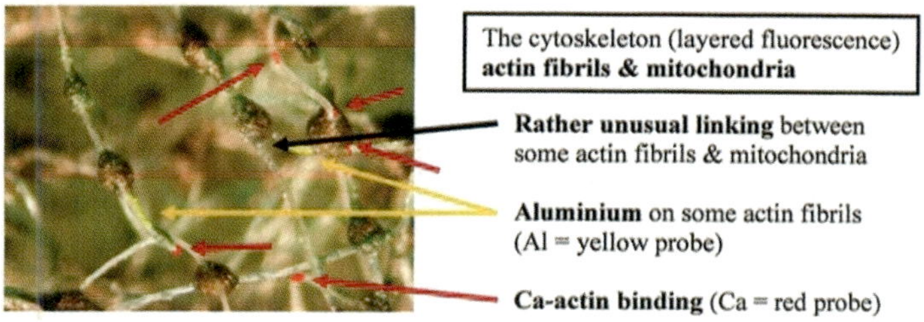

Unsere Untersuchungen belegen, dass nanonisiertes Aluminium heute in jeder Mitochondrie zu finden ist und unserer Meinung nach sicherlich als einer der Hauptgründe für den enormen Anstieg chronischer Erkrankungen in den letzten 20 Jahren angesehen werden muss.

Zur Erinnerung: Glyphosat verbindet sich mit Aluminium und bringt es als Transportmolekül direkt an die Mitochondrien. Mitochondriale Erkrankungen sind kein Mangel an B-Vitaminen oder Acetyl L Carnitin.

Eine Funktion der Mitochondrien ist es, Substanzen zu produzieren, die pathogene Keime abtöten. Die Mitochondrien geben diese Substanzen jedoch nach außen ab und besitzen nach innen keinen Schutz. Viele Keime, z.B. Ehrlichien, leben aber – ungestört – im Inneren der Mitochondrien und bringen von dort aus unser gesamtes System zum Erliegen.

STUDIE

Microbes Infect. 2011 Mar; 13(3): 232-238
Obligate intracellular bacterium Ehrlichia inhibiting mitochondrial activity.
Yan Liu

Diese Studie untersuchte die Unterdrückung mitochondrialer Tätigkeit durch Ehrlichien.

Wir haben Studien, in denen wir zeigen können, dass die ATP-Erzeugung beim Patienten wieder ansteigt, wenn wir die Keime behandeln. Das bedeutet mehr Energie für den Menschen. Wie bereits oben erwähnt, zeigt eine Studie – und das entspricht unserer Erfahrung –, dass Melatonin ein ausgezeichnetes Mittel ist, um Aluminium aus den Mitochondrien zu entfernen.

6.1.5 Biologische Zahnsanierung

Bei der biologischen Zahnsanierung gilt es, eine metallfreie Versorgung zu erzielen und alle Zahnmaterialien auf eventuelle Unverträglichkeiten und Allergien zu überprüfen.

Leider stellen wir immer wieder fest, dass verbliebene Amalgamreste im Kieferknochen einer Heilung im Wege stehen. CT-Schichtaufnahmen sind manchmal die einzige bildgebende Diagnosemethode, die diese Reste auffindet. Sie müssen entfernt werden!

Entzündungen im Kieferknochen (Restostitis und NICO) müssen ebenfalls chirurgisch entfernt werden. In den meisten Fällen beinhaltet dies auch das Entfernen wurzelbehandelter und devitaler Zähne.

Die Regulierung von Bisshöhe und Funktion des Kiefergelenks scheint die größte Herausforderung in der biologischen Zahnmedizin zu sein. Hier können wir mit Hilfe des Autonomen Response Tests in enger Zusammenarbeit mit dem Zahnarzt versuchen, ein Optimum zu finden.

Details zu den Auswirkungen der Störfelder im Zahn-Kieferbereich sind im Kapitel „Störfelder“ nachzulesen.

6.1.6 Schutz vor elektromagnetischer Strahlung

Eines der größten Heilhindernisse ist die elektromagnetische Strahlung, die die meisten Menschen 24 Stunden am Tag, 7 Tage die Woche umgibt. Das Nervensystem steht unter permanenter Reizung und bleibt ohne Chance auf Regeneration.

Wir erwarten von unseren Lyme-Patienten, dass im Haus kein schnurloses oder mobiles Telefon und keine WLAN-Station betrieben werden. Sicherungen der Schlafräume werden nachts deaktiviert. Gerade bei autistischen Kindern konnte Dr. Klinghardt oft schon massive Verbesserungen nur durch die Einhaltung der empfohlenen Schutzmaßnahmen einschließlich eines Abschirmbaldachins über dem Schlafplatz beobachten.

Dr. Klinghardt führte selber Messungen durch, die bestätigten, dass ein direkter Zusammenhang zwischen der Mikrowellenbelastung am Schlafplatz der schwangeren Mutter und der Inzidenz und Schwere von Autismus der geborenen Kinder besteht.

THERAPIE

- Rosmarin-Tinktur tagsüber
- liposomales Melatonin zur Nacht (immer mit Bindemitteln!)
- 5-HTP
- Propolis
- Magnesiumerhöhung (z.B. Bäder, Glaubersalz, 1 kg/Bad)
  E-Smog öffnet den Calciumkanal, dadurch werden die Nervenzellen geschädigt.
  Mg als natürlicher Ca-Kanal-Blocker
- baubiologische Maßnahmen: Nachts die Sicherungen ausschalten, Abschirmung von Schlaf- und Arbeitsplatz, keine WLAN-Anlage, kein DECT-Telefon
- Strahlenschutzwäsche
- Maßnahme gegen "Dirty Electricity": Stetzer-Filter.

Wir empfehlen unseren Patienten, die sich weiter über Schutzmaßnahmen informieren möchten, die Literatur des Baubiologen Wolfgang Maes, die Veröffentlichungen von Dr. Magda Havas sowie die DVD-Mitschnitte des Kongresses, der von Dr. Klinghardt und dem INK im Mai 2014 zu diesem Thema veranstaltet wurde.

6.1.7 Eisenregulierung

Bei vielen Borreliose-Patienten finden wir eine Mutation am Gen HFE (Hereditäre-Hämochromatose-Protein), was zu einer Anhäufung von Eisen im Organismus führt. Die Zusammenhänge, die wir zwischen freiem Eisen und dem Aktivieren persistierender Infektionen sehen, wurden im Kapitel „Toxine – Eisen“ ausführlich beleuchtet. Sie spiegeln sich sogar in genetischen Variationen von Lyme-Patienten wider.

Oxidiertes Eisen in Serum und Gewebe verursacht Entzündungen und kann große Schäden anrichten.

STUDIEN

J R Soc Med. 2006 Nov
The big idea: iron-dependent inflammation in venous disease and proposed parallels in multiple sclerosis.
P Zamboni

AJNR Am J Neuroradiol. 2012
Assessing abnormal iron content in the deep gray matter of patients with multiple sclerosis versus healthy controls.
Habib CA, et al.

Prof. Zamboni entdeckte die Zusammenhänge zwischen Entzündungen durch freies Eisen und Multipler Sklerose, die später auch andere Forscher bestätigten, die einen abnormal hohen Eisengehalt in der grauen Substanz des Gehirns von MS-Patienten fanden. Intrazellulär verarmt der Patient an Eisen. Diese Verschiebung von Eisen verteilt sich natürlich nicht homogen über den ganzen Körper.

Die Eisen-Fehlregulation lässt sich kaum an Laborwerten ablesen. Lediglich ein geringer MCV-Wert zeigt uns, dass der intrazelluläre Eisengehalt gesunken ist.

Natürliche Substanzen, die in der Lage sind, freies Eisen zu binden, wie Polyphenole (z.B. in Kakao), Anthocyane (z.B. in Acai-Beeren) oder Kurkuma wurden von uns zu einem Eisen-Chelatbildner-Cocktail zusammengefasst, der Teil unserer Behandlung ist. Das Rezept ist auf der SophiaMed©-Internetseite zusätzlich noch mit Tipps zu entsprechenden Produkten abgedruckt.

THERAPIE

Eisen-Chelatbildner Cocktail
200 g Kokosfett (flüssig ab 25°C)
5 TL Bio-Kakaopulver
3 TL Acai-Beere, Pflaume, Granatapfel mit Anthocyanen
2 TL Zimt
5 TL Kurkuma
1 Prise schwarzer Pfeffer gemahlen
2-4 TL Honig je nach Geschmack (wahlweise auch Xylit)
1 Msp Kaffeepulver (zur Anregung der Autophagie = Eigenentgiftung der Zellen)

- im Mixer gut durchmixen
- 15 min im Ultraschall-Reinigungsgerät im Glas beschallen
- evtl. mischen mit ca. 100 g gemahlenen Nüssen oder Mandeln
- WICHTG: während dem Erkalten mehrfach umrühren, damit sich keine Feststoffe absetzen.
- Dosierung: mehrmals täglich einen Teelöffel.

Artemisinin, Artemisia Annua und Artesunat schleusen Eisen aus den Keimen aus. Wenn die Keime das Eisen verlieren, können sie nicht überleben. Dies gilt nicht für Borrelien, deren Stoffwechsel auf Mangan basiert. Doch unsere Erfahrung zeigt immer wieder, dass Co-Infektionen, wie Babesien oder Bartonellen, den pathogeneren Anteil der Infektionen darstellen.

Ähnliche Beobachtungen gibt es in Bezug auf die Wirkung von Artesunat auf Krebszellen:

STUDIE

Oncoscience. 2015 May 2;2(5):517-32. eCollection 2015
Identification of artesunate as a specific activator of ferroptosis in pancreatic cancer cells.
Eling N

Wir haben Hinweise darauf, dass Artemisia Annua in den verschiedenen Darreichungsformen stark regulativ auf den Eisenhaushalt des Wirts einwirkt. Regelmäßig nach Gabe von z.B. Artesunat-Injektionen sehen wir an den Laborwerten, dass Entzündungen durch freies Eisen verringert sind, der Wert an Serumeisen sinkt und Eisen wieder intrazellulär in gesundes Gewebe verschoben wurde (MCV steigt an). Wir können nicht als gesamter Organismus an Eisen verarmen. Die Patienten leiden an einer ungünstigen Verschiebung von Eisen im Körper. **Artesunat-Injektionen oder Artemisinin sind unsere idealen Mittel, um den Eisenstoffwechsel wieder zu regulieren.**

6.1.8 Epigenetik und Genetik

Die neueste Literatur weist darauf hin, dass jeder Patient je nach seinen persönlichen genetischen und epigenetischen Fehlregulationen seine eigene Verwundbarkeit für Toxine und Mikroben mitbringt.

Die Epigenetik beschreibt den Vorgang, einzelne Gene abzulesen oder zu deaktivieren. Beim Deaktivieren eines Gens wird eine sog. Methylgruppe – CH3, bestehend aus einem Kohlenstoff und drei Wasserstoffatomen angehängt. Da wir nur ca. 2 % unserer Gene ablesen, spielt die Entscheidung, welche Gene stillgelegt werden, eine entscheidende Rolle.

Bereits im Kapitel über die Resistenzmechanismen von Mikroben beschreiben wir die Forschungsergebnisse von Prof. Gitte Jensen. Sie fand Nachweise von DNA einer Spezies wie Borrelien, die an die DNA bisher harmloser Bakterien anderer Spezies angehängt waren. Sie konnte ebenfalls verlängerte DNA in einigen menschlichen Tumorzellen finden, was den Verdacht nahelegt, dass Mikroben auch an menschliche Zellen DNA weitergeben können. Es ist bekannt, dass sich die DNA der Herpesviren dauerhaft in die DNA unserer Zellen integriert – natürlich nur in den kontaminierten Organen oder Körperarealen. Deshalb gilt: einmal Herpes – immer Herpes! Er tritt immer wieder genau an der gleichen Stelle auf, und zwar immer dann, wenn das Immunsystem seine Aufmerksamkeit und Wachsamkeit auf andere Geschehnisse im Körper richtet. Viele chronische Symptome: Ischias, Sinusitis, Migräne usw. sind oft nicht erkannte Herpes-Reaktivierungen. Die Frage, ob und wann die Herpes-Infektion körperliche Symptome hervorbringt, hängt davon ab, ob der Organismus die Herpes-DNA erfolgreich deaktiviert, also methyliert.

STUDIEN

Prog Biophys Mol Biol. 2013 Apr;111(2-3):99-107
Epigenetic inheritance and plasticity: The responsive germline.
I suggest that „priming" and „epigenetic learning" may be of special importance in generating heritable, fine-tuned adaptive responses in populations. Second, I consider work showing how genomic and environmental stresses can also lead to epigenome repatterning, and produce changes that are saltational.
Jablonka E.

Chest. 2011 Mar;139(3):640-7
Epigenetics and prenatal influences on asthma and allergic airways disease.
Emotional stress, smoking, alcohol, environmental toxins and infections of the pregnant mom are responsible for the epigenetic changes of the methylation cycle, leading to asthma.
Martino D, Prescott S.

Evid Based Complement Alternat Med. 2006 Sep; 3(3): 385-391
Summary of the American College for Advancement in Medicine November 2005 Conference on Scientific Integrative Medicine
Defects in methylation can make one more susceptible to diabetes, cardiovascular disease, thyroid dysfunction, neurological inflammation, neurotransmitter imbalances, atherosclerosis, cancer and autism. Dr Yasko also described how defects in methylation can make one more susceptible to the toxic effects of heavy metals, especially arsenic and mercury.
Amy Yasko, ND, PhD

Die meisten Menschen sind Träger epigenetischer Schäden, die vor Jahrzehnten oder gar Jahrhunderten durch Traumata, Infektionen und Toxine in der Familienbiographie ausgelöst wurden. Diese Schäden werden ohne spontane Heilung von Generation zu Generation weitergegeben – auch ohne eine erneute Exposition der nachfolgenden Generationen. Fast alle unserer persistenten Lyme-Patienten sind epigenetisch geschwächt durch Fehler, Delikte oder traumatische Ereignisse ihrer Vorfahren.

STUDIEN

J Child Psychol Psychiatry. 2011 Apr;52(4):356-67
"Annual Research Review: Prenatal stress and the origins of psychopathology: an evolutionary perspective".
Emotional stress in the womb leads to epigenetic changes and psychiatric illnesses in adulthood.
Glover V.

Am J Psychiatry. 2014 Aug 1; 171(8): 872-880
Influences of maternal and paternal PTSD on epigenetic regulation of the glucocorticoid receptor gene in Holocaust survivor offspring.
„This is the first study to demonstrate alterations of GR-1F promoter methylation in relation to parental PTSD and neuroendocrine outcomes. The moderation of paternal PTSD effects by maternal PTSD suggests different mechanisms for the intergenerational transmission of trauma-related vulnerabilities."
Rachel Yehuda, Ph.D., et al.

Isabelle Mansuy, Universität Zürich, setzte Rattenbabys in den ersten 2 Wochen nach der Geburt Stress aus. Diese Tiere entwickelten im späteren Leben Depressionen und Angstzustände. Nach der Stressphase wurden sie mit größtmöglicher Liebe und Fürsorge aufgezogen, genauso wie die deren Nachkommen und weitere 2 Generationen vom ersten Moment an. Trotzdem entwickelten diese nächsten 3 Generationen die gleichen psychischen Störungen. Mansuy konnte zeigen, dass **diese Veränderungen durch emotionalen und physischen Stress der ersten Generation epigenetisch, nicht genetisch, an die nächsten Generationen weitergegeben wurden.** Sowohl einige wichtige Gene der männlichen Elterngeneration als auch Gene in Ei- und Spermazelle der Nachkommen wurden nicht korrekt methyliert.

Prof. Eric Richards (Univ. of Washington. St. Louis) konnte zeigen, dass die Art und Weise, wie Rattenbabys von Ihren Müttern bzw. Pflegern behandelt wurden, darüber entschied, ob und wie ein bestimmter Rezeptor am Hippocampus methyliert wird. Positive Erfahrungen aktivierten diesen Rezeptor. Allerdings genügte eine einzige negative Erfahrung, um den Rezeptor dauerhaft zu deaktivieren und diese Störung auch an die nächsten Generationen weiterzugeben.

Eine Studie in Holland über Frauen, die Kinder während der Zeit direkt nach dem Zweiten Weltkrieg geprägt von Hunger, Entbehrung und Krankheit zur Welt brachten, ergab, dass doppelt so viele Töchter eine Schizophrenie entwickelten wie in der Kontrollgruppe. Die Wissenschaftler konnten nachweisen, dass Veränderungen in der epigenetischen Kontrolle mehrerer Gene für Entwicklung und Wachstum verantwortlich sind.

Die klinische Erfahrung lässt keinen Zweifel daran, dass die Lebensumstände der letzten Generationen – Weltkriege, Entbehrung, Giftexposition, unnatürliche und genveränderte Ernährung, Bewegungsmangel – zu epigenetischen Veränderungen geführt haben, die den heutigen chronischen Lyme-Patienten an einer Verbesserung seines Zustands hindern.

Die Unfähigkeit, DNA korrekt zu methylieren und zu demethylieren und damit entscheidende Enzyme zur Entgiftung zu synthetisieren, könnte der ausschlaggebende Faktor bei der Ausbildung einer chronischen Erkrankung sein.

Viele Borrelien-Patienten, die Dr. Klinghardt in den letzten Jahrzehnten aufgesucht haben, galten nach einer oft langen Odyssee von Arzt zu Arzt als therapieresistent. Neben den bekannten Gründen der besonderen Problematik der Biofilme und der Persistenz von Keimen finden wir in dieser Patientengruppe überwiegend diese epigenetischen Faktoren. Oft liegen die auslösenden Traumen zwei bis drei Generationen im Familiensystem zurück.

Erst wenn diese durch generationsüberschreitende Traumatherapie wie Familienaufstellung, systemische Psycho-Kinesiologie oder systemische Mentalfeld-Techniken gelöst werden, sprechen auch diese Patienten auf unsere bewährte Borreliose-Behandlung erfolgreich an. (Diese Techniken sind für jeden Therapeuten erlernbar und werden in Kursen des INK – Institut für Neurobiologie nach Dr. Klinghardt vermittelt.)

Obwohl die generationsüberschreitende Traumatherapie langfristig meist ausreicht, um die epigenetische Fehlregulation der DNA zu beheben, ist es oft hilfreich, den Patienten frühzeitig in der Behandlung mit entsprechenden Mikronährstoffen zu unterstützen. Die Regulation der DNA kann so schneller wiederhergestellt werden, was den Erfolg der anderen Behandlungsphasen unterstützt.

Unsere Korrektur der Epigenetik orientiert sich auf der physischen Ebene in weiten Teilen an den von Amy Yasko, ND, PhD modifizierten Methylierungszyklen: Harnstoff-, BH4-, Folsäure- und Methylzyklus.

Aus dieser Übersicht geht sehr schön hervor, dass viele Enzyme in ihrer Tätigkeit durch Schwermetalle, wie Blei und Quecksilber, oder durch Aluminium behindert werden.

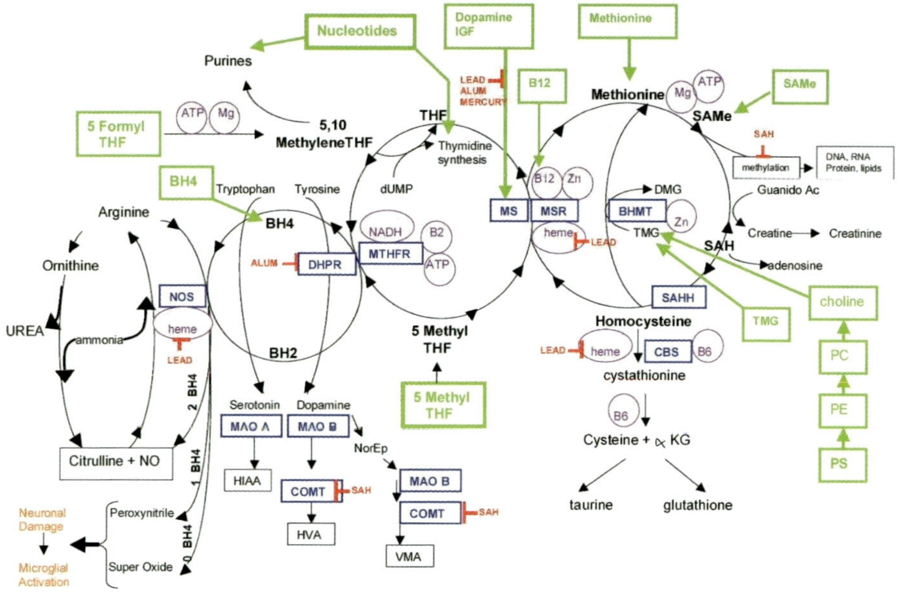

STUDIE

Electromagnetic Biology and Medicine; Posted online on January 20, 2012

Brain proteome response following whole body exposure of mice to mobile phone or wireless DECT base radiation.

"...the first group was exposed to a **typical mobile phone** ... the second group was exposed to a **wireless DECT base... both EMF sources altered significantly ($p < 0.05$) the expression of 143 proteins."**

Adamantia F. Fragopoulou, et al.

Der Sturm, der mitverantwortlich ist für die immer häufiger werdenden Epimutationen (Ablesefehler der DNA, die von Generation zu Generation weitergegeben werden mit der Folge, dass die Widerstandsfähigkeit der Nachkommen immer weiter abnimmt.), entsteht durch die heute für uns fast unentrinnbare Dauerbestrahlung mit Mikrowellen (Mobilfunk). Wir müssen sogar annehmen, dass die Lyme Borreliose bereits zwei oder drei Generationen vorher entsteht, bevor sie symptomatisch wird. Die oben angeführte Studie der Universität von Athen bestätigt die veränderte Expression von Proteinen durch elektromagnetische Felder. Da fast alle Enzyme Proteine sind, müssen wir zweifellos davon ausgehen, dass auch die Bestrahlung durch Mikrowellen die Enzyme des Methylierungszyklus negativ beeinflusst.

Unsere Strategie zur Verbesserung der Epigenetik umfasst folgende Schritte:

- Patienten beim Schutz vor elektromagnetischer Strahlung beraten und unterstützen
- Schadstoffquellen meiden und Schadstoffe entgiften
- Mikronährstoffe und Nahrungsergänzungen, die die Arbeit der Enzyme unterstützen, mit ART testen:
  - › Zink, Vit B6, Magnesium, (hohe Dosierung, da die Mikroben gefüttert werden, bevor der Körper versorgt wird)
  - › Niazin, Vit B2, Vit B1
  - › Vit B12 in Chlorella
  - › NADH
  - › Glycin, Taurin, Cystein
  - › SAMe
  - › methylierte Folsäure bis zu 30 mg/Tag,
- Unfähigkeit, Folsäure im Gehirn zu methylieren u.a. bei PANDAS, Autismus, Asperger
  - › ATP Heel
  - › Quinton Wasser isotonisch i.v. oder hochdosiert oral (3 Amp. 2-mal tägl.).

Der Blick auf die Gene ist in den letzten Jahren immer populärer geworden.

Wir verwenden die Gentestung von www.23andme.com und die Auswertung von MethylGenetic Nutrition Analysis. Bob Miller leistet dort wertvolle Arbeit bei der Analyse von Übereinstimmungen bei Genmutationen der Lyme-Patienten. Er hat Muster von Genmutationen gefunden, die bei Lyme-Patienten besonders häufig sind. Jedes Gen programmiert ein Enzym. Das Enzym produziert aus Substanz A die Substanz.B. Ist das Enzym aufgrund epi- oder genetischer Fehler defekt, entsteht entweder zu wenig an Substanz B oder ein schlechtes, nicht verwertbares ähnliches Produkt. In der genetisch basierten Therapie versuchen wir vorherzusagen, welches Produkt betroffen ist und ersetzen es oft in hohen Dosen (mehr dazu in den Büchern von Amy Yasko: "Feel Good Nutrigenomics" und "Genetic Bypass").

Wir möchten aber betonen, dass die Testung der Gene keine Aussage über die Epigenetik, also das korrekte Ablesen der Gene, zulässt. Im Verhältnis gibt es für jeden genetischen Schaden tausendfache Möglichkeiten an epigenetischen Fehlregulationen. Ein intaktes Gen ist keine Garantie für ein gesundes Enzym, das daraus entstehen soll. Ein verändertes Gen lässt natürlich Rückschlüsse auf pathologische Konsequenzen zu.

Sich in der Behandlung nur auf die Gene zu stürzen, lässt den wesentlich bedeutenderen Teil der epigenetischen Veränderungen (Epimutationen) unberücksichtigt.

Unsere Strategien zur Behandlung der klinischen Auswirkungen der vier wichtigsten Cluster von genetischen Mutationen oder SNPs (Single-nucleotide polymorphism), die signifikant häufig bei symptomatischen Borreliose-Patienten auftreten, sind Teil jeder biologischen Behandlung. Alleine der Lyme-Cocktail deckt fast alle Problembereiche ab:

1. SNPs: CPS1, ARG2, ASS1 (Harnstoffzyklus) führen zur Akkumulation von **Ammoniak:** Die wichtigste Behandlung besteht im Binden von Ammoniak im Darm mit Hilfe von Zeolith. Dabei beobachten wir Rückkopplungseffekte, so dass sich auch die Produktion von Ammoniak verringert.

2. SNPs: CPS1, ARG2, ASS1 (Harnstoffzyklus), GAD (Glutamat-GABA), SOD-02, GSH und CAT (Glutathion und Katalase) führen zur Akkumulation von **Peroxinitrit:** Dieser wichtigste, tödliche Schadstoff bei neurologischen Erkrankungen wie ALS oder MS verursacht Gewebeschäden. Unser Hauptmittel ist liposomal aufbereitetes **Melatonin,** das nicht nur Peroxinitrit abpuffert, sondern gleichzeitig auch die Entgiftung von Aluminium, Quecksilber, Kadmium, Blei, Parasiten, Viren und Borrelien aus dem Gehirn fördert.

3. SNPs: SOD-02. **SOD** (Superoxiddismutase) ist bei fast allen Lyme-Patienten erniedrigt. Während unser Immunsystem Superoxide zur Keimreduzierung herstellt und einsetzt, baut SOD diese auch für uns (lebens-)gefährlichen Substanzen wieder ab. Zuwenig SOD bedeutet erhöhte oxidative Schäden in unseren Zellen. **Artesunat,** obwohl an sich oxidativ, erhöht SOD signifikant und trägt so zu einer Reduzierung oxidativer Schäden durch Superoxide bei.

STUDIEN

Iran J Basic Med Sci. 2016 Apr;19(4):430-8
Evaluation of antioxidant and cytoprotective activities of Artemisia ciniformis extracts on PC12 cells.
"...resulted in significant decrease in generation of the reactive oxygen species (ROS) and **increase in the activity of SOD."**
Mojarrab M

Chin J Cancer Res. 2013 Oct; 25(5): 536-543
Antioxidant and anticancer activity of Artemisia princeps var. orientalis extract in HepG2 and Hep3B hepatocellular carcinoma cells.
Eun-Jeong Choi and Gun-Hee Kim

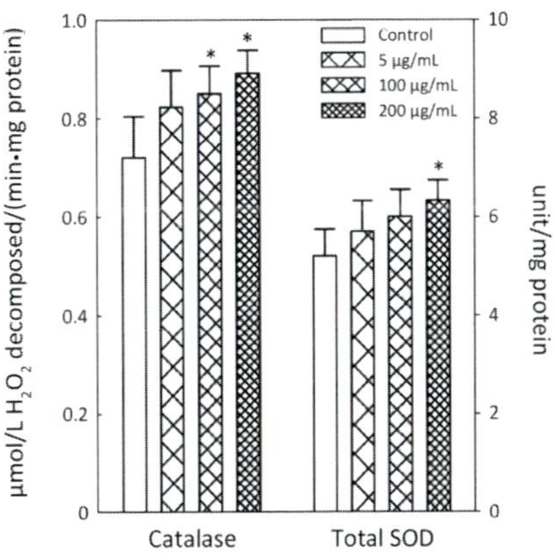

Activation of catalase and SOD activity by APME. HepG2 cells were exposed to APME (5, 100 and 200 μg/mL) for 72 h

In dieser Studie wurde Artemisia princeps var. orientalis verwendet. Ein signifikanter Anstieg von SOD im Verhältnis zur Gabe dieser Artemisia-Variante ist deutlich zu sehen.

4. SNPs: HFE. Bei vielen Borreliose-Patienten finden wir eine Mutation am Gen HFE (Hereditäre-Hämochromatose-Protein), was zu einer Anhäufung von Eisen im Organismus führt. Wir waren erstaunt zu sehen, dass sich unsere Aussagen über die Zusammenhänge zwischen freiem Eisen und chronischen Erkrankungen (Kapitel „Toxine – Eisen“) sogar in genetischen Variationen von Lyme-Patienten widerspiegeln.

   Oxidiertes Eisen in Serum und Gewebe verursacht Entzündungen und kann große Schäden anrichten.

STUDIEN

J R Soc Med. 2006 Nov
The big idea: iron-dependent inflammation in venous disease and proposed parallels in multiple sclerosis.
P Zamboni

AJNR Am J Neuroradiol. 2012
Assessing abnormal iron content in the deep gray matter of patients with multiple sclerosis versus healthy controls.
Habib CA, et al.

Wie bereits erwähnt, entdeckte Prof. Zamboni die Zusammenhänge zwischen Entzündungen durch freies Eisen und Multipler Sklerose, die später auch andere Forscher bestätigten, die einen abnormal hohen Eisengehalt in der grauen Substanz des Gehirns von MS-Patienten fanden. Intrazellulär verarmt der Patient an Eisen. Diese Verschiebung von Eisen verteilt sich keineswegs homogen über den ganzen Körper.

Diese Fehlregulation lässt sich kaum an Laborwerten ablesen. Lediglich ein geringer MCV-Wert (mittleres korpuskuläres Volumen der roten Blutkörperchen) zeigt uns, dass der intrazelluläre Eisengehalt gesunken ist. Ein erniedrigter Ferritinwert kann auch hilfreich sein. Im Gegensatz dazu ist das Serumeisen oft erhöht. Dies ist ein Zeichen der Verschiebung von oxidiertem Eisen in den Extrazellulärraum, wo es nicht verwertet werden kann, aber andere Probleme verursacht (Neigung zur Embolie, Verdickung des Blutes usw.)

Natürliche Substanzen, die in der Lage sind, freies Eisen zu binden, wie Polyphenole (z.B. in Kakao), Anthocyane (z.B. in Acai-Beeren in „Deep Purple") oder Kurkuma wurden zu einem Eisen-Cocktail zusammengefasst, der Teil unserer Behandlung ist.

www.SophiaMed.online
Das Eisen-Cocktail-Rezept kann auf der SophiaMed©-Internetseite nachgelesen werden.

Artemisia Annua hat einen vorhersehbaren regulierenden Effekt auf den Eisenstoffwechsel im menschlichen Organismus, aber grundsätzlich andere Effekte bei den pathogenen Keimen: Artemisinin, Artemisia Annua und Artesunat schleusen Eisen aus den Keimen aus. Wenn die Keime das Eisen verlieren, können sie nicht überleben. Dies gilt nicht für Borrelien, deren Stoffwechsel auf Mangan basiert. Doch unsere Erfahrung zeigt immer wieder, dass Co-Infektionen, wie Babesien oder Bartonellen, den pathogeneren Anteil der Infektionen darstellen.

Ähnliche Beobachtungen gibt es in Bezug auf die Wirkung von Artesunat auf Krebszellen:

STUDIE

Oncoscience. 2015 May 2;2(5):517-32. eCollection 2015
Identification of artesunate as a specific activator of ferroptosis in pancreatic cancer cells.
Eling N

Es gibt Hinweise darauf, dass Artemisia Annua in den verschiedenen Darreichungsformen stark regulativ auf den Eisenhaushalt des Wirts einwirkt. Regelmäßig nach Gabe von z.B. Artesunat-Injektionen sehen wir an den Laborwerten, dass Entzündungen durch freies Eisen verringert sind, der Wert an Serumeisen sinkt und Eisen wieder intrazellulär in gesundes Gewebe verschoben wurde (MCV steigt an). Wir können nicht als gesamter Organismus an Eisen verarmen. Die Patienten leiden an einer ungünstigen Verschiebung von Eisen im Körper. Artesunat-Injektionen oder Artemisinin sind unsere idealen Mittel, um den Eisenstoffwechsel wieder zu regulieren.

Für die Erforschung von Artemisia Annua wurde 2015 der Medizin-Nobelpreis verliehen!

Wir möchten an dieser Stelle noch einmal betonen, dass aufgrund der unendlichen Vielzahl an epigenetischen Vorgängen an der DNA, die Wahrscheinlichkeit eines krankmachenden Einfluss aufgrund fehlerhafter Epigenetik (Epimutationen) sicherlich 100 oder 1000-fach höher ist als der Einfluss einer Genmutation. Leider steht uns bis heute kein direktes Testverfahren für die Epigenetik zur Verfügung.

Wenn wir uns aber lediglich auf die Änderungen an Genen stürzen, übersehen wir den größten Teil der Probleme. Mit unseren beiden Cocktails (Lyme- und Eisen-Cocktail) decken wir schon einen großen Teil der genbasierten Probleme von Lyme-Patienten ab.

Unser Blickwinkel richtet sich aber im Wesentlichen auf Epimutationen bzw. Veränderungen im Epigenom, die den Heilprozess eines Organismus blockieren. Mit ART-Testung überprüfen wir verschiedene Faktoren aus dem Methylierungsprozess (z.B. methylierte Folsäure, Methy-B12, Niazin). Auch die wesentlich kostenintensivere Labortestung von Methylprofilen gibt einen gewissen Aufschluss. Die Hintergründe für Epimutationen sind bekannt und weiter oben schon beschrieben worden (Traumatische Erlebnisse in der Familiengeschichte, Toxinbelastung). Eine einzige Familienaufstellung kann bis zu 80 % der epigenetischen Schäden regulieren – das sollten Therapeuten unbedingt in den Blick nehmen!

Das Genom (Gesamtheit aller Gene), aber zum wesentlich größeren Teil das Epigenom (Gesamtheit aller epigenetischen Vorgänge) bestimmen unser Proteom, die Gesamtheit der Proteine, also auch den Großteil der Enzyme. Das Proteom wiederum bestimmt unser Metabolom, die Gesamtheit der Stoffwechselendprodukte, wie Hormone oder Neurotransmitter, Vitamine, Cholesterin usw. Statt am Ende der Kausalkette z.B. mit orthomolekularen Substanzen einzugreifen, sehen wir die eleganteste Lösung in der Regulation des Epigenoms.

Wir möchten am Ende dieses Kapitels über die Regulation von Epigenetik und Genetik eine Beobachtung in den Raum stellen, die Dr. Klinghardt in seiner Praxis bereits mehrfach machen konnte: **Gene sind veränderbar.** Im Zuge der biologischen Behandlung in 4 Phasen, insbesondere der Anwendung der Prinzipien der Teleportation während der Photophorese, veränderte sich die Labortestung der Gene von ein und demselben Patienten – immer in Richtung Normalisierung. Wir haben vier Patientenbeispiele mit Labordaten. Diese Ergebnisse waren bis heute undenkbar und wir haben auch (noch) keine Erklärung dafür. Da sich dieser Vorgang bereits mehrfach wiederholt hat, gehen wir aber von einer wirklichen Genveränderung aus.

6.1.9 Emotionale Traumen und persönliche Biographie

Unsere stärkste Möglichkeit, auf die Resilienz unserer Patienten einen positiven Einfluss auszuüben, sind Interventionen auf der dritten, der mentalen Ebene oder der vierten, der intuitiven Ebene. Heilungen auf diesen Ebenen erreichen sofort auch die darunter liegenden Ebenen (Downward Causation).

Traumatherapien ermöglichen dem Patienten, eine im Unbewussten als gefährlich oder sogar lebensgefährlich abgespeicherte Situation wieder als unbedrohlich im Hier und Jetzt zu erfahren. An dieser Stelle ermöglichen wir eine Steigerung der Aktivität des Smart Vagus und damit der Hormone und Neurotransmitter, die die Regulation des gesamten Organismus erhöht. Hier ist der durchschlagende Effekt einer Intervention auf den oberen Ebenen auf die physische Ebene sofort sichtbar.

Die von Dr. Klinghardt entwickelten Methoden der systemischen Psycho-Kinesiologie und Mentalfeld-Techniken in Kombination mit den systemischen Lehren von Bert Hellinger und anderen ermöglichen uns einen tiefen, ursächlichen Zugang zu unerlösten seelischen Konflikten des Patienten.

Informationen zu diesen Techniken werden in den Büchern „Lehrbuch der Psycho-Kinesiologie“ von Dr. Klinghardt, „Handbuch der Mentalfeld-Techniken“ und „Mentalfeld-Techniken – ganz praktisch“ von Dr. Klinghardt und Amelie Schmeer, sowie in den Seminaren des INK Institut für Neurobiologie nach Dr. Klinghardt *www.ink.ag* vermittelt. Sie werden in diesem Buch nicht vertiefend dargestellt.

Nach erfolgreicher Intervention fängt das Immunsystem wieder an, seiner Aufgabe nachzukommen. Das lässt sich deutlich an den verbesserten Laborergebnissen ablesen.

6.1.10 Widerherstellung normaler elektro-physiologischer Parameter

In der Praxis benutzen wir verschiedene EEG-Ableitungen und Heart Rate Variability (HRV), um als Ausgangswerte für unsere Arbeit objektive Parameter zu haben. Grundsätzlich herrscht im Gehirn eines Lyme-Patienten Chaos – die in den rhythmischen Zentren entstehenden Felder breiten sich nicht wie normal vom Frontalhirn nach hinten aus, sondern verhalten sich eben chaotisch. Das Frontalhirn, wo normalerweise die höchste Konzentration von Dopamin entstehen sollte, ist – so würde man vermuten – am meisten betroffen. Aber es verhält sich etwas anders, denn Lyme-Patienten sind an Dopamin verarmt. Für die frühe Kindheit kann das zum Beispiel eine Störung in der Sprachentwicklung bedeuten (z.B. Autismus), im späteren Erwachsenenalter Morbus Parkinson. Dazwischen gibt es beinahe unendlich viele Grauzonen, für die Antriebslosigkeit, Muskelschwäche, Schlafstörungen usw. kennzeichnend sind.

Therapeutisch gibt es heute viele Lösungsansätze: EEG Biofeedback, TMS (transcranial magnetic stimulation), die PhotonWave Colour Therapy und anderes mehr. Wir haben etliche Methoden ausprobiert und sind zu dem Schluss gekommen, dass die einfache, ursprünglich von dem Psychoanalytiker Dr. Roger Callahan entwickelte Klopfakupressur ("Tapping") am schnellsten, tiefsten und genauesten wirkt und heilt. Die Wirkung vertiefen wir wenn möglich mit der PhotonWave Farblichtmethode. Wir haben – mit dem Segen von Dr. Callahan – unsere Methode-Mentalfeld-Technik (MFT) genannt. Diese Methode kann sehr gut in einem 2-tägigen Kurs gelernt werden. Unsere MFT ist sehr strukturiert und lässt sich mit einer Genauigkeit einsetzen, die andere Methoden nicht haben können. Das rhythmische Beklopfen der richtig ausgewählten Akupunktur-Meridianabschnitte führt zu einer raschen Synchronisation der Gehirnwellen und Rhythmisierung unseres Systems. Sekundär normalisieren sich unzählige Parameter im System: Neurotransmitter, Blutzuckerspiegel, Medikamentenaufnahme, EEG und EMGs, HRV, Aktionspotentiale peripherer und zentraler Nerven, Verdauung, Schlafrhythmen usw. MFT ist in der biologischen Behandlung eine Schlüsseltechnik, die für viele unserer Therapeuten aus ihrem Arbeitsalltag nicht wegzudenken ist. Die richtige Anwendung von MFT verbessert die Medikamentenaufnahme so sehr, dass wir mit kleinsten Mengen unserer empfohlenen Kräutertinkturen maximale Effekte erzielen können, und zwar genau in den Körperarealen, wo das gegebene Heilmittel gebraucht wird. Auch lässt sich die gesamte Behandlungszeit durch MFT enorm verkürzen.

6.2 Phase 2: Entgiftung

Es gibt 3 Hauptquellen für Giftstoffe, die unsere Gesundheit gefährden:

1. Metalle – sie haben eine hohe Affinität zu unserem Nervensystem.
2. Kohlenstoff-Moleküle: Insektizide, Herbizide, Holzschutzmittel, Medikamente, Farbstoffe und Konservierungsstoffe in Nahrungsmitteln, Flammschutzmittel – praktisch alles, was unsere Industrie erzeugt und was letztlich in der Umwelt endet.
3. Die mikrobiellen Exo- und Endotoxine – wir müssen also auch die Toxine der körpereigenen Immunabwehr berücksichtigen (viele Zytokine sind neurotoxisch, Peroxynitrit zerstört alles, was lebt).

Liste bekannter Biotoxine von Mikroben und Toxinen:

- Bacterial toxins (Exotoxin, Gram positive Bacilli): Clostridium: tetani (Tetanospasmin) · perfringens (Alpha toxin, Enterotoxin) · difficile (A, B) · botulinum (Botox) other: Anthraxtoxin · Listeriolysin O

- Cocci: Streptolysin · Leukocidin (Panton-Valentine leukocidin) · Staphylococcus (Staphylococcus aureus alpha/beta/delta, Exfoliatin, Toxic shock syndrome toxin, SEB)
- Actinobacteria: Cord factor · Diphtheria toxin
- Gram negative: Shiga toxin · Verotoxin/shiga-like toxin (E. coli) · E. coli heat-stable enterotoxin/enterotoxin · Cholera toxin · Pertussis toxin · Pseudomonas exotoxin · Extracellular adenylate cyclase
- By mechanism: type I (Superantigen) · type II (Pore-forming toxin) · type III (AB toxin/AB5)
- Endotoxin: Lipopolysaccharide (Lipid A) · Bacillus thuringiensis delta endotoxin
- Virulence factor: Clumping factor A · Fibronectin binding protein A
- Mycotoxins: Aflatoxin · Amatoxin (alpha-amanitin, beta-amanitin, gamma-amanitin, epsilon-amanitin) · Citrinin · Cytochalasin · Ergotamine · Fumonisin (Fumonisin B1, Fumonisin B2) · Gliotoxin · Ibotenic acid · Muscimol · Ochratoxin · Patulin · Phalloidin · Sterigmatocystin · Trichothecene · Vomitoxin · Zeranol · Zearalenone
- Invertebrates: arthropod: scorpion: Charybdotoxin, Maurotoxin, Agitoxin, Margatoxin, Slotoxin, Scyllatoxin, Hefutoxin, Lq2, Birtoxin, Bestoxin, BmKAEP, Phaiodotoxin · spider: Latrotoxin (Alpha-latrotoxin) · PhTx3 · Stromatoxin · Vanillotoxin · Huwentoxin mollusca: Conotoxin · Eledoisin · Onchidal · Saxitoxin · Tetrodotoxin
- Vertebrates: fish: Ciguatera · Tetrodotoxin
- amphibian: (+)-Allopumiliotoxin 267A · Batrachotoxin · Bufotoxins (Arenobufagin, Bufotalin, Bufotenin · Cinobufagin, Marinobufagin) · Epibatidine · Histrionicotoxin · Pumiliotoxin 251D · Samandarin · Samandaridine · Tarichatoxin
- Reptile/snake venom: Bungarotoxin (Alpha-Bungarotoxin, Beta-Bungarotoxin) · Calciseptine · Taicatoxin · Calcicludine · Cardiotoxin III

Die meisten dieser Toxine wirken neurotoxisch, einige auch karzinogen – andere blockieren T3-Rezeptoren an der Zellwand usw. Eine durch Toxine ausgelöste verminderte Hormonproduktion in den Gonaden oder Nebennieren wird bei Lyme-Patienten häufig beobachtet. Auch eine zentrale Unterdrückung der Produktionsleistung von Epiphyse, Hypothalamus und Hypophyse muss in den meisten Fällen unabhängig von der eigentlichen Behandlung der Infektion therapiert werden.

Ein negativ synergistischer Effekt von Biotoxinen und Schwermetallen, Xenobiotika und Thioäthern aus Kieferkavitäten, den sog. NICO-Läsionen im Kieferknochen und aus wurzelbehandelten Zähnen lässt sich beobachten. Prof. Emeritus Boyd Haley (Uni Kentucky) konnte zeigen, dass Quecksilber, das aus den Amalgamfüllungen verdunstet, im Kieferknochen dorthin abwandert und sich konzentriert, wo bereits eine anaerobe Infektion ist (NICO Läsion). Es entsteht ein Teufelskreis zwischen dem Biotoxin-Effekt der bereits vorhandenen Mikroben und dem toxischen Quecksilber, was zu verstärkter Knochennekrosebildung und dann wiederum zu verstärkter Mikrobenbesiedelung führt. Lyme-Patienten haben fast immer große nekrotische Löcher im sog. retromolaren Raum (der Raum, wo einst die Weisheitszähne waren), die höchstwahrscheinlich von den Borrelien selbst gebildet werden und die sich im Vagusnerv oder auch Trigeminusnerv angesiedelt haben und von dort leicht Zugang in diese vom Immunsystem nur schlecht bewachte Gegend finden. Eine chirurgische Kürettage dieser Läsionen, bei der gleichzeitig die damit einhergehenden Quecksilberablagerungen beseitigt werden, bringt oft enorme neurologische Verbesserungen.

Während der Behandlung von Keimen werden Neurotoxine und Schwermetalle oder andere Toxine frei, die in den Mikroorganismen gespeichert waren (insbesondere in Parasiten und Pilzen). Daher muss parallel zum antimikrobiellen Programm ein gutes Entgiftungsprotokoll angewendet werden.

Bindemittel fließen während der ART-Testung immer in das Behandlungsprotokoll mit ein. Wir sind dadurch in der Lage, das für den Patienten am besten passende Bindemittel in der optimalen Dosierung individuell auszutesten.

6.2.1 Biologische Bindemittel

Bei der Ausleitung von Toxinen denken viele Therapeuten hauptsächlich an Leber und Nieren. In der Schulmedizin wird gefragt, wieviel Gift im Urin erscheint. Der größte und bedeutsamste Ausscheidungsweg ist jedoch der über den Dünndarm, der nur dann gut funktioniert, wenn der Darm gesund ist.

Auch die Bindung oder Absorption von Giften, die der Körper über den Dünndarm ausscheidet, funktioniert über die Epithelzellen des Dünndarms. Sie sind nur eine einzige Zellschicht getrennt von den im Blut zirkulierenden Giftstoffen. Das dahinter stehende Prinzip ist der Ionen-Austausch. Mit der Nahrung aufgenommene Stoffe mit hoher und selektiver Bindungsfähigkeit (faserreiches Gemüse, Chlorella) müssen im oberen Dünndarm vorhanden sein. Dort können sie zusätzlich auch die mit der Galle aus der Leber ausgeschiedenen und transportierten Toxine abfangen. In unserer normalen Kost sind die erforderlichen faserreichen Stoffe meist jedoch nicht mehr in ausreichender Menge vorhanden, sodass sich erfolgreich ausgeschiedene neurophile Giftstoffe (= Neurotoxine) auf dem Weg nach unten im Darm wieder an die Nervenzellen binden, die in dichter Konzentration im Darmepithel vorhanden sind. So kommt es zur Rückresorption in den Körper. Um diesen Kreislauf wirkungsvoll zu unterbrechen, sollten Bindemittel einige Zeit vor den Mahlzeiten eingenommen werden. Das bindende Mittel (z.B. Chlorella) braucht etwa 90 Minuten nach Einnahme, bevor es an der Stelle ankommt, wo die Galleflüssigkeit die Gifte in den Dünndarm spritzt (Sphincter Oddi).

Gewürze, vor allem die bitteren, wie z.B. Löwenzahn oder Enzian, verstärken die Menge an Galle, die die Leber produziert, und verbessern damit auch die Giftausscheidung.

Zunehmend können wir stoffliche Mittel durch Photophorese oder homöopathische Aufbereitung, also durch ihr energetisches Pendant ersetzen. Die große Ausnahme stellen die Bindemittel selbst dar. Sie sollten immer stofflich gegeben werden und müssen die Verabreichung von Ausleitungsmitteln begleiten. Hier seien noch weitere biologische Bindemittel erwähnt, die laut veröffentlichter Literatur mit Erfolg angewendet wurden: Braune Meeresalgen (Ecklonia Cava), Chitosan (aus Insekten Exoskelett), spezielle Zeolite. Spirulina, Afa-Algen und andere Algenarten haben weniger bindende Kräfte und ein erhöhtes Risiko von Nebenwirkungen.

STUDIE

J of Nutritional and environmental Medicine (2001) 11, 53-62
Mercury toxicity and systemic elimination agents.
D. Klinghardt and J. Mercola

6.2.1.1 Chlorella

Die Süßwasseralge Chlorella verfügt über die höchste Schwermetall bindende Kapazität aller Pflanzen. Hunderte von Studien belegen ihre Effizienz (siehe Anhang). Sie ist daher für sanfte Ausleitungsmethoden prädestiniert:

STUDIEN

Cadmium
Nihon Eiseigaku Zasshi. 1975 Apr;30(1):77
Effect of chlorella on fecal and urinary cadmium excretion in "Itai-itai" disease.
Hagino N, Ichimura S

Jpn. J. Hyg., 38: 741-747, 1983
Absorption and excretion of chlorella ellipsoidea cadmium-binding protein and inorganic cadmium in rats.
Nagano, T./Suketa, Y., et al

Environ. Contam. Toxicol., 60: 433-440, 1998
Characterization of the cadmium-binding capacity of chlorella vulgaris. Bull.
Carr, H.P., Carino, F.A., et al.

STUDIEN

Uranium
Radioisotopes 28: 485-488, 1979
Uptake of uranium by various cell fractions of chlorella vulgaris.
Horikoshi, T./ Nakajima, A., et al.

Evr. J. Appl. Microbiol. Biotech, 16: 88-91, 1982
Recovery of uranium by immobilised micro-organisms.
Nakajima, A; Horikoshi, T; Sakagushi, T.

Mercury
Planta, 109: 49-60, 1973
Uptake of mercury by chlorella and its effect on potassium regulation.
Shieh, Y.J.; Barger, J

Erfahrungsheilkunde Band 48, Heft 7, Juli 1999
Algenpräparat hilfreich bei der Amalgamausleitung.
Dr. D. Klinghardt

Lead
Protective effects of chlorella vulgaris in lead exposed mice infected with Listeria monocytogenes.
M.Queiroz et al International Immunopharmacology 3 (2003) 889-900

J of Nutritional and environmental Medicine (2001) 11, 53-62
Mercury toxicity and systemic elimination agents D. Klinghardt and J. Mercola.
Dr. D. Klinghardt and J. Mercola

The Influence of Parachlorella beyerinckii CK-5 (ChlorEnergy) on the absorption and excretion of methylmercury (MeHg) in mice.
T.Uchikawa, A.Yasutake et al. J. of Toxicological Sciences, Vol35,No1.101-105.2010

Anti-Aging
Preventive effects of Chlorella (ChlorEnergy) on cognitive decline in age-dependent dementia model of mice.
Y.Nakashima, I.Ohsawa et al. Neuroscience Letters 464 (2009)193-198

Chemosphere 2005;59 297-304
"Effect of chlorella pyrenoidosa on fecal excretion and liver accumulastion of polychlorinated dibenzo-p-dioxin in mice."
"Maternal-fetal distribution and transfer of dioxins in pregnant women in Japan, and attempts to reduce maternal transfer with Chlorella (Chlorella pyrenoidosa) supplements."
S.Nakano et al Chemosphere, April 2005

"Chlorella Pyrenoidosa supplementation decreases Dioxin and increases Immunoglobulin A concentrations in breast milk."
Shiro Nakano et al J Med Food 10 (1) 2007, 134-142

"Beneficial immunostimulatory effect of short-term Chlorella supplementation: enhancement of natural killer cell activity."
Nutr J. 2012 Jul 31;11:53. doi: 10.1186/1475-2891-11-53 Kwak JH1, Baek SH, Woo Y, Han JK, Kim BG, Kim OY, Lee JH

Chlorella vulgaris und Chlorella pyrenoidosa unterscheiden sich durch ihre unterschiedliche Verdaubarkeit und Entgiftungsfähigkeit. Chlorella vulgaris ist leichter verdaulich, entgiftet aber weniger stark. Sie eignet sich sehr gut zur Nährstoffergänzung. Chlorella pyrenoidosa ist schwerer verdaulich, aber entgiftet stärker. Es enthält den sehr stark Toxine bindenden Stoff Sporopollenin. Der fehlt der Vulgarisalge.

Chlorella besitzt multiple gesundheitsfördernde Eigenschaften:

- antiviral (besonders wirkungsvoll gegen den Cytomegalievirus der Herpes Familie)
- bindet Toxine (mucopolysaccharide Membranen), alle bekannten toxischen Metalle, Umweltgifte wie Dioxin und andere
- heilt und aktiviert körpereigene Entgiftungsfunktionen
- deutliche Erhöhung von vermindertem Glutathion
- Sporopollenin (in Chlorella pyrenoidosa) ist so wirkungsvoll wie Cholestyramin, um Neurotoxine zu binden, und noch effektiver in der Bindung von toxischen Metallen als jede andere bekannte natürliche Substanz.
- Verschiedenartige Peptide reparieren Coeruloplasmin und Metallothionin.
- Die alpha- und gamma-linolen Fettsäuren (12,4 %) sind für zahlreiche Funktionen nötig, inklusive der Herstellung von Peroxisomen.
- Größte natürliche Quelle von Vitamin B12. Methyl-Cobolamin ist Nahrung für das Nervensystem, es repariert geschädigte Neuronen und hat seine eigene Entgiftungswirkung.
- Der Chlorella-Wachstums-Faktor (CGF) hilft dem Körper, sich selbst auf eine bis jetzt noch nicht erklärbare, sehr tiefgehende Art zu entgiften. Es scheint, als hätte Chlorella über Millionen von Jahren spezifische entgiftende Proteine und Peptide gegen jedes toxische Metall entwickelt.
- Die Porphyrine des Chlorophylls haben eine besondere metallbindende Wirkung. Chlorophyll aktiviert außerdem den PPAR-Rezeptor am Zellkern, der für die Beschreibung der DNA und die Kodierung der Herstellung von Peroxisomen zuständig ist.
- Chlorella öffnet die Zellwand (Mechanismus unbekannt), was bei allen Entgiftungsprozessen notwendig ist. Es normalisiert den Insulin-Widerstand und vieles mehr. Pharmazeutische Präparate, die den PPAR-Rezeptor aktivieren, wie zum Beispiel Pioglitazon, haben sich als effektiv in der Behandlung von Brust- und Prostata-Krebs erwiesen.

- Sehr gehaltvolles Nahrungsmittel: 50-60 % Gehalt an Aminosäuren (Zusammensetzung ähnlich unserer Muttermilch), ideale Nahrung für Vegetarier, Methylcobolamin – die am leichtesten absorbierbare und verwendbare Form von B12, B6, Mineralien, Chlorophyll, Beta Carotin usw.
- kräftigend für das Immunsystem (erhöht CD 57 Zellen)
- hilft bei Verdauungsproblemen
- regeneriert die Darmflora
- alkalinisierend (wichtig für Patienten mit bösartigen Tumoren).

Idealerweise wird Chlorella 3- bis 4-mal täglich ca. 90 Minuten vor den Mahlzeiten eingenommen. Auf diese Weise befindet sich Chlorella zu Beginn einer Mahlzeit genau in dem Dünndarm-Abschnitt, in den die Gallenflüssigkeit eintritt und toxische Metalle und andere Giftstoffe in den Darm ergießt. Diese werden von den Zellwänden der Chlorella-Algen gebunden und über den Verdauungstrakt abtransportiert. Um die Ausscheidung zu nutzen, die direkt durch das Dünndarmepithel geht, reicht es, die Alge 30 Minuten vor jeder Mahlzeit einzunehmen.

Speziell bei der Entfernung von Amalgamfüllungen sollte schon zwei Tage vor der Behandlung die Dosis erhöht und 2-5 Tage danach beibehalten werden. Je mehr Füllungen entfernt werden, desto länger sollte die höhere Dosis eingenommen werden. Um die Zeit des zahnärztlichen Eingriffs herum sollte kein Koriander gegeben werden. Während dieser Zeit wollen wir keine zusätzlichen, tiefer sitzenden Metalle zu der ohnehin zu erwartenden Exposition mobilisieren. Wird während des Entgiftungsprogramms Vitamin C eingenommen, sollte ein größtmöglicher Abstand zur Chlorella-Einnahme eingehalten werden (am besten nach den Mahlzeiten).

Die meisten Nebenwirkungen reflektieren den toxischen Effekt der mobilisierten Metalle auf ihrem Abtransport durch den Körper. Dieses Problem kann leicht vermieden werden, indem die Chlorella-Dosis deutlich erhöht und nicht verringert wird, was nur zu einer Verschlechterung des Problems führen würde.

Einige Menschen haben Verdauungsprobleme mit den Zellmembranen der Chlorella, aber das Enzym Zellulase behebt dieses Problem. Enzymzellulase ist in vielen Bioläden als Enzymprodukt für die Verdauung erhältlich. Chlorella mit einer Mahlzeit zusammen einzunehmen, hilft in manchen Fällen ebenfalls, obwohl es auf diesem Weg weniger effektiv ist. Chlorella vulgaris hat eine dünnere Zellwand und ist daher für Menschen mit Verdauungsproblemen verträglicher.

Weitere Literaturhinweise und Studien zu Chlorella sind im Anhang aufgeführt.

6.2.1.2 ChlorEnergy

Im Chlorellaprodukt ChlorEnergy wird ein Peptidkonzentrat von C. vulgaris dazugegeben, um das giftausleitende und Immunsystem stärkende Potential noch weiter zu verbessern. ChlorEnergy vereinigt alle positiven Eigenschaften (leichte Verdaulichkeit, sehr gute Entgiftungsfähigkeit und Nährstoffergäzung) miteinander. Es bindet die Gifte besonders effektiv und hat den Vorteil, dass eine deutlich geringere Menge an Presslingen eingenommen werden muss. **Mit ChlorEnergy wird auch Methyl-Hg entgiftet.** Es gibt keine andere schulmedizinische oder orthomolekularmedizinische Substanz, die das kann.

STUDIEN

Vol35,No1.101-105.2010
The Influence of Parachlorella beyerinckii CK-5 (BioPure ChlorEnergy) on the absorption and excretion of methylmercury (MeHg) in mice.
T. Uchikawa, A.Yasutake et al. J. of Toxicological Sciences

Chlorella ist die weltweit am gründlichsten wissenschaftlich untersuchte Alge. Die ChlorEnergy Sorte enthält einen hohen Prozentanteil des sog. Chlorella Growth Faktors, der für die verbesserte Wirkung und Verträglichkeit verantwortlich zu sein scheint. Seit 1964 wurde in mehr als 500 Studien über die erstaunliche Wirkungsweise von Chlorella berichtet.

6.2.1.3 CGF Chlorella Growth Factor

CGF ist der „Wachstumsfaktor" der Chlorella pyrenoidosa Alge, ein durch Hitze extrahiertes Konzentrat mit bestimmten Peptiden, Proteinen und anderen Substanzen. CGF wird bei der Schwermetallausleitung, v.a. bei Quecksilber, als Leberschutz, zur Unterstützung der kindlichen Entwicklung, während der Schwangerschaft, zur Rehabilitation nach Verletzungen und Operationen und zur Verbesserung von Darm und Gedächtnis eingesetzt.

Die CGF-Forschung zeigt, dass Kinder, die es regelmäßig einnahmen, keine Zahnfäule bekamen und dass ihr Gebiss (Kiefer- und Gesichtsentwicklung) nahezu perfekt ist. Sie sind seltener krank und wachsen schneller. Sie haben einen höheren Intelligenzquotienten und bessere soziale Fähigkeiten. Es gibt Fallbeispiele von Patienten mit dramatischen Tumor-Rückentwicklungen durch die Einnahme von CGF in höheren Dosen. Nach unseren Erfahrungen macht CGF das Entgiftungsprogramm des Patienten einfacher, kürzer und effektiver. Durch den stimulierenden Effekt auf das Wachstumshormon HGH kann es ebenso als Anti-Aging-Nährstoff eingesetzt werden. CGF wird auch von Patienten vertragen, die Chlorella selbst nicht gut verdauen konnten.

6.2.1.4 CVE Chlorella vulgaris Extrakt

CVE ist ein Extrakt der Chlorella vulgaris Alge der ähnlich hergestellt wird wie CGF. CVE wird bei Schwermetallausleitung, besonders Blei, bei Dysstress, unterstützend bei der Krebsbehandlung, stärkend für das Immunsystem, für Darm und Gedächtnis verwendet.

CVE hat erst vor kurzer Zeit besonders wegen seiner außergewöhnlichen Entgiftungskraft eine stärkere Aufmerksamkeit erlangt.

STUDIE

Abstract: Chlorella vulgaris extract (CVE) was examined for its chelating effects on the myelosuppression induced by lead in Listeria monocytogenes-infected mice. The reduction in the number of bone marrow granulocyte-macrophage progenitors (CFU-GM) observed after the infection was more severe in the groups previously exposed to lead. Extramedullar hematopoiesis, which was drastically increased after the infection, was not altered by the presence of lead. Treatment with CVE, given simultaneously or following lead exposure, restored to control values the myelosuppression observed in infected/lead-exposed mice and produced a significant increase in serum colony-stimulating activity. The benefits of the CVE treatment were also evident in the recovery of thymus weight, since the reduction produced by the infection was further potentiated by lead exposure. The efficacy of CVE was evident when infected and infected/lead-exposed mice were challenged with a lethal dose of L. monocytogenes after a 10-day treatment with 50 mg/kg CVE/day, given simultaneously to the exposure to 1300 ppm lead acetate in drinking water. Survival rates of 30 % for the infected group and of 20 % for the infected/lead-exposed groups were observed. Evidence that these protective effects of CVE are partly due to its chelating effect was given by the changes observed in blood lead levels. We have observed in the group receiving the CVE/lead simultaneous exposure a dramatic reduction of 66.03 % in blood lead levels, when compared to lead-exposed nontreated control. On the other hand, CVE treatment following lead exposure produced a much less effective chelating effect. CVE treatments for 3 or 10 days, starting 24 h following lead exposure, produced a reduction in blood lead levels of 13.5 % and 17 %, respectively, compared to lead-exposed nontreated controls. The significantly better response observed with the simultaneous CVE/lead administration indicates that the immunomodulation effect of CVE plays an important role in the ability of this algae to reduce blood lead levels. In this regard, additional experiments with gene knockout C57BL/6 mice lacking a functional IFN-γ gene demonstrated that this cytokine is of paramount importance in the protection afforded by CVE. The antibacterial evaluation measured by the rate of survival demonstrated that, in face of a 100 % survival in the control group composed of normal C57BL/6 mice, which are resistant to L. monocytogenes, we observed no protection whatsoever in the IFN-γ knockout C57BL/6 mice treated with CVE and inoculated with L. monocytogenes.

Mary L.S. Queiroz, a, , Ana P.O. Rodriguesa, Claudia Bincolettoa, b, Camila A.V. Figueirêdoa, Solange Malacridaa

6.2.1.5 Zeolith

Wir verwenden mikronisierten Zeolith, ein Vulkangestein mit der Fähigkeit, Giftstoffe zu binden. Mikronisierter Zeolith ist bekannt für seine hohe Speicherfähigkeit aufgrund seiner Quarzstrukturen. **Zeolith entgiftet Fluor, toxische Stickstoffverbindungen, radioaktive Metalle, Herbizide und mehr!**

Zeolith besteht aus Aluminiumsilikat und birgt das Risiko, dass Aluminium durch die Magensäure ausgelöst wird. Deshalb verwenden wir ein spezielles Zeolith, bei dem das Verhältnis Kieselsäure zu Aluminium 6,5:1 beträgt. Dieses Zeolith ist hervorragend geeignet, selbst Aluminium aus dem Körper zuverlässig zu extrahieren. Trotzdem empfehlen wir die gleichzeitige Aufnahme von Silicium, z.B. das im Ackerschachtelhalm vorkommende als Tee oder Tinktur.

Für die Entgiftung ist Chlorella immer unsere erste Wahl; wir verwenden Zeolith vor allem dann, wenn Chlorella nicht vertragen wird. Bei der Einnahme von Zeolith sollte ein Abstand zu den Mahlzeiten von mindestens einer Stunde eingehalten werden.

6.2.2 Biologische Hauptmittel zur Ausleitung

6.2.2.1 Koriander und Fußbad

STUDIEN

Alternative and Complementary Therapies. October 2012, 18(5)
Cilantro – Culinary Herb or Miracle Medicinal Plant.
As an herb, Coriandrum sativum (coriander, cilantro, Chinese parsley) plays, at most, a minor role in the apothecary of most Western professional botanical practitioners and is viewed primarily as a cooking herb.
It appears to play a greater medicinal role in other cultures, such as those of India, Iran, Pakistan, and Morocco.
Although not widely used by professional practitioners in the West, the herb is often described as a miracle plant in other circles, as exemplified by internet articles, based on this herb's claimed abilitiy to aid substantially in ridding the human body of heavy metals.
This article explores the research on this plant in an attempt to determine ist rightful place in the Western botanical medicine apothecary.
Abascal Kathy and Yarnell Eric

Diese Methode geht auf Dr. Yoshiaki Omura zurück, einem von Dr. Klinghardt sehr geschätzten Forscher. Dr. Omura führte geniale Experimente in einem Tiermodel durch. Es gelang ihm, die Menge an Aluminium in Tiergehirnen in nur 39 Tagen zu halbieren, indem er ihnen eine regelmäßige Dosis Koriander gab.

VERÖFFENTLICHUNG

Cilantro is very effective in removing lead, mercury and aluminum.
Omura, Y. et al. : Acupunct. Electrother. Res. 1995; 20(3-4): 195-229
Omura, Y. et al: Acupunct. Electrother. Res. 1996; 1(2): 133-60

In einem ähnlichen Versuchsaufbau wurde einmal wöchentlich intravenös Natrium EDTA, die herkömmliche Methode, Metalle zu entgiften, gegeben. In diesem Experiment dauerte es sieben Jahre, bis die gleiche Menge Aluminium entfernt werden konnte, für die Koriander nur 39 Tage benötigte. Cilantro wird auch in der Atomindustrie benutzt, um radioaktiv verseuchte Arbeiter zu entgiften

VERÖFFENTLICHUNG
Journal of Hazardous Materials B118 (2005) 133-139
"Removal and preconcentration of inorganic and methyl mercury from aqueous media using a sorbent prepared from the plant Coriandrum sativum."
D. Karunasagar, M.V. Balarama Krishna, S.V. Rao, J. Arunachalam

Seitdem wurde Koriander zu einem festen Bestandteil in Dr. Klinghardts Therapieprotokollen, die Resultate waren allerdings hinsichtlich einer Borrelien-Behandlung noch nicht recht zufriedenstellend.

Der nächste Impuls kam von der deutschen Neurologin und Harvard Absolventin Dr. Margarita Griesz-Brisson. Sie erreichte überzeugende Ergebnisse bei der Entgiftung von Quecksilber, Blei, Kadmium, Nickel und besonders Aluminium über Urin und Stuhl, wenn die Patienten parallel zur Einnahme von Koriander ein ionisches Fußbad benutzten. Leider wurden diese Ergebnisse bisher nicht veröffentlicht.

Gehalt an toxischen Metallen im Urin und Haar nach Provokation mit einer speziellen Koriander-Tinktur und ionischem Fußbad (Studie von Dr. Margareta Griesz-Brisson).

Die Skala für Aluminium musste komprimiert werden, da eine skalengerechte Darstellung aufgrund der enormen Menge an mobilisiertem Aluminium nicht möglich war.

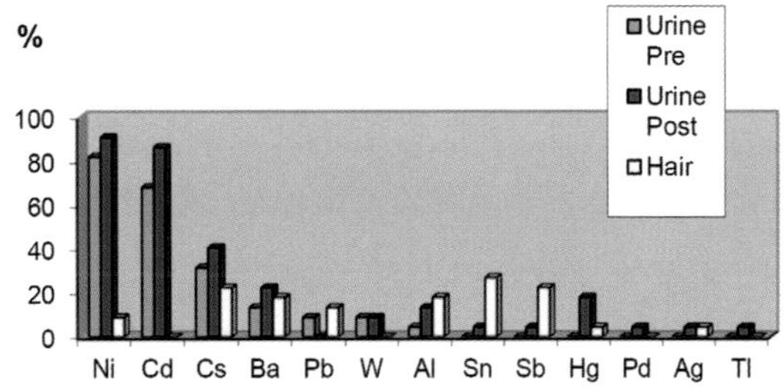

Die Wirkung des ionischen Fußbads wurde bisher weitgehend missverstanden und falsch beworben. In einer Wanne liegt eine Spule, durch die ein mit Frequenzen pulsierter Strom fließt. Das Wasser ist durch Zugabe von Salz elektrisch leitfähig. Die Behandlung ist denkbar einfach, der Klient stellt für die Dauer von 30 Minuten die nackten Füsse in das Wasser. Es kommt dabei typischerweise zu einer Braun-Verfärbung des Wassers. Die Hersteller behaupten meist, dass die Verfärbung des Wassers alleinig auf entgiftete Substanzen aus dem Körper beruhe, was die Effektivität des Fußbades beweise. Unseren Untersuchungen zufolge ist die Verfärbung des Wassers jedoch irrelevant.

Die Forschung hat es bisher versäumt, den Urin des Patienten nach einem ionischen Fußbad zu messen. Wir sehen nach Koriander und Fußbad – unabhängig von der Wasserverschmutzung – einen immensen Anstieg von Toxinen im Urin des Patienten. Der maximale Giftanstieg im Urin ist am dritten Tag nach dem Fussbad. Deshalb empfehlen wir, die Prozedur nur 2-mal in der Woche durchzuführen. Eine Ausnahme ist die Behandlung von autistischen Kindern. Hier wird aufgrund einer neuen, zum Zeitpunkt des Erscheinens dieses Buches noch nicht veröffentlichten Studie ein anderer Rhythmus angewendet: 3 days on, 1 day off. Es zeigte sich eine enorme Verbesserung auf der oben erwähnten ATEC-Skala, ein Mass für die neurologische Einschränkung der Kinder oder Jugendlichen.

Dr. Griesz-Brisson fand im Urin nach dem Fußbad mit Koriander enorme Toxinausscheidungen. Die Entgiftung von Aluminium war so dramatisch, dass sie die Skala für Aluminium reduzieren musste, sie wäre sonst weit über das vorgegebene Grafikformat hinausgegangen. Nach sechs Wochen ließ sich auch über die Haaranalyse nachweisen, dass es mit dieser Methode zu einer massiven Mobilisation von toxischen Metallen kommt, und – wie außerdem erwünscht – nur zu einer minimalen Ausscheidung der lebenswichtigen Metalle (Eisen, Magnesium, Zink usw.)

www.SophiaMed.online
Empfehlungen für Lyme-Patienten zur richtigen Anwendung der Fußbäder, Erfahrungen mit verschiedenen Anbietern, und die Möglichkeit, sie selber herzustellen, finden sich auf der Webseite SophiaMed.online.

Koriander und Koriandersamen werden bei Schwangeren und Patientinnen mit Kinderwunsch aufgrund ihrer abtreibenden Wirkung nicht angewendet.

Die Entgiftung mit der Kombination von Koriander und ionischem Fußbad ist bis zum Erscheinen dieses Buches die erfolgreichste biologische Ausleitungstherapie, die wir je mit unseren Patienten durchgeführt haben, und unserer Erfahrung nach ist sie effektiver als DMSA, EDTA, DMPS oder irgend eine andere Methode.

6.2.2.2 Aluminium-Entgiftung von Lunge und Gehirn

Die Lungen sind heute das Organ, das den größten Stress zu bewältigen hat. Bei Frauen hat Lungenkrebs in der Inzidenz-Statistik den Brustkrebs überholt – unabhängig davon, ob sie Raucherinnen waren oder nicht.

Viele Lyme-Patienten leiden unter nicht diagnostizierten unterschwelligen Entzündungen in den Lungen. Schlechte Sauerstoffversorgung und der Ausfall der Lungen als wichtiger Teil des Immunsystems sind die Folge. Die Sarkoidose (Deutsch: Morbus Boeck) ist eine relative ernsthafte Lungenerkrankung mit Befall der Lymphknoten, die in Lyme-endemischen Gebieten sehr häufig ist und leider oft mit Steroidhormonen behandelt wird, was die Erkrankung chronifiziert. Eine Studie aus China zeigt ganz eindeutig, dass die Lymphknoten nicht einfach von selbst erkranken: sie sind mit lebenden Borrelien befallen!

Hauptursache für diese Entzündungen ist die permanente Inhalation von Feinstaub wie Dieselpartikel, Aluminium und andere Bestandteile des Geoengeneerings. Die Studien von Prof. C.Exley in England zeigen, dass die Entgiftung von Lunge und Gehirn mit Kieselsäure der eleganteste und effektivste Weg ist, die Krankheit zu bewältigen.

THERAPIE

Alu-Lu bzw. Pulmolo ist eine Kräutermischung, die speziell für die Entgiftung und Behandlung der Lungen entwickelt wurde, die aber natürlich auch ausleitende Wirkung im ganzen Organismus entfaltet.
Dosis: 2 Pipetten in Wasser aufgelöst 3-mal tägl. Und über Jahre.

STUDIEN

Graefes Arch Clin Exp Ophthalmol. 1998 Apr;236(4):280-4[Pubmed Abstract]
Seroprevalence of anti-Borrelia antibodies among patients with confirmed sarcoidosis in a region of Japan where Lyme borreliosis is endemic.
Ishihara M, Ohno S, Ono H, Isogai E, Kimura K, Isogai H, Aoki K, Ishida T, Suzuki K, Kotake S, Hiraga

Graefes Arch Clin Exp Ophthalmol. 1996 Dec;234(12):770-3[Pubmed Abstract]
Detection of antibodies to Borrelia species among patients with confirmed sarcoidosis in a region where Lyme disease is nonendemic.
Ishihara M, Ishida T, Isogai E, Kimura K, Oritsu M, Matsui Y, Isogai H, Ohno S

Chin Med J (Engl). 1992 Jul;105(7):560-3[Pubmed Abstract]
Borrelia burgdorferi infection may be the cause of sarcoidosis.
Hua B, Li QD, Wang FM, Ai CX, Luo WC

6.2.2.3 Liposomales Melatonin

Wir haben die Wirkweise liposomaler Aufbereitungen bereits hinreichend dargelegt.

Melatonin ist seit der Entdeckung des glymphatischen Systems zur Gehirnentgiftung die entscheidende Substanz geworden, Toxine und Mikroben aus den Nervenzellen und dem Gehirn zu entfernen.

Bei der SophiaHealth-Behandlung der persistierenden Borreliose geben wir zwischen 10 und 20 mg liposomales Melatonin. Allerdings sollte die Behandlung mit kleinsten Dosen beginnen (0,25 mg) und nur sehr langsam bis zu diesen Zielwerten gesteigert werden. Die liposomale Aufbereitung erleichtert die Überquerung der Blut-Hirn-Schranke und optimiert so die Neurotoxin-Entgiftung aus dem Gehirn. Anfangs – wie an anderer Stelle in diesem Buch beschrieben – kommt es zu starken Verschiebungen der Toxine von intrazellulär nach extrazellulär und wird erst dann vertragen. Danach geht es rasch voran, wenn die Gabe von Melatonin mit der Koriander/Fußbad Methode kombiniert wird.

Studien und weitere Informationen zu Melatonin finden sich im Kapitel zur Phase 1 der Behandlung.

6.2.2.4 HOMEO K. CLEAR

Schwierigkeiten zu entgiften, treten an den Übergangsstellen vom Zellkern ins Zellinnere und vom Zellinneren durch die Zellwand nach außen auf. Die Mittel, die dafür gebraucht werden, sind Sulfhydryl-Mittel, d.h. SH-Gruppen. Wir wissen aus langjähriger Erfahrung, dass der Versuch, mit Hilfe sulfhydrylhaltiger Mittel wie DMPS, DMSA oder Glutathion in die Zelle selbst zu gelangen, fehlgeschlagen ist (Penicillamin ist ein Sonderfall, da es in geringer Menge aufgenommen wird). Wir haben lange nach der richtigen homöopathischen Verdünnung der Sulfhydryl-haltigen Ausleitungsmittel gesucht, die wirklich von den Zellen aufgenommen werden kann. Mit den Frequenzen, die in HOMEO K. CLEAR verarbeitet sind, ist uns genau das gelungen. Dieses Mittel hat offensichtlich die Fähigkeit, den Wellenzustand der Sulfhydryl-affinen Schwermetalle zu brechen. Dadurch lösen sie sich von ihrer Bindung an körpereigene Proteine und werden mobilisiert. Wir setzen dieses hochwirksame Mittel ein, um Schwermetalle und fast alle Umweltgifte aus der Zelle herauszuschleusen – immer verbunden mit der Einnahme von Chlorella, Koriander und anderen Bindemitteln, um die Toxine aus dem Körper zu entfernen.

6.2.2.5 Kurkumin

STUDIEN

J Appl Toxicol. 2010 Mar 12
Detoxification and antioxidant effects of curcumin in rats experimentally exposed to mercury. The study indicates that curcumin, an effective antioxidant, may have a protective effect through its routine dietary intake **against mercury exposure.**
Agarwal R, Göl SK, Behari JR.

Kurkuma ist ein allround Heilmittel, und Studien weisen auch auf seine entgiftende Wirkung, z.B. bei Quecksilber hin. Es sollte grundsätzlich in synergistischer Verbindung mit schwarzem Pfeffer und einer fettreichen Mahlzeit eingenommen werden.

6.2.3 Biologische, Toxin spezifische Ausleitungsmittel

Ausleitungsmittel sollten, wie alle anderen therapeutischen Maßnahmen, mit ART-Testung verifiziert und quantifiziert werden. Im Folgenden sind Durchschnittsdosierungen angegeben, die aber von Patient zu Patient stark variieren können.

6.2.3.1 Quecksilber

Mobilisierung und Transport:

- Koriander: 3 x 30 Tropfen vor den Mahlzeiten und vor dem Schlafengehen
- Knoblauch/Bärlauch: 3 x 1-2 Kaps./ 10-20 Tr. vor den Mahlzeiten
- Ziegenmolke (verzweigtkettige AS)
- CGF (Chlorella Groth Factor – Ausleitung und Bindung von Quecksilber)

6.2.3.2 Blei

- CVE (Ausleitung und Bindung von Blei)

6.2.3.3 Aluminium

Das effektivste Bindemittel von mobilisiertem Aluminium ist ein spezieller Zeolith

Lösung aus dem Bindegewebe bis zur Zellwand:

- **Kieselsäure** ist der wichtigste Bestandteil, um Aluminium zu lösen, zu binden und abzutransportieren
  - › *Koriandertinktur*
  - › *Brennnesselblätter* (das Kraut essen, der Tee allein löst Aluminium nicht aus, aber man kann den Sud essen)

› *Schachtelhalm-Tinktur*
› *Schachtelhalm-Tee:* (Apotheke) die Teeblätter 10-20 Minuten köcheln lassen (nur losen Tee kaufen, keine Teebeutel!).
› *liposomale Kieselsäure oder Kieselgel*
› *Zitronensäure* ist ein gutes Ausleitungsmittel für Aluminium. Um den Zahnschmelz zu schützen, nach dem Trinken den Mund spülen, bzw. den Drink mit einem Strohhalm trinken.
Dosis: 1 Zitrone über den Tag verteilt trinken
› *Apfelsäure aus Apfelessig* (= Malic Acid)
Dosis: 1-2 EL in warmem Wasser am Morgen.

Lösung aus der Zelle:

- **Koriander** ist ein besonders effektives Aluminium-, Quecksilber- und Blei ausleitendes Mittel. Es löst die Toxine von den Bindungsstellen an den Zellen und unterstützt gleichzeitig den Gallefluss. Es kann unter Anwendung einer speziellen Massagetechnik nach Prof. Omura (Drug Uptake Enhancement Technique) auch wirkungsvoll das Gehirn entgiften. Achtung: Wenn man noch Amalgamfüllungen im Mund hat, kann Koriander zu viele SM freisetzen, was zu Nebenwirkungen führen kann.

  › ***Koriander-Tinktur:*** Dosis: 3 x 30 Tropfen vor den Mahlzeiten und zum Schlafen (bei starker SM-Belastung langsam steigern und genügend Bindemittel einnehmen).
  › ***Koriander-Deo*** sollte über Nacht auf die Lymphabflüsse am Hals, die Brüste und Achseln sowie auf Schmerzstellen aufgetragen werden, morgens abwaschen.
  › ***Koriander-Tee:*** Eine Handvoll kleingeschnittenen frischen Koriander mit ca. 80°C heißem Wasser übergießen und 10 Min. ziehen lassen. Koriander abseihen, schluckweise trinken. Am besten zur Nacht, dazu ein Bindemittel nehmen!
  › ***Misosuppe:*** Dosis: 1 Tasse Misosuppe mit frischem Korianderkraut, vorzugsweise am Abend.
  Zubereitung: 80°-90°C heißes Wasser in eine Schüssel geben, eine Handvoll feingeschnittenen frischen Koriander dazugeben. Das ist wichtig, damit sich der Aluminium entgiftende Stoff bildet. Koriander in der Suppe belassen und mitessen. Wenn die Suppe fast Esstemperatur hat, 1 EL Miso hineingeben. Miso enthält Aminosäuren, die den Abtransport der SM fördern. Zusätzlich kann man noch 1-2 Knoblauchkapseln öffnen und hineingeben.

- **CVE,** Dosis: 2-3 x 1-2 Kapseln zusammen mit Chlorella
- **Alumina C30**
- **Liposomales Melatonin**

6.2.3.4 Glyphosat/Organophosphate/Chemikalien

Veröffentlichte Forschungen an Tieren zeigten, dass Mineralien der Humin- und Fulvinsäure Glyphosat im Darm binden und aus dem Körper ausleiten. Unserer Erfahrung nach sind allerdings Chlorella und Zeolith den Torfextrakten überlegen.

Drei Fruchtsorten zeigten in Studien, dass sie den natürlichen Entgiftungsprozess für Glyphosat und Organophosphate ankurbeln können: Granatapfel, Acai-Beere und Pflaume. Diese drei Mittel verwenden wir auch zur Gefäßheilung.

Andere Studien konnten belegen, dass Selen, Vitamin C und Vitamin E bei der Entgiftung von Glyphosat und Organophosphaten hilfreich sind.

- Vit. C z.B. aus Hagebutte
- Acai-Beeren, Granatapfel, Pflaume = Produkt: Deep Purple
- Vit. E gamma oder delta 2 x tägl. 200 i.E. (Weizenkeimöl)
- Selenmethionin oder -cystein 2 x tägl. 200 mg
- Glycin 500 mg/Tag – 5 g/Tag
- Homöopathische Eigenurintherapie nach Dr. Klinghardt. Prinzip: Im Urin sind ausgeschiedene Toxinrückstände. Jedes Toxin wird in einer bestimmten homöopathischen Aufbereitung und Konzentration zum idealen Gegengift. Wir verdünnen und verschütteln den Urin und testen mit ART, welche Verdünnung/"Potenz" genau diesen Effekt hat. Diese Potenz wird dann gegeben. *(siehe SophiaMed.online)*
- Alle getesteten Chemikalien können in homöopathischer Verdünnung, wie in der Eigenurintherapie nach Dr. Klinghardt beschrieben, aufbereitet werden.
- Humin- oder Fulvinsäure.

6.2.4 Schulmedizinische Ausleitungsmittel

THERAPIE

Ca-Na2-EDTA (Achtung: nicht Na-EDTA!!!)
Ca-EDTA i.v. langsam als Injektion/als Infusion mit hoher Tropfgeschwindigkeit, 50 mg/kg Körpergewicht, maximal 3 g, wird bis zu 1 mal Woche über einen längere Zeit gegeben, danach 1-mal pro Monat als Erhaltungsdosis.

DMPS challenge
i.v.: 3-5 mg/kg Körpergewicht (250 mg maximal), langsame Injektion (5-10 min)
oral: 10 mg /kg Körpergewicht (5 mg/kg für Kinder), nüchtern, Blase geleert, 2 Stunden danach nicht essen.
ca. 0.5 l Urin in den nächsten Stunden provozieren. Sammelurin der nächsten 6 Stunden.
Deutsche Toxikologen verordneten bis zu 1.000 mg langsame Injektion i.v. bei Patienten mit fortgeschrittenen, neurologischen Erkrankungen.
Die Firma Heyl aus Berlin stellt eine Monographie über die regelmäßige Anwendung von DMPS zur Verfügung.

DMSA challenge
(oral): 20-30 mg DMSA/kg Körpergewicht (2 g maximal)
nüchtern, Blase geleert, 2 Stunden danach nicht essen.
ca. 0.5 l Urin in den nächsten Stunden provozieren. Sammelurin der nächsten 6 Stunden.
2 g Glycin 30 min vor Injektion.

Dauerdosierung: entweder in 2 aufeinanderfolgenden Wochen 3 konsekutive Tage: 200 mg alle 6 Stunden, dann 11 Tage Pause, oder Dauerdosierung: 200 mg nach dem Abendessen. Cave: nicht gleichzeitig Mineralien einnehmen.

D-Penicillamine protocol: 500 mg 3-mal täglich an 2 Tagen der Woche (R.Jaffe PhD); am effektivsten für die intrazelluläre Ausleitung.

Desferal: Ampulle mit 10 ml sterilem Wasser mischen. Die Hälfte davon segmental s.c. im Abdomenbereich. Die andere Hälfte im Kühlschrank lagern und 2-3 Tage später injizieren. Bei Morbus Alzheimer: 1-mal/Woche über Jahre. Eisenspiegel beobachten. Für die Ausleitung von Aluminium gleiche Dosierung anwenden.

STUDIE

British Journal of Medicine & Medical Research 4(9): 1821-1835, 2014
Comparison of Chelating Agents DMPS, DMSA and EDTA for the Diagnosis and Treatment of Chronic Metal Exposure. Conclusion: The intravenous application of DMPS is most useful for the diagnosis of multiple metal overexposure. It is also the treatment of choice for Sb, As and Hg and has the strongest Cu binding ability of the chelators tested.
E. Blaurock-Busch and Y. M. Busch

Unter den schulmedizinischen Entgiftungsmitteln hat sich DMPS als wirkungsvollste Substanz erwiesen.

6.2.5 Begleitende Entgiftungsmaßnahmen

6.2.5.1 Intermittierendes Fasten

Univ.-Prof. Dr. Frank Madeo vom Institut für Molekulare Biowissenschaften der Karl-Franzens-Universität Graz untersucht die Vorgänge der Autophagie: „Es handelt sich dabei um eine Art Selbstverdauungsprogramm, das die Zellen reinigt und entgiftet. Ausgelöst wird diese zelluläre Müllabfuhr vor allem beim kontrollierten Fasten."

STUDIE

J Clin Invest. 2015 Jan;125(1):85-93
Essential role for autophagy in life span extension.
Madeo F, Zimmermann A, Maiuri MC, Krömer G.

Eine Kalorienreduzierung ist dabei der effektivste Weg, diesen Selbstreiniungsprozess von Zelle und Körper und gleichzeitig starke gesunderhaltende und Anti-Aging-Effekte zu erzeugen.

In welcher Form die Patienten intermittierend Fasten (z.B. tägl. 16 Stunden, 1 oder 2 Tage in der Woche) wird im Einezlfall abgestimmt.

Warnung: Nach einer Amalgamentfernung, oder akuter Vergiftung unter anderen Umständen, darf auf keinen Fall gefastet werden! Die in der Nahrung enthaltenen Aminosäuren und Fette sind Transport- und Schutzsubstanzen, die dem Körper die Ausleitung dieser Stoffe ermöglichen. Wir unterscheiden hier also ganz ausdrücklich zwischen der Vorgehensweise bei chronischer Vergiftung (= Fasten ist gut) und akuter Vergiftung (Fasten ist eher schädlich).

6.2.5.2 Infrarot-Wärmekabinen oder klassische Sauna mit niederer Temperatur

Indem Infrarotstrahlen in tiefere Hautschichten eindringen und das Gewebe erwärmen, bewirken wir eine intensive Entgiftung über den Schweiß und aktivieren viele Faktoren im Immunsystem.

Wir empfehlen, nur solange in der Kabine zu bleiben, bis der Körper anfängt, deutlich zu schwitzen, plus weitere fünf Minuten. In dieser Zeit erreichen wir 90 % der möglichen Entgiftung von Metallen und Chemikalien/Herbiziden/Flammschutzmitteln usw. Weitere Schweißbildung führt dann in erster Linie zum Verlust von Mineralien, an denen der Borrelien-Patient ohnehin verarmt ist.

Der chronisch Kranke sollte die geringste Temperatur wählen, die für diesen Zweck (Schwitzen) notwendig ist. Eine heißere Temperatur über längere Zeit bedeutet unserer Erfahrung nach zu viel Stress für das Bindegewebe, oftmals mit nachfolgender Marmorierung der Haut.

Hyperthermie: Bei dieser Methode konnten wir bei der persistierenden Borreliose keine Langzeiterfolge beobachten, auch wenn sie mit der intravenösen Gabe von antimikrobiellen Mitteln kombiniert wurde. Es gab gute Kurzzeiterfolge, aber Aufwand und Invasivität der Methode haben den Einsatz nicht gerechtfertigt.

6.2.5.3 Colon-Hydro und Kaffeeeinlauf

Beide Verfahren unterstützen die Entgiftung von Leber und Darm und werden von uns als regelmäßiger Teil einer SophiaMed©-Behandlung integriert. Geht es dem Klienten während einer Entgiftungsphase der Behandlung schlecht, benutzen wir die Kolon-Hydro als erste Notfallmethode, um den Klienten schnell wieder ins Gleichgewicht zu bringen. Diese Therapie hat 3 Hauptwirkungen:

1. Sie entlastet die Leber, indem im Darm gebildete Toxine nicht über die Pfortader in die Leber gelangen und diese überfordern.
2. Durch die Aufdehnung der Kolonschleimhaut und Muskulatur kommt es zur Ausschüttung von Zytokinen und anderen immunaktiven Substanzen.
3. Aktivierung des parasympathischen Nervensystems mit Gefühl von Entspannung, Loslassen von gestauten Emotionen, verbesserter Entgiftungsleistung von Leber, Darm und Niere. Idealerweise erhält der Klient zwei Behandlungen an zwei aufeinander folgenden Tagen, 2-mal im Monat.

6.2.5.4 Apherese

In einer dreistündigen Prozedur wird dem Patienten Blut aus einer Vene entnommen, durch einen natürlichen Schwamm gefiltert und wieder über eine andere Vene in den Körper zurückgeführt. Enorme Mengen an Toxinen können so relativ schnell entgiftet werden.

Wir sehen bereits nach der ersten Anwendung starke Verbesserungen bei den Patienten. Dr. Klinghardt schickt seine schwerkranken Patienten für diese Anwendung aus den USA nach Deutschland (INUS Medical Center in Cham, Niederbayern. Siehe SophiaMed.online). Unserer Erfahrung nach müssen weitere Anwendungen vorsichtig abgewogen werden, weil sie den Organismus der Borrelien-Betroffenen oftmals deutlich schwächen.

Anfangs wird die Apherese 2-mal (z.B. Montag und Mittwoch durchgeführt, dann alle 4 Monate jeweils 2-mal), später einmal im Jahr als Dauertherapie. Die Apherese entfernt alle im Blut zirkulierenden Toxine, aber auch entzündliche Zytokine, Peroxynitrit und toxische Lipide. Diese Methode hat viele unserer sehr kranken Patienten gerettet, obwohl sich die Klienten in den Tagen nach der Therapie oft geschwächt fühlen.

6.2.5.5 Photophorese

Mit dieser revolutionären Anwendung der Biophysik wird vieles möglich, was früher als undenkbar galt.

Für die Entgiftung mittels Befeldungsgerät und Schalldateien stehen uns zahlreiche Möglichkeiten zur Verfügung:

- extrazelluläre Ausleitung von Biotoxinen und Depottoxinen
- intrazelluläre Ausleitung Darm
- intrazelluläre Ausleitung Fuß
- intrazelluläre Ausleitung Großhirn
- intrazelluläre Ausleitung Haut
- intrazelluläre Ausleitung Leber
- intrazelluläre Ausleitung Lunge
- intrazelluläre Ausleitung Muskeln
- intrazelluläre Ausleitung Niere.

6.2.5.6 PhotonWave

Gepulstes Licht mit sorgfältig ausgewählten, „fast" monochromatischen Farben wird in die Augen des Klienten eingestrahlt. Auf den Lichtstrahl werden Heilmittel oder entgiftende Mittel aufmoduliert. Dadurch kommt es zu einer spezifischen Entblockierung der eigenen Entgiftungsvorgänge im System und gleichzeitig zu einer Immunmodulation – der Körper erkennt dann das Gift besser und hat keine überschießenden entzündlichen Reaktionen auf die behandelte Substanz mehr.

VERÖFFENTLICHUNG
Journal of Optometric , Phototherapy, March 2003, pg.35
The Neurophysiology of light.
Dr. D. Klinghardt (2003)

6.3 Phase 3: Immunmodulation

Es werden schätzungsweise von den 100 % der Gesamtleistung, die notwendig sind, um eine Population von pathogenen Keimen erfolgreich zu reduzieren, nur 20 % durch medizinische Verfahren erreicht. Die verbleibenden 80 % müssen vom Immunsystem des Patienten erbracht werden. Insofern ist die Immunmodulation vielleicht der wichtigste Teil der Behandlung der chronischen, persistierenden Borreliose.

In anderen Worten: Bevor also Keime reduziert und ausgeleitet werden können, muss die Immunantwort des Organismus derart moduliert werden, dass er adäquat auf die Reize reagieren kann.

Die Symptome der Lyme-Borreliose und ihrer Co-Infektionen werden zum größten Teil durch die Immunantwort des Patienten verursacht. In den meisten Fällen beobachten wir eine allergische oder entzündliche Reaktion auf das Pathogen, gelegentlich auch eine Anergie (Abwesenheit von einer adäquaten Immunantwort).

Die logische Konsequenz kann nur sein, die Immunantwort zunächst zu modulieren und überschießende Reaktionen zu mindern, abwesende Reaktionen zu aktivieren und erst in einem nächsten Schritt zu überprüfen, ob und in welchem Ausmaß eine Reduktion pathogener Keime nötig ist.

STUDIE

NEJM 1972;287:553-555
"The response of the host makes the disease, not the antigen (microbes or toxins)."
Dr. Lewis Thomas

Wir gehen davon aus, dass über 90 % der Symptome eines Patienten von der eigenen Immunantwort erzeugt werden, nicht von den Keimen an sich.

Die Immunreaktion des Organismus hängt überwiegend von Faktoren des Wirts ab: Genetik, Epigenetik, schlechter Allgemeinzustand, emotional-mentaler Zustand, Traumatisierungen aus Schwangerschaft, früher Kindheit oder dem Familiensystem, von elektromagnetischen Feldern, der Ernährung, von Nahrungsmittelunverträglichkeiten, sozioökonomischen Hintergründen usw.

Es muss grundsätzlich zwischen drei inadäquaten Immunreaktionen unterschieden werden, die mit Hilfe des Autonomen Response Tests genau diagnostiziert werden können. Einige biochemische Serummarker des Immunstatus können ebenfalls für eine Bewertung der Immunreaktion herangezogen werden (NK Zellen, CD 57+ usw.).

Anergie

Damit wird die Abwesenheit einer Immunreaktion auf ein pathogenes Agens aufgrund geschickter Ausweichmanöver der Erreger definiert. Einer der bekanntesten Mechanismen der Mikroben ist die Hyperkoagulation. Die Mikroben leben vermehrt im Endothel, wo Nährstoffe leicht erreichbar sind. Dort wird ein Koagulationsmechanismus ausgelöst, der eine Schicht von Fibrin auf die Erregerkolonisation legt und die Erreger so der Erfassung durch das Immunsystem entzieht.

Allergie

Eine überschießende Immunreaktion zeigt sich häufig durch eine TH1-Reaktion und TH2-Zytokin-Aktivierung. TH1 ist während der frühen Phase der Erkrankung überaktiv, während TH2 meist in einer späteren Phase aktiv wird.

Laborwerte: TGF-beta1 erhöht, C3a und C4a erhöht, Monocyten über 7.

Autoimmunität

Toxine und Mikroben wirken oft als Haptene, die die Zelle, die Zellwand oder das Gewebe, in dem sie sich verstecken, als fremd und als Antigen markieren. Dies geschieht vor allem auf der Grundlage einer präexistenten Schwermetallvergiftung, die vor der eigentlichen Mikrobenbehandlung mit allen zur Verfügung stehenden Mitteln auf biologischem Weg therapiert werden muss.

Einer der Hauptmechanismen, mit dem die Keime sich schützen, ist die sog. Molecular Mimicry. Dabei präsentieren die pathogenen Keime Antigene auf ihrer eigenen Oberfläche, die für das Immunsystem nicht von physiologischem Körpergewebe zu unterscheiden sind. Eine besondere Interaktion besteht zwischen einem für Lyme spezifischen Virulenzfaktor (OspE) und einem Wirtprotein fH (factor H). Einige der Oberfächenantigene der Spirochäten sind identisch mit Myelin, was zu einer erhöhten Präsenz von Anti-Myelin-Antikörpern und einer erhöhten Inzidenz von neurologischen Autoimmunerkrankungen führt.

Der Pathologe Dr. Alan Donald wies nach, dass sich Spirochäten nicht nur innerhalb der Nervenaxone aufreihen, sondern auch innerhalb der Myelinschicht myelinisierter Nerven, in Innenwänden des Harnapparats oder innerhalb von Herzmuskelzellen aufhalten. Unsere eigene sorgfältige Ursachenforschung hat gezeigt, dass bei den persistierenden Lyme-Patienten oft ein früher, schockartigen Kontakt mit Streptokokken bei der Geburt stattgefunden hat, der das noch nicht sehr entwickelte Immunsystem des neugeborenen Babys in seiner Entwicklung blockiert. Dieses Wissen ist noch recht neu und insofern ist es nicht verwunderlich, dass der vermutlich wahre Grund, der hinter einem destruktiven Autoimmunprozess steckt, nicht erkannt wird. Wir gehen jedoch davon aus, in dem oben beschriebenen Ereignis die Ursache dafür gefunden zu haben, warum ein Klient später im Leben Autoimmun-Phänomene entwickelt und damit beginnt, die körpereigenen infizierten Zellen oder Strukturen zu attackieren.

6.3.1 Homöopathische Immunmodulation (SophiaImmun)

Die homöopathische Immunmodulation wurde zu einem der wichtigsten Grundpfeiler in Klinghardts biologischer Borrelien-Behandlung. Über die medizinhistorische Entwicklung, das Wirkungsprinzip und die Anwendung dieser Methode sind wir bereits im Kapitel „Neue therapeutische Werkzeuge“ eingegangen.

www.SophiaMed.online
Zur Verwendung kommen homöopathische Verdünnungen (C-Potenzen) von Keimen, Toxinen oder Allergenen. Am wirkungsvollsten jedoch erwiesen sich Verdünnungen von patienteneigenem Material. Detaillierte Informationen zu Herstellung, Anwendung und Dosierung sind auf der Webseite SophiaMed.online zu finden.

Was erfahren wir durch diese Methode? Zum Beispiel die Heilung von einer MS-Erkrankung, manchmal innerhalb von Tagen, das Abklingen aller Lyme-Symptome, ohne Verwendung von Antibiotika, innerhalb von Wochen, selbst bei Patienten, die im Rollstuhl saßen. Mehrere Autisten, die ohne Sprache und Augenkontakt waren, sind jetzt neurotypisch. Ein Arztkollege, der den Beruf aufgrund seiner chronischen Müdigkeit aufgegeben hatte, ist nach sechs Monaten (fünf subkutane Injektionen mit 0,04 ml einer C15 von Streptokokken und C20 von Borrelien) genesen und arbeitet wieder.

6.3.2 Psycho-Kinesiologie und Keime

Die Psycho-Kinesiologie ist eine von Dr. Klinghardt entwickelte gesprächstherapeutische Methode, die auf Muskel-Biofeedback beruht. Sie erlaubt dem Therapeuten einen Dialog mit dem Unterbewussten des Klienten zu führen. Zunächst wird der Grundzustand des Klienten mit der bereits beschriebenen ART-Technik aufgenommen. Dann wird eine Kultur zuvor getesteter oder bereits bekannter Keime ins Feld des Klienten gebracht, und die Reaktion des Klienten wird wieder mit ART quantitativ und qualitativ erfasst. Wenn es eine Stressreaktion gibt, kann der Behandler durch verschiedene, aus der Neurologie stammende methodische Schritte erfragen, welche unerlösten Traumen oder Konflikte das gleiche Areal im limbischen System belasten, in dem die Stressreaktion auf die Keime ausgelöst wird oder stattfindet. Durch gezieltes Entlasten des Konfliktmaterials (Gespräche, EMDR, Klopf-Akupressur, Farblichttherapie usw.) ist es möglich, damit auch die Immunreaktion auf den Keim „runterzufahren“, so dass das System die Aufgabe, den Keim zu eliminieren, wieder intelligent und effektiv erfüllen kann. Diese Methode wird in unseren Kursen Psycho-Kinesiologie und Mentalfeld-Techniken gelehrt, und wir erleben immer wieder die überraschend effektiven Wirkungen. So sind gerade diese Techniken oft die wichtigsten Bausteine unserer Behandlungen.

6.3.3 Homöopathische Eigenurintherapie nach Dr. Klinghardt

Urin enthält alle Gifte, die die Niere zu einem bestimmten Zeitpunkt ausscheidet: Bakterien, Viren und Parasiten-Bruchstücke, die entstehen, wenn das Immunsystem die Keime angreift und entsorgt. Urin enthält außerdem Toxine und pro-entzündliche Zytokine und Immunsubstanzen, die im Konflikt mit Keimen und Toxinen entstehen.

Die richtige homöopathische Verdünnung dieses Urins wirkt auf allen Ebenen unterstützend und heilend. Diese Verdünnung ist nicht nur ein ausgezeichnetes Heilmittel für den Patienten, sondern zugleich ein ideales Ausleitungsmittel, bestens geeignet, das Immunsystem so zu modulieren, dass es den Patienten wieder in einen guten Normalzustand bringt.

Die Anwendung dieser Methode sollte mit ART ausgetestet werden.

www.SophiaMed.online
Das Verfahren ist detailliert und gut nachvollziehbar auf der SophiaMed.online-Seite beschrieben.

Ohne Testung durch einen ART-Therapeuten ist die Eigenbehandlung möglicherweise weniger effektiv, weil nur durch die genaue Testung die individuelle Potenz und Menge herausgefunden werden kann.

6.3.4 Photophorese - Lichtpinselmethode

Die Photophorese wurde bereits im Kapitel „Neue therapeutische Werkzeuge" ausführlich beschrieben.

An dieser Stelle sei noch einmal auf den immunmodulierenden Effekt dieser Methode hingewiesen. Informationen über Keime, Toxine oder Allergene können der geordneten Strahlung eines leichten Lasers aufmoduliert werden. Das Immunsystem passt daraufhin seine fehlgeleitete Immunreaktion wieder an.

6.3.5 PhotonWave

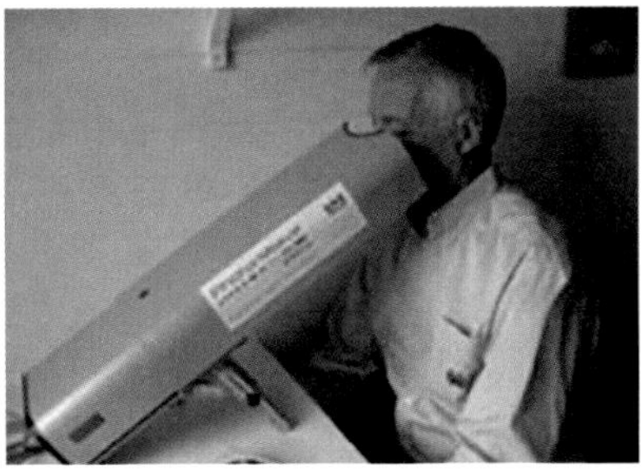

Die amerikanischen Ärzte Dinshah P. Ghadiali und Dr. Harry Riley Spittler fanden nach Jahren gründlicher Forschung heraus, dass Licht, das über die Augen in den Körper eindringt, alle wichtigen Kontrollzentren des Gehirns zur Steuerung der Körperfunktionen erreichen kann. Da die Augenfunktion direkt vom autonomen Nervensystem abhängig ist, war klar, dass diese Methode die visuelle Funktion verbessern würde. Die Nebeneffekte waren ebenso wichtig: Mit bestimmten Farben erreichte man eine Reduzierung bzw. einen Ausgleich von Stress, sowohl physisch als auch emotional.

Mit spezifischen Lichtfarben werden blockierte Synapsen im Gehirn reaktiviert. Dadurch können unbewusste Traumen und ihre negativen Folgen integriert werden, so dass sich ein Weg zur Heilung öffnen kann.

Immunmodulation mit dem PhotonWave bedeutet, dass Informationen von Keimen mit bestimmten Lichtfrequenzen in das Gehirn übertragen werden und der Organismus über das Immunsystem adäquater auf den Keim reagieren kann. Aber auch die Entgiftung von Toxinen wird über das PhotonWave angeregt.

6.3.6 Immunsystemaufbau

STUDIEN

Osteoarthritis Cartilage. 2010 Jun;18
Modulation of inflammation by chondroitin sulfate.
Vallières M1, du Souich P.

Curr Opin Neurobiol. 2014 Aug;27
Contributions of chondroitin sulfate proteoglycans to neurodevelopment, injury, and cancer.
Chondroitin sulfate proteoglycans (CSPGs) are a diverse family of extracellular matrix (ECM) molecules that make significant contributions to the patterning and routing of migrating neural cells and extending axons.
Silver DJ, Silver J.

Autoimmun Rev. 2011 Oct;10
Chondroitin sulphate proteoglycans: extracellular matrix proteins that regulate immunity of the central nervous system.
Haylock-Jacobs S1, Keough MB, Lau L, Yong VW.

Dr. Marco Ruggiero kreierte ein Supermolekül, indem er Nahrungsergänzungsmittel – Alpha-N-Acetylgalaktosamin, Vitamin D und Ölsäure – mit einem Glykosaminoglykan verband, dessen Wirkung bereits in vielen Studien nachgewiesen wurde: Chondroitinsulfat. Dabei entfalten die vier Komponenten einen exponentiell ansteigenden, synergistischen Effekt. Durch anschließende Nanonisierung des Komplexes entsteht eine etwa 1000-fach vergrößerte Kontaktoberfläche im Vergleich zu einem langkettigen Protein. Das so entstandene Mittel ist aufgrund seiner Niedermolekularität in der Lage, weitaus mehr Gewebebereiche im menschlichen Körper zu erreichen.

Es stimuliert die Makrophagen und balanciert das Immunsystem. Neuronale Regeneration und immunologische Aktivität der Gliazellen werden u.a. durch die erhöhte Produktion von Stickstoffmonoxid gesteigert.

Abgesehen von der immunmodulierenden Wirkung, konnten bisher unmittelbare Verbesserungen bei Patienten mit Lyme-Borreliose, bei Schmerzpatienten, bei Autoimmunerkrankungen oder Autismus-Spektrum-Störungen beobachtet werden.

Neueste Forschungen von Dr. Ruggiero weisen darauf hin, dass die Makrophagen eine entscheidende Rolle beim Transport von physiologischen, also biologisch notwendigen Mikroben, in das Gehirn spielen. Eine Aktivierung der Makrophagen kann sich also auch positiv auf die Gehirnentwicklung auswirken. Das entsprechende Produkt ist heute unter dem Namen "Rerum" erhältlich und wird erfolgreich bei der biologischen Behandlung chronischer Erkrankungen angewendet.

Bravo Joghurt/Zäpfchen

Dr. Ruggiero ist es gelungen, probiotische Bakterien zu finden, die durch Fermentierung von Milch einen Joghurt produzieren, der neben einem Makrophagen aktivierenden Faktor noch zahlreiche weitere gesundheitsfördernde Peptide enthält. Er konnte in Versuchen sogar zeigen, dass sich lebende Nervenzellen nach Zugabe dieses Joghurts weiter vernetzten.

Wir setzen diese Probiotika entweder als Joghurt oder in konzentrierter Form als Zäpfchen v.a. bei der Behandlung von Viren oder Retroviren ein.

6.3.7 Mikrobiomaufbau

6.3.7.1 Mikrobiomübertragung per Photophorese

Die für uns effektivste und genaueste Übertragung gesunder Mirkobiomdaten auf den Patienten ist die Photophorese. Dabei stehen uns Audiodateien von verschiedenen gesunden Mikrobiomen (Darm, Haut, Nebenhöhlen, Rachenabstrich, Speichel, Urin u.a.) zur Verfügung, die mittels Befeldungsgerät und Teleportation zu einer Regulierung des symbiotischen Mikrobenmilieus führen. Wir übertragen hier auch Informationen von Keimen, die in der Forschung noch unbekannt sind.

Eine Regulierung der körpereigenen Fehlbesiedelung verschiedener Mikrobiome erreichen wir durch die SophiaImmun-Methode, die homöopathische Immunmodulation patienteneigener Substanzen, wie Rachenabstrich oder Nebenhöhlensekret.

6.3.7.2 Fecal Microbiota Transplant – FMT

Dabei handelt es sich um eine schulmedizinische Entdeckung bzw. Entwicklung in den letzten Jahren. Bei diesem Verfahren wird von einem gesunden Spender eine kleine Stuhlmenge rektal per Einlauf in den Patienten infundiert. Dr. Klinghardt hatte diese Methode bereits vor mehreren Jahren bei seinem ersten Autismus-Seminar in Deutschland vorgestellt. Damals ging es um den Mutter- oder Vater-zu-Kind-Transfer. Diese Methode hat inzwischen auch Einzug in die medizinische Lehre amerikanischer Universitäten gehalten, mit viel Presse, begleitet von wissenschaftlichen Berichten. Sie wird zunächst bei Erwachsenen mit dem Befall von C.difficile im Darm angewendet (Clostridium difficile ist ein anaerobes, grampositives, endosporenbildendes Stäbchenbakterium, das zur Gattung Clostridium sensu lato gehört. C. difficile ist einer der häufigsten Krankenhauskeime – nosokomialen Erreger). Bei gesunden Menschen ist

C. difficile ein harmloses Darmbakterium. Werden konkurrierende Arten der normalen Darmflora durch Antibiotika zurückgedrängt, kann sich C. difficile vermehren und Toxine produzieren, die zu einer unter Umständen lebensbedrohenden Durchfallerkrankung (antibiotikaassoziierte Kolitis) führen können.

Im letzten Jahr haben wir diese Methode häufiger bei unseren chronisch kranken Patienten – mit chronischer Müdigkeit, Lyme-Borreliose mit neurologischen Symptomen, Patienten mit Schlaflosigkeit, schwerstem Rheuma, chronischen Darmproblemen und anderen Symptomen – mit großem Erfolg angewendet. Wir verwendeten den Stuhl eines in meiner Praxis bekannten jungen Mannes, der nie geimpft wurde, nie ernsthaft krank und nie in den Tropen war – und der auch noch keinen Sexualverkehr hatte. Wir haben ihn auf Hepatitis A, B und C, AIDS, Parasiten, C. difficile und anderes getestet. Der Stuhl muss innerhalb von 15 Minuten transferiert werden. Der erste Patient, den wir so behandelten, war ein 45-jähriger Mann mit schwerster Polyarthritis. Er war an den Rollstuhl gebunden. Alle Gelenke waren deformiert, er hatte unentwegt schlimmste Schmerzen, und die besten Gesundheitsinstitutionen der USA hatten ihn aufgegeben. Innerhalb einer Woche bekam er den Transfer 3-mal. An Tag 10 nach dem ersten Transfer waren seine Schmerzen um 50 % reduziert, 6 Wochen danach war er schmerzfrei. Das hat mich überzeugt, und wir haben seither viele Menschen mit ganz unterschiedlichen Symptomen und Diagnosen entsprechend behandelt.

Der „FMT" wird inzwischen in der Gastroenterologie häufiger angewendet. Es gibt auch Studien und Veröffentlichungen zu dieser Methode, so wurde auch im renommierten "The New England Journal of Medicine“ darüber berichtet. Wie bei so Vielem in der „alternativen“ Medizin handelt es sich um uraltes Wissen, das bereits in chinesischen Schriften aus dem 4. Jahrhundert erwähnt wird. Und der deutsche Arzt und Gelehrte Christian Franz Paullini (1643-1712) führt in seinem 1697 erschienenen Lehrbuch „Heilsame Dreck-Apotheke“ zahlreiche Anwendungsbeispiele an.

6.3.8 Neuraltherapie

VERÖFFENTLICHUNG
J Neurol Orthop Med Surg (1993) 14:109-114
Neuraltherapy
D. Klinghardt, MD, PhD

Neuraltherapie ist ein Behandlungssystem für chronische Schmerzen und Erkrankungen. Es umfasst die Injektion von Lokalanästhetika in autonome Ganglien, periphere Nerven, Narben, Drüsen, Triggerpunkte und anderes Gewebe.

Es wurde gezeigt, dass chronische Erkrankungen in den meisten Fällen mit Veränderungen im autonomen Nervensystem und am Potential der Zellmembran von Ganglien und Nervenfasern in Zusammenhang stehen, was wiederum zu Änderungen der Leitfähigkeit führt.

Der Haupteffekt ist der Zustand eines elektrischen Chaos auf der Rückenmarksebene mit der Folge, dass der Kontroll- und Auswahlmechanismus versagt. Abnormale neurale Signale überfluten das Gehirn, die zu Störungen im Zentral-, im vegetativen Nervensystem und im Hormonhaushalt führen. Diese zentralen Veränderungen ermöglichen ihrerseits die Fortsetzung der ursprünglichen Änderungen in der Peripherie, und so entsteht ein Teufelskreis.

Mithilfe der Neuraltherapie kann dieser Kreis durchbrochen werden. Der erste Schritt dabei ist der Versuch, die „ursprüngliche Verletzung" zu finden, nämlich die Struktur, die das erste abnormale Signal in das vegetative Nervensystem abgab. In der Sprache der Neuraltherapie wird diese Sruktur als Störfeld (interference field) bezeichnet.

Häufig ist das Störfeld eine Verletzung, eine Narbe oder eine subklinische Erkrankung wie eine unentdeckte symptomlose Kieferknochenkavität, ein devitaler Zahn, chronisch entzündete Mandeln oder Nebenhöhlen. Jede akute Krankheit kann das betroffene Organ als einen aktiven Herd zurücklassen, trotz scheinbarer Erholung von der Ausgangskrankheit.

Experimente von Prof. Albrecht Fleckenstein (Med. Fakultät der Universität Freiburg) in den frühen 70er Jahren zeigten, dass die Injektion von Novocain in einen Lymphknoten oder einen Lymphkanal zu einer extensiven Erweiterung dieses Kanals und zu einer dramatisch gesteigerten Transportgeschwindigkeit der Lymphflüssigkeit führen kann. Er bewies auch, dass das lymphatische System in bestimmten Teilen des Körpers von Krämpfen heimgesucht werden kann, wobei jeglicher Transport durch seine Kanäle unterbleibt. Dieses Stadium kann über einen langen Zeitraum andauern. Nach der Injektion eines Lokalanästhetikums in den betroffenen Lymphknoten nimmt das Lymphsystem seine normale Tätigkeit oft sofort wieder auf.

Wir finden bei allen Borrelien-Patienten Störfelder, 80 % davon im Kopf-Hals-Bereich.

Indikatoren für eine durch Störfelder verursachte Krankheit sind:

1. Die Krankheit spricht nicht auf andere Therapien an.
2. Eine andere Behandlungsart verursachte eine unerwartete Verschlechterung beim Patienten. Beispielsweise erhielt ein Patient wegen chronischer Knieschmerzen eine Injektion ins Kniegelenk, aber es trat eine Verschlechterung ein. In der Neuraltherapie wird dies „Reaktionsphänomen" genannt. Es zeigt an, dass ein anderes Störfeld den Knieschmerz verursacht.

3. Alle Symptome befinden sich nur auf einer Körperseite. Ein Patient hat z.B. rechtsseitigen Tinnitus, rechtsseitigen Armschmerz und rechtsseitigen Knieschmerz.
4. Anhäufung von Störfeldern: Nach Blinddarmentfernung entwickelt der Patient rheumatische Arthritis. Die Blinddarmnarbe bildet ein weiteres Glied in der Kette von Störfeldern und ist nun stark genug, die rheumatische Arthritis zu verursachen. Jetzt müssen alle beteiligten Störfelder gefunden und behandelt werden.

Mit dem Autonomen Response Test ART steht uns eine Diagnosemethode zur Verfüng, die in der Lage ist, diese kausalen Zusammenhänge der Störfelder zu erkennen.

Gewisse empirische Beziehungen zwischen Störfeld und Krankheit sind geläufig:

- Mandeln – Kniegelenk
- Bauchdeckennarbe – große Gelenke und unterer Rücken
- Beinnarben – Ischias
- Mandeln und Zähne - Migräne
- Prostata, Bauch und Nebenhöhlen – Hals
- Gallenblasennarbe – Schulter
- Beckennarben - PMS, Depression Arthritis

Um die vielschichtigen und komplexen Zusammenhänge nachvollziehen zu können, müssen wir die energetischen Beziehungen verstehen, die in verschiedenen „Heilungssystemen" gelehrt werden. Eine Narbe, die einen bestimmten Akupunktur-Meridian kreuzt, wird eher Störungen an Strukturen hervorrufen, die zu diesem in Beziehung stehen. So ist z.B. eine Gallenblasennarbe oft Auslöser für chronischen Hüftschmerz. Ebenso bedeutsam ist das Verständnis für die Zahn- und Organbeziehungen. Die vier Frontzähne im Ober- und Unterkiefer stehen z.B in Beziehung zum Urogenitaltrakt und sind oft für Beckenschmerz, chronische Nierenkrankheiten und sogar für bösartigen Veränderungen in den Beckenorganen verantwortlich. Ein weiteres Beispiel ist der Weisheitszahn, der oft chronische Herzprobleme auslöst.

6.3.9 Oxyvenierungstherapie nach Regelsberger

Wir wenden die intravenöse Sauerstofftherapie in erster Linie zur Immunmodulation an. Kleinste Sauerstoffbläschen in subtoxischen Mengen erzeugen eine Eosinophilie im Blut. Die Auswanderung der Eosinophilen ins Gewebe wird durch verschiedene Mechanismen gehemmt. Allergische Reaktionen im Gewebe, die klassischerweise durch ein vermehrtes Auftreten von Eosinophilen gekennzeichnet sind, klingen ab. Körpereigene antioxidative Schutzmechanismen werden durch den oxidativen Reiz aktiviert.

Zusätzlich kommt es zu einer Ausschüttung von Prostacyclin, Hämoxygenase-1 und zur Rekrutierung von endothelialen Vorläuferzellen (EPCs) zur Reparatur von Schäden des Gefäßendothels. Neueste Forschungen deuten auch auf einen regenerativen Prozess der Mitochondrien hin.

Franz-Josef Kreutzer beschreibt in seiner Monographie zur intravenösen Sauerstofftherapie detailliert die verschiedenen Wirkmechanismen und belegt sie durch zahlreiche Studien.

Die Oxyvenierungstherapie hat sich insbesondere bei folgenden Indikationen bewährt:

- atherosklerotisch bedingte Erkrankungen, arterielle und venöse Durchblutungsstörungen
- chronisch allergisch-entzündliche Erkrankungen
- chronisch entzündliche Erkrankungen des Gastrointestinaltrakts, der Leber oder der Niere (incl. Hypertonie)
- Ödeme aller Art
- Tinnitus
- neurodegenerative Erkrankungen wie M. Alzheimer oder M. Parkinson
- Autismus, Hirnleistungsstörungen v.a. bei Kindern
- Autoimmunerkrankungen wie MS, Rheumatoide Arthritis, Sklerodermie
- Polyneuropathien
- Erschöpfungszustände und Depression.

6.3.10 Regenerative Kryotherapy®

Die Krankengeschichte von Borrelien-Patienten ist immer auch durch Störfelder verschärft worden. In 80 % der Fälle liegen diese Störfelder im Kopf-Hals-Bereich. Die Mandeln zeigen überdurchschnittlich häufig Störfeldcharakter, der in einem direkten kausalen Zusammenhang mit den sehr verschiedenen Symptomen steht. Neben der Neuraltherapie der Mandeln (Injektion von Procain an die Mandeln) ist die regenerative Kryotherapy® Mittel der Wahl.

Die Regenerative Kryotherapie® wurde von Dr. Sergej Dorochov entwickelt. Es handelt sich hierbei um die Applikation kurzzeitiger örtlicher Tiefkühlung, v.a. des lymphatischen Gewebes im Rachen- und Nasenbereich. Das Verfahren ist unblutig, weitgehend schmerzlos, erfordert keine Arzneimittel mit möglichen Nebenwirkungen und erfolgt, ohne die behandelten Organe zu entfernen.

Das therapeutische Ziel der regenerativen Kryotherapie® besteht darin, einen stimulierenden Effekt auf das Immnunsystem auszuüben, wobei Stammzellen in das behandelte Gewebe einwandern und das sich mit Kälte behandelte Gewebe regeneriert.

Mit Hilfe der Regenerativen Kryotherapie® wird chronisch entzündetes Gewebe der Mandeln, des Rachens und der Nase verbessert, damit es wieder seine Schutzaufgaben erfüllen kann: das Bekämpfen von Bakterien und Viren.

Die Praxis hat wiederholt gezeigt, dass eine Reduzierung der Lautstärke bei Schnarchern nach der Sanierung der vorgenannten chronisch entzündeten Herde festgestellt werden konnte sowie eine erwünschte Straffung des behandelten Gewebes.

Bei Lyme-Patienten sehen wir häufig eine Verringerung der Keimbelastung, eine Regulation der Immunantwort und damit eine Minderung, manchmal sogar das Verschwinden Lyme-induzierter Symptome.

6.3.11 Chlorella

STUDIE

Nutr J. 2012 Jul 31;11:53. doi: 10.1186/1475-2891-11-53
Beneficial immunostimulatory effect of short-term Chlorella supplementation: enhancement of natural killer cell activity and early inflammatory response.
These results may suggest **a beneficial immunostimulatory effect of short-term Chlorella supplementation** which enhances the NK cell activity and produces interferon-γ and interleukin-12 as well as interleukin-1β, the Th-1 cell-induced cytokines in healthy people.
Kwak JH et al.

Neueste Studien zeigen, dass Chlorella sogar das Immunsystem unterstützt. Eine Erhöhung von CD 57 Zellen, die bei chronischen Infektionen häufig erniedrigt sind, wurde nachgewiesen, genauso wie eine Erhöhung von IgA. Gerade bei Lyme-Patienten sehen wir oft erniedrigtes IgA in Verbindung mit chronischer Sinusitis, Leaky Gut Syndrom, Nahrungsmittelallergien oder intestinalen Parasiten.

STUDIE

Nutr J. 2011 Sep 9;10:91. doi: 10.1186/1475-2891-10-91
Salivary secretory immunoglobulin A secretion increases after 4-weeks ingestion of chlorella-derived multicomponent supplement in humans: a randomized cross over study.
These results suggest 4-week ingestion of a chlorella-derived multicomponent supplement **increases salivary SIgA secretion and possibly improves mucosal immune function in humans.**
Otsuki T et al.

Chlorella wird zum Antidot unserer Zeit! Wird Chlorella nicht vertragen, muss der Patient solange mit anderen Mitteln entgiftet werden, bis Chlorella vom Organismus toleriert wird. Im Anhang sind zahlreiche weitere Studien zur Wirksamkeit von Chlorella zu finden.

6.3.12 Immunmodulierende Kräuter

STUDIE

Molecules 2010, 15(5), 3135-3170; doi:10.3390
Flavonoids from Artemisia annua L. as Antioxidants and Their Potential Synergism with Artemisinin against Malaria and Cancer.
" ...have been linked to a beneficial immunomodulatory activity in subjects afflicted with parasitic and chronic diseases."
Jorge F.S. Ferreira, et al.

Aus Studien kennen wir die immunmodulierende Wirkung folgender Kräuter:

Astragalus (Tragant), Japanese Knotweed (Japanischer Staudenknöterich), Red Root (Amerikanische Säckelblume), Smilax (Stechwinden), Kurkuma und Artemisia.

6.3.13 Klassische Homöopathie

Die Homöopathie ist und war immer die Königsklasse der Immunmodulation. Aus wissenschaftlicher Sicht bestehen kaum Zweifel, dass der Erfolg der Homöopathie generell auf einer Immunmodulation beruht, wodurch Effekte im Hinblick auf Infektionen, Toxinbelastungen, emotionale Probleme und mehr erzielt werden.

Warum haben wir die Homöopathie an den Schluss gestellt? Um ein guter Homöopath zu werden, braucht es Jahre. Für mich ist die Homöopathie die hohe Schule in der alternativen Medizin, aber sie bietet nicht immer den schnellsten Weg. Und bei der Brisanz vieler Symptome der Lyme-Borreliose brauchen wir oft Sofortlösungen. Insofern ist die Homöopathie auch in den Händen eines erfahrenen Therapeuten nicht immer die beste Lösung.

6.4 Phase 4: Keimreduktion

Da die Erreger, die in uns überleben und persistieren, dies nur können, wenn sie zahlreiche Aspekte unseres Immunsystems lahmlegen, ist die Lyme-Borreliose unter mehreren Gesichtspunkten der AIDS-Erkrankung ähnlich und wird deshalb auch manchmal als „AIDS Minor" bezeichnet. Unser Organismus ist Mikroben gegenüber meist hilflos.

Viele, wenn nicht sogar alle Co-Infektionen können sich auf der Grundlage dieser Immunschwäche manifestieren. Damit sind sie oft eher Folge der Spirochäten-Infektion (opportunistisch) als gleichzeitig auftretende Co-Infektionen im eigentlichen Sinn. Obwohl wir aus wissenschaftlichen Gründen zwischen Co-Infektionen – Mikroben, die mit demselben Vektor übertragen wurden, also mit demselben Insektenstich – und opportunistischen Infektionen unterscheiden – die Mikroben, die nur Eintritt gefunden haben, weil das Immunsystem durch die vorhergehende Lyme-Infektion geschwächt wurde –, erfolgt daraus keine wirklich unterschiedliche Behandlungsweise. Oft sind es gerade die opportunistischen Infekte, die für die schlimmsten Symptome verantwortlich sind. Es gibt im Wesentlichen zwei miteinander verwandte Gründe, warum wir bei der Behandlung der chronisch persistierenden Borreliose eine schulmedizinische Antibiose nur gelegentlich als Zusatzmethode anwenden, aber nie als erste Waffe:

1. Die bisher am häufigsten verwendeten Antibiotika (Rozephin, Minozyklin, Rifampin usw.) müssten in über 1000-facher Dosis gegeben werden, um die Keime im Biofilm effektiv zu eliminieren. Studien wie zum Beispiel die folgende zum Nachweis der keimtötenden Wirkung von Antibiotika sind in-vitro, nicht in-vivo und auch nicht in-Biofilm! Dies wäre eine für den Patienten tödliche Dosis. Durch die bisher verwendeten Antibiotika-Protokolle gab es im besten Fall lediglich eine Verschiebung von der aktiven voll entwickelten Spirochätenform in das Zystenstadium und Rückzug in die Zelle oder den Schutzmantel des Biofilms.

STUDIE

Infect Drug Resist. 2011; Epub 2011 May 3
Evaluation of in-vitro antibiotic susceptibility of different morphological forms of Borrelia burgdorferi.
RESULTS:
Doxycycline reduced spirochetal structures ≈ 90 % but increased the number of round body forms about twofold.
Sapi E, et al.

In dieser Form sind die Keime leider höchst irritierend (immunogen) – das Immunsystem wird wütend und attackiert alle Gewebe, in denen sich die Keime versteckt haben könnten – ohne sie aber wirklich eliminieren zu können. Der dadurch entstehende Schaden ist deutlich größer als er durch die bloße Anwesenheit der Mikroben allein ohne die Immunattacken wäre.

2. Es ist also durchaus nachvollziehbar, was die wissenschaftliche Literatur zeigt: 2/3 der mit Antibiotika behandelten Patienten mit der persistierenden Form der Erkrankung sind nach der pharmazeutischen Antibiose schlechter dran als vorher.

STUDIE

J Rheumatol1994;21(3):454-61
Lyme disease: an infectious and postinfectious syndrome.
Sixty-two percent of a retrospective evaluation of 215 Lyme disease patients from Westchester County, NY, remained ill an average of 3.2 years after antibiotic treatment.
Asch ES, Bujak DI, Weiss M, et al.

Dies gilt natürlich nicht für die akute Form der Erkrankung, die auch unsererseits immer noch gelegentlich mit einer Hochdosis Minozyklin (oder bei Kindern unter neun Jahren mit Azithromyzin) behandelt wird.

Das Versagen der Antibiotika-Therapie bei der persistierenden Form war für uns der Grund, dass wir bereits seit über 25 Jahren nach anderen Lösungen suchen. Im Anschluss zeigen wir die Wege, die sich vor uns aufgetan haben. Die klinischen Erfahrungen und Ergebnisse sind überzeugend!

Unserer Erfahrung nach kommt es bei der Keimreduktion darauf an, jegliche Methodik anzuwenden, die nicht invasiv ist, aber/und zum Ziel führt. In der Therapie verbinden wir die Biochemie (Heilmittel) mit der Biophysik: Wir versuchen in der täglichen Arbeit biophysikalische Maßnahmen mit biologischen Heilmitteln zu verbinden. Die bekannteste biophysikalische Methode ist die Arbeit mit pulsierten Frequenzen, die die Keime entweder immobilisieren oder abtöten. Dazu gehören die Rife-Instrumente aus den USA (gepulste elektromagnetische Felder mithilfe einer mit Argongas gefüllten Glasröhre), die von uns selbst entwickelten Geräte (K-Light und Photophorese-Befeldungsgerät) und viele andere Instrumente.

Die am wenigsten invasive biophysikalische Methode ist MFT – das Beklopfen von Akupunkturpunkten (siehe „Handbuch der Mentalfeld-Techniken"), eine einfache Methodik, mit der wir gezielt die Medikamentenaufnahme in bestimmte Körperregionen (z.B. Gehirn) steuern und optimieren können, Emotionen abbauen und Keime weniger virulent machen können.

Im Folgeteil beschreiben wir unsere Arbeit mit biologischen Heilmitteln.

6.4.1 Auflösen des Biofilms mit Cistus incanus

Solange die Mikroben in Biofilme eingebunden sind, wirken unsere Mittel kaum. Auch ein Antibiotikum müsste 1000-fach höher dosiert werden, um im Biofilm wirksam zu sein. Wir müssen vor der Verabreichung von Mikroben-wirksamen Mitteln den Biofilm behandeln.

Wie bereits bei der Entstehung chronischer Erkrankungen dargestellt, ist das Vorhandensein von Aluminium, Schwermetallen und Glyphosat für das Entstehen von pathologischer Überwucherung mit krankmachendem Biofilm obligat.

Auch hieran wird wieder deutlich, welch entscheidenden Stellenwert die vorangehende bzw. parallele Vermeidung und Entgiftung von diesen Toxinen einnimmt.

Die Wiederherstellung symbiotischer Biofilme im Körper ist bereits Bestandteil von Phase 1 und wurde dort ausführlich besprochen. Wir möchten an dieser Stelle nur noch einmal wiederholen, dass wir als bevorzugtes Mittel zum Lösen der pathogenen Biofilme die Zistrose einsetzen, sowohl als Tee als auch als Tinktur.

STUDIE

J Dent. 2008 Jul
Effects of Cistus-tea on bacterial colonization and enzyme activities of the in situ pellicle.
Hannig C, Spitzmüller B, Al-Ahmad A, Hannig M.

Zistrose ist das einzige uns bekannte Mittel, das die physiologischen Biofilme schont.

Die Artemisia Annua-Pflanze, die wir in verschiedenen Formen zur Reduktion der Pathogenität der Keime einsetzen, löst Eisenbindungen im Biofilm auf und destabilisiert so den Aufbau der pathogenen Strukturen.

Alle anderen bekannten Biofilmbehandlungen setzen wir, wenn überhaupt, nur sehr kurzfristig ein:

- Grapefruitkernextrakt 10-15 Tr / 2 x tägl.
- gefriergetrockneter Knoblauch 2 Kaps / 3 x tägl. in Wasser
- EDTA i.v. oder Zäpfchen
- häufige DMPS Injektionen (1-2 x Woche)
- Enzyme Lumbrokinase und Serrapeptase
- Heparin Injektionen s.c.: 5000 I.E. 2 x tägl.

Weiterführende Empfehlung: “Combating Biofilms: The Reason Many Diseases Do Not Respond To Treatment“, von James Schaller MD MAR und Kimberly

Durch gleichzeitige Gabe von Hyaluronsäure locken wir die Mikroben, v.a. Borrelien, die sich gerne von Hyaluronsäure ernähren, aus Biofilmen und Gelenken.

THERAPIE

Zistrose (Cistus incanus Mediterranean Rockrose
Zistrosentee: 4-6 Tassen täglich
Zistrosen-Tinktur: 2 Pipetten (50ml Flasche) 3 x täglich

3%ige Hyaluronsäure
4 Pipetten (120 ml-Flasche) 2 x tägl. unter die Zunge
Lockt Mikroben aus Biofilmen und Gelenken.

6.4.2 Biologische, mikrobielle Hauptmittel

6.4.2.1 Lyme-Cocktail

Das Herzstück der biologischen Behandlung (SophiaMed©) ist der Lyme-Cocktail, der nicht nur die Borrelien, sondern auch die meisten der Co- und opportunistischen Infektionen erreicht. Er kombiniert jahrzehntelange Erfahrung mit ständig aktualisierter Wissenschaft. Unsere wichtigsten Kräuter werden darin liposomal aufbereitet.

Eine Glasflasche mit Pipette (z.B. 50 ml) wird in folgendem Mischungsverhältnis gefüllt:

- ¼ des Volumens mit niedrig-molekularen Phospholipiden
- ¾ des Volumens zu gleichen Teilen mit folgenden 5 Kräuter-Tinkturen:
  1. 5 Kräuter Mischung/Quintessenz
     - Japanese Knotweed (Japanischer Staudenknöterich)
     - Astragalus (Tragant)
     - RedRoot (Amerikanische Säckelblume)
     - Smilax (Sarsaparilla)
     - Andrographis (Kalmegh)
  2. Artemisia-Annua-Tinktur
  3. Stevia-Tinktur aus der ganzen Pflanze
  4. Propolis-Tinktur (v.a. bei Bartonellen-Infektion)
  5. Koriander-Tinktur

Die Flasche stark verschütteln, damit sich die Phospholipide um die Kräuter legen. Das Mittel wird noch potenter, wenn die Flasche 15 Minuten lang in einem Ultraschallgerät beschallt wird. Dadurch entstehen Moleküle im Nanobereich, die tiefer in das System eindringen, vor allem eben in die Biofilme, wo die Persistenz der Keime ihren Ursprung hat. Diese Empfehlung gilt jedoch erst, wenn der Patient das Medikament in relativ hohen Dosen gut toleriert.

Dosierung, wenn keine ART-Testung möglich:

- Starten mit 2 Tropfen 2 x täglich. Vor dem Schlucken 2-3 Minuten im Mund behalten.
- Die Dosierung alle 3 Tage erhöhen.
- Sollte eine Verschlechterung der Symptome auftreten, zur letzten tolerierten Dosierung zurückkehren und weitere 3 Tage einnehmen.
- Bei Verbesserung der Symptome, Dosis für 10 bis 14 Tage beibehalten oder bis keine weitere Verbesserung stattfindet, dann weiter erhöhen.
- Maximale Dosierung: 3 Pipetten (50ml Flasche) 3 x täglich, wird selten benötigt.

www.SophiamMed.online
Die Informationen zu den einzelnen Mitteln, zu Bezugsquellen und zur Zubereitung und Anwendung aktualisieren wir laufend auf der Internetseite von SophiaMed.Online.

Mit dem Direkten Resonanztest können wir während der ART-Testung feststellen, ob der Lyme-Cocktail nach oraler Gabe auch im Gehirn aufgenommen wird, wo er für uns seine wichtigste Aufgabe erfüllt. Sehr oft wird die Aufnahme durch unbemerkte Störfelder im Hals-Kiefer-Kopf-Bereich (chronische Mandelentzündung, Kieferknochenkavitäten, chronische Sinusitis usw.) verhindert. Mit ART können wir im Anschluss sofort die nötigen Maßnahmen austesten, die dem Patienten die Aufnahme im Gehirn und damit die Wirkung im zentralen Nervensystem ermöglicht. Dieser Umstand darf auf keinen Fall übersehen werden!

Eine kleine Einführung in die Materia Medica der von uns bevorzugten Kräuter.

6.4.2.2 Artemisia Annua

STUDIE

Herbal Drugs: Ethnomedicine to Modern Medicine
2009, 173-194, DOI: 10.1007/978-3-540-79116-4-11
Artemisinin: A Versatile Weapon from Traditional Chinese Medicine
As shown in recent years, this class of compounds also shows activity against **cancer cells,** schistosomiasis, and **certain viruses,** i.e., human cytomegalovirus, hepatitis B and C virus, and bovine viral diarrhea virus. Interestingly, the bioactivity of artemisinin seems to be even broader and also includes the inhibition of other protozaons such as Leishmania, Trypanosoma, and Toxoplasma gondii, as well as some **trematodes, fungi, yeast, and bacteria.**
Thomas Efferth

In der traditionellen chinesischen Medizin ist der einjährige chinesische Beifuß – Artemisia Annua – als Mittel gegen Krebszellen, verschiedene Viren und Protozoen bekannt, aber auch gegen Trematoden, Schimmel- und Hefepilze sowie Bakterien.

Wir verwenden diesen Beifuß in vier verschiedenen Aufbereitungen:

- Artemisia Annua Pulver aus der ganzen Pflanze
- Artemisia Annua Tinktur
- Artemisinin Pulver, ein Auszugsstoff aus der Pflanze
- Artesunat, eine injizierbare Form des Artemisinin, von Dr. Klinghardt v.a. in Kombination mit Neuraltherapie eingesetzt.

Alle vier Formen wurden bisher nicht in Studien spezifisch gegen Lyme-Borreliose getestet, aber unsere langjährige Erfahrung zeigt eindeutig, dass es sich hierbei um eine enorm potente und sichere Behandlung handelt.

Gleichzeitig ist Artemisia Annua ein Eisen-Chelatbildner und destabilisiert den Biofilm, indem es die Eisenverbindungen löst.

Mittlerweile ist Artemisinin als sehr effektives Malariamittel anerkannt, das sich auch bei Babesien und FL 1953 bewährt hat. Es ist auch für Langzeit-Therapien geeignet und hat sich bei allen hirnorganischen Symptomen besonders bewährt. Artemisinin zeigt auch antikanzerogene Wirkung.

STUDIE

Chin J Cancer Res. 2013 Oct; 25(5): 536-543
Antioxidant and anticancer activity of Artemisia princeps var. orientalis extract in HepG2 and Hep3B hepatocellular carcinoma cells.
Eun-Jeong Choi and Gun-Hee Kim

Artemisinin erhöht SOD, Superoxid-Dismutase, die gerade bei dem Lyme-typischen Genmutationsmuster zu wenig gebildet wird.

STUDIE

Iran J Basic Med Sci. 2016 Apr;19(4):430-8
Evaluation of antioxidant and cytoprotective activities of Artemisia ciniformis extracts on PC12 cells.
"...resulted in significant decrease in generation of the reactive oxygen species (ROS) and **increase in the activity of SOD."**
Mojarrab M

Dr. Hans-Martin Hirt gilt unsere besondere Wertschätzung für seinen jahrzehntelangen ehrenamtlichen Einsatz weltweit zur Verbreitung des Wissens über Anbau und Einsatz von Artemisia Annua gegen Malaria (Anamed).

Hier führen wir einige der bekannten Wirkungen und Wirkstoffe des einjährigen, chinesischen Beifuß an:

Analgetisch: Alpha-Amyrin; Alpha-Bisabolol; Ascaridol; Beta-Amyrin; Borneol; Campher; Cumarin; Menthol; Myrcen; p-Cymol; Quercetin; Scoparone; Scopoletin; Thymol

Anästhetisch: 1,8-Cineol; Campher; Carvacrol; Cumarin; Linalool; Menthol; Scopoletin; Thymol

Antiarthritisch: Alpha-Bisabolol; Quercetin; Thymol

Antibakteriell: 1,8-Cineol; Alpha-Bisabolol; Alpha-Pinen; Alpha- Terpineol; Apigenin; Artemisinin; Beta-Sitosterin; Borneol; Essigsäurebornylester; Carvacrol; Cuminaldehyd; Delta- Cadinene; Eupatorin; Geraniol; Isoquercitrin; Isorhamnetin; Kaempferol; Limonen; Linalool; Luteolin; Menthol; Myrcen; Oleanolsäure; p-Cymol; Quercetin; Rhamnetin; Rhamnocitrin; Sabinen; Scopoletin; Terpinen-4-ol; Thymol

Antientzündlich: 1,8-Cineol; Alpha-Amyrin; Alpha-Bisabolol; Alpha-Pinene; Apigenin; Artemetin; Axiilarin; Beta-Amyrin; Beta-Amyrin-Acetat; Beta-Pinene; Beta-Sitosterin; Borneol; Carvacrol; Caryophyllene-Oxide; Cirsilineol; Cumarin; Friedelan-3-Beta-ol; Friedelin; Isoeugenol; Isoquercitrin; Isorhamnetin; Kaempferol; Limonen; Linalool; Luteolin; Menthol; Oleanolsäure; Quercetin; Scoparone; Scopoletin; Stigmasterol; Thymol

Antinozizeptiv: 1,8-Cineol; Alpha-Amyrin; Beta-Amyrin; Beta-Amyrin-Acetat; Isoquercitrin; Luteolin; Myrcen; Quercetin; Stigmasterol

Antiseptisch: 1,8-Cineol; Alpha-Bisabolol; Alpha-Pinen; Alpha-Terpineol; Arteannuin-b; Beta-Pinene; Campher; Carvacrol; Carvone; Geraniol: Kaempferol; Limonen; Linalool; Menthol; Oleanolsäure; Rhamnocitrin; Sabinen; Scopoletin; Terpinen-4-ol; Thymol

Anti-stress: Apigenin

COX-2-Inhibitor: Apigenin; Cirsilineol; Kaempferol; Oleanolsäure; Quercetin

Cyclooxygenase-Inhibitor: Apigenin; Carvacrol; Kaempferol; Oleanolsäure; Quercetin; Thymol

Immunostimulativ: Astragalin; Cumarin; Eupatorin

MDR-Inhibitor: Artemisinin

Neuroprotectiv: Kaempferol; Quercetin

Ein Fallbeispiel aus der Praxis von Dr. Klinghardt: „Eine Borrelien-Patientin, die jahrelang mit der ILADS-Antibiotika-Therapie behandelt wurde (die insgesamt eine gewisse Besserung bewirkte), hatte konstant unerträgliche Rückenschmerzen – sie hegte Suizidgedanken. Ich behandelte sie 2-mal mit einer Mischung aus 60 mg Artemisinin und 10 ml Procain mit paravertebralen Injektionen entlang der ganzen Wirbelsäule. Sie war sofort schmerzfrei und blieb es auch. Sie kommt alle 3 Monate zur Auffrischung und nimmt zusätzlich den Lyme-Cocktail ein. Mit dieser Zusatztherapie betrachtet sie sich selbst seit 18 Monaten als geheilt."

THERAPIE

Artesunat
60-120 mg 2-mal die Woche, i.v., s.c. oder i.m.
ideal in Verbindung mit Procain und Neuraltherapie

Für die Erforschung von Artemisinin in Zusammenhang mit parasitären Erkrankungen wurde 2015 der Nobelpreis für Medizin verliehen.

VERÖFFENTLICHUNG

Trends In Parasitology; Volume 31, Issue 12, December 2015
Reflections on the Nobel Prize for Medicine 2015 – The Public Health Legacy and Impact of Avermectin and Artemisinin
The discoveries of Avermectin and Artemisinin have revolutionized therapy for patients suffering from devastating parasitic diseases.
David H. Molyneux, Steve A. Ward

Die vielfältige Wirkung von Artemisia Annua ist in zahlreichen Studien und Veröffentlichungen beschrieben worden.

VERÖFFENTLICHUNG

"Lyme disease: A Look Beyond Antibiotics."
Dietrich Klinghardt, MD, PhD; Explor Infect Dis, 2005

"The Use of the Herb Artemisinin **for Babesia, Malaria, and Cancer."**
J.Schaller 2006, Florida: Hope Academic Press

J Clin Virol. 2009 Jun 3
Sensitivity of **human herpesvirus 6 and other human herpesviruses** to the broad-spectrum antiinfective drug artesunate.

"Cytotoxic terpenoids and flavonoids from Artemisia annua."
Planta Medica [1994, 60(1):54-57]

Herbal Drugs: Ethnomedicine to Modern Medicine 2009, 173-194, DOI: 10.1007/978-3-540-79116-4_11
Artemisinin: A Versatile Weapon from Traditional Chinese Medicine.

„**As shown in recent years, this class of compounds also shows activity against cancer cells, schistosomiasis, and certain viruses, i.e., human cytomegalovirus, hepatitis B and C virus, and bovine viral diarrhea virus.** Interestingly, the bioactivity of artemisinin seems to be even broader and also includes the inhibition of other protozoans such as Leishmania, Trypanosoma, and Toxoplasma gondii, as well as some trematodes, fungi, yeast, and bacteria."
Thomas Efferth

Oxford Textbook of Infectious Diseases, 2000: several references for the use of artemisinin for Babesia, Lyme, Bartonella

"Herbs with Anti-Lyme Potential", Townsend letter, James Duke PhD, April 2007, pg 114-117

6.4.2.3 Stevia

STUDIEN

PLoS One. 2015 Mar
Drug combinations against Borrelia burgdorferi persisters in vitro: eradication achieved by using daptomycin, cefoperazone and doxycycline. Daptomycin plus doxycycline and cefoperazone eradicated the most resistant microcolony form of B. burgdorferi persisters.
Feng J, Auwärter PG, Zhang Y.

Front. Microbiol., 10 February 2016
Eradication of Biofilm-Like Microcolony Structures of Borrelia burgdorferi by Daunomycin and Daptomycin but not Mitomycin C in Combination with Doxycycline and Cefuroxime. Furthermore, we found that cefuroxime (Ceftin), the third commonly used and most active antibiotic to treat Lyme disease, could replace cefoperazone (a drug no longer available in the US) in the **daptomycin + doxycycline** combination with complete eradication of the biofilm-like structures as shown by lack of any regrowth in subcultures. Our findings may have implications for improved treatment of Lyme disease.
Jie Feng, et al.

Die hier beschriebene Wirksamkeit der Kombination dreier verschiedener Antibiotika wurde wenig später mit einem Extrakt der ganzen Blätter von Stevia rebaudiana verglichen. Dabei erwies sich der **Stevia-Extrakt als effektiver, auch gegen die persistierenden Formen der Borrelien.**

STUDIE

Eur J Microbiol Immunol (Bp). 2015 Dec
Effectiveness of Stevia Rebaudiana Whole Leaf Extract Against the Various Morphological Forms of Borrelia Burgdorferi in Vitro.
The effectiveness of Stevia was compared to doxycycline, cefoperazone, daptomycin, and their combinations. Our results demonstrated that Stevia had significant effect in **eliminating B. burgdorferi spirochetes and persisters.** When Stevia and the three antibiotics were tested against attached biofilms, **Stevia significantly reduced B. burgdorferi forms.**
P A S Theophilus, et al.

Es sei hier ausdrücklich darauf hingewiesen, dass sich die Studien ausschließlich auf einen **Auszug aus dem ganzen Blatt der Pflanze** berufen. Der als Süßungsmittel verwendete Einzelauszug von Stevia zeigt nicht die beschriebene Wirkung.

Liposomales Stevia hat tiefgreifende synergistische Effekte mit Artemisia und mehreren anderen Kräuterpräparaten. Es ist daher zu einem festen Bestandteil des Lyme-Cocktails geworden.

6.4.2.4 Cistus incanus Tee (Zistrose)

Zistrosentee wird seit jeher in Sardinien verwendet, um die Gesundheit auf allen Ebenen zu erhalten.

Neben der schonenden, biofilmlösenden Eigenschaft der Zistrose gibt es viele andere Gesichtspunkte, die diese Pflanze sogar schon für die Prävention aber auch für die Behandlung von Lyme-Borreliose nutzbar macht:

STUDIE

Pharmazie. 2010 Apr;65(4):290-5
Growth inhibiting activity of volatile oil from Cistus creticus L. against Borrelia burgdorferi s.s. in vitro.
Hutschenreuther A, et al.

Die antivirale Wirkung von Cistus incanus wurde erst kürzlich in einer Studie in Bezug auf HIV und Filoviren beschrieben:

STUDIE

Sci Rep. 2016 Feb 2;6:20394
Potent in vitro antiviral activity of Cistus incanus extract against HIV and Filoviruses targets viral envelope proteins.
Rebensburg S, et al.

Die Wirkung im Zusammenhang mit dem Biofilm war ebenfalls Gegenstand einer Studie:

STUDIE

Journal of Dentistry – Intern. Journal for Clinical Dental Science
Volume 36, Issue 7, Pages 540-545 (July 2008)
Effects of Cistus-tea on bacterial colonization and enzyme activities of the in situ pellicle. "The amount of **bacteria detected in the 120-min biofilm was reduced significantly,** if a 10 min rinse with Cistus tea was performed"
Christian Hannig, et al.

Cistus incanus ist die phenolreichste Pflanze in Europa und enthält mehr antioxidative Polyphenole als Rotwein und Grüntee. Die Polyphenole sind vor allem in den rötlichen holzigen Stängeln der Zistrose enthalten. Zistrosentee bindet durch seine Gerbstoffe auch Schwermetalle.

Zugleich wurden antioxidative und DNA-protektive Eigenschaften nachgewiesen.

STUDIE

Cell Biol Toxicol. 2000;16(2):83-90
Antioxidant activity and protective effect on DNA cleavage of extracts from Cistus incanus L. and Cistus monspeliensis L.
Attaguile G, et al.

Inhaltstoffe:
Polyphenole, Harze, Gerbstoffe, Öle, Borneol, Zeneol, Eugenol.

Weitere Wirkungen der Zistrose:

- verhindert Zecken- und andere Insektenbisse und -stiche
- schleimlösend, ausgezeichnetes Hilfsmittel bei Grippeinfektionen.
- schützt die Haut vor dem Alterungsprozess
- bringt die Darmflora ins Gleichgewicht
- wirkt gegen freie Radikale
- wirkt vorbeugend bei Folgeerkrankungen von Zeckenbissen
- wirkt auf Grund ihres Gerbstoffinhalts bei Karies
- Hautkrankheiten: Akne, Neurodermitis (mit Cistus-Tinktur betupfen)
- Pilze: Füße, Mundschleimhaut, Aphten usw. (Cistus-Sud als Badezusatz).

Weitere veröffentliche Studien zur Zistrose im Anhang.

6.4.2.5 Ozonierte Pflanzenöle, Rezeptur nach Dr. Steidl

Dr. Gerhard Steidl, Biochemiker an der Universität Erlangen, ist seit vielen Jahren wegweisend auf dem Gebiet der Arbeit mit ozonisierten Ölen (ehemals Rizole). Grundlegendes zur Anwendung ist nachzulesen auf seiner Internetseite.

Dr. Steidl: *„Der menschliche Körper bietet ideale Lebensbedingungen für pathogene Keime jeglicher Art. Viele Parasiten gehören zu der Spezies der Anaerobier, sie können daher mit Aktiv-Sauerstoff angegriffen und eliminiert werden. Hierin liegt das Funktionsprinzip der Therapie mit ozonisierten Ölen. Zur Herstellung von ozonisierten Ölen wird*

Luftsauerstoff in Ozon umgewandelt und geht anschließend mit ungesättigten Pflanzenölen (Rizinus und Olivenöl, daher der frühere Name Rizol) eine chemische Reaktion ein. Das Produkt aus dieser Reaktion ist ein neuer Stoff, ein so genanntes Ozonid (Aktiv-Sauerstoff), wie er im ozonisierten Rohstoff als Wirkstoff enthalten ist. In den Rezepturen werden diese Ozonide mit Bitterstoffen und ätherischen Ölen kombiniert, wie z.B. mit Nelken-, Wermut-, Walnuss- oder Beifußöl. Ozonoid wurde bereits von 1915 bis 1947 in der Medizin bei Mensch und Tier gegen Infektionen und zur Wunddesinfektion bei Operationen verwendet, geriet jedoch durch die Entdeckung und Weiterentwicklung der Antibiotika fast in Vergessenheit."

O3-Öle bestehen zu 50 % aus einer Mischung aus ozoniertem Olivenöl und ozonisiertem Rizinusöl, die anderen Bestandteile sind ätherische Öle, deren Heilwirkung in der Literatur bekannt und beschrieben ist. Wir verwenden sie transdermal, rektal und oral.

Die O3-Öle verwenden wir hauptsächlich im Rahmen der Parasitenbehandlung und erleben zudem deutliche Verbesserungen bei der so wichtigen Behandlung von Pilzerkrankungen, die fast immer Borreliose-begleitend auftreten.

6.4.3 Biologische, Mikroben-spezifische Mittel

6.4.3.1 Die Hierarchie der Keime

Dr. Klinghardt entdeckte, wie wichtig es ist, Mikroorganismen von „groß nach klein" zu behandeln. Die größeren Mikroorganismen sind selbst mit kleineren Keimen infiziert und wirken als ideale Verstecke.

VERÖFFENTLICHUNG
PR Newswire, May 19, 2016, 07:00 ET
Lyme Bacteria Hides Inside Parasitic Worms, Causing Chronic Brain Diseases
The Rocky Mountain Multiple Sclerosis Center Tissue Bank provided MacDonald with ten specimens from deceased MS patients; all ten specimens showed evidence of Borrelia infected nematodes. In 2014, University of New Haven researcher Eva Sapi, Ph.D., examined the guts of ticks gathered in southern Connecticut and found 22 % of the nymphs and 30 % of adult Ixodes ticks carried nematodes in their systems.

Es werden also zuerst die Parasiten behandelt und dann die Mikroben von groß nach klein in folgender Reihenfolge:

- Mehrzeller: Parasiten
- Einzeller: Protozoen (Amöben, Lamblien, Trichomonaden) Babesien
- Pilze, Candida (hat 600 Gene)
- Bakterien: z.B. Spirochäten, Mykoplasmen (sie haben die äußere Zellwand geopfert, um sich dem Wirt besser anzupassen, sind demzufolge allerdings verwundbarer)

- Nanobakterien
- Viren
- Prionen

6.4.3.2 Würmer

Auf keinen Fall dürfen Parasiten halbherzig „anbehandelt“ werden. Darmparasiten könnten sonst in Leber oder Bauchspeicheldrüse abwandern, wo sie Entzündungen und später teilweise auch Krebs verursachen können.

Schulmedizinische Mittel haben hier nur ein enges Wirkspektrum. Sie reduzieren zwar die bestehende Wurmpopulation, führen jedoch dazu, dass die überlebenden Parasiten eine Resistenz entwickeln und sich als eine Art Überlebensmechanismus sehr viel schneller vermehren. Sie entgleisen der symbiotischen Harmonie, in der sie zuvor lebten.

Eine Parasitenbehandlung muss unserer Erfahrung nach von beiden Enden des Verdauungstrakts durchgeführt und von radikaler Entgiftung begleitet werden.

Biologische Mittel haben den großen Vorteil, dass die enthaltenen Pflanzenadaptogene ein enorm breites Wirkspektrum haben, dem die Würmer nicht entkommen können. Aber die Anwendung der Mittel muss lege artis und ohne Kompromisse durchgeführt werden.

STUDIE

Iran J Parasitol. 2013 Jan-Mar; 8(1): 18-32
Anthelmintics Resistance; How to Overcome it?
Experience from the development of **anthelmintic resistance** suggests that modern control schemes should not rely on sole use of anthelmintics, but employ other, more complex and sustainable recipes, including parasite resistant breeds, nutrition, pasture management, nematode-trapping fungi, antiparasitic vaccines and **botanical dewormers.**
Hatem A. Shalaby

Da wir die Parasitenbehandlung immer im Kontext der Borrelienbehandlung durchführen, verwenden wir biologische Mittel, die sowohl Effekte gegen Borrelien als auch gegen Parasiten zeigen. Im Lyme-Cocktail sind einige Mittel enthalten, die auch antiparasitäre Wirkung haben.

Biologische Protokolle

Die folgenden Protokolle zur Behandlung von Parasiten können nacheinander verwendet werden.

THERAPIE

Säubern der Leber mit rektaler Anwendung von:

- **Kaffee Einläufen** 2-mal pro Woche
- rektaler Anwendung von **Knoblauch** (1-2 Kapseln in Wasser aufgelöst)
- Zäpfchen mit **Artemisinin** und **gefriergetrocknetem Knoblauch** zur rektalen Anwendung. Das Zäpfchen wird abends eingeführt und oft über Monate jede Nacht gegeben. Die Substanzen werden über die Pfortader in die Leber aufgenommen und eliminieren Parasiten aus den Gallengängen – eines ihrer gefürchteten Verstecke.

Orale Protokolle:

- **Lyme-Cocktail**
- **Mimosa Pudica**: 1 g 2-mal pro Tag (anti-parasitär und neuroregenerativ)
- **Kurkuma mit schwarzem Pfeffer und Ingwer** : 2 Kps 3 x am Tag mit den Mahlzeiten
- **Gefriergetrockneter Knoblauch:** 2 Kps 2-3 x am Tag vor den Mahlzeiten
- **Gefriergetrocknete Feige:** 1TL 2 x am Tag

Schulmedizinische Protokolle

- Ivermectin 12 mg 4-mal pro Tag, dazu Pyrantel Pamoat 500 mg 2-mal pro Tag über 2 Wochen

  anschließend:
- Nitazoxanid 1000 mg 2-mal pro Tag über 2 Wochen

  anschließend:
- Albendazol 400 mg 2-mal pro Tag über 2 Wochen
- manchmal ist es notwendig, über 2-3 Tage Praziquantel zu geben (Biltrizide).

Es kann durchaus sein, dass das schulmedizinische Protokoll mehrfach wiederholt werden muss.

Dieses Protokoll gilt auch für die Neurozystizikose (Parasiten im zentralen Nervensystem). Werden Parasiten im Gehirn abgetötet, besteht die Gefahr einer epileptischen Krise, ausgelöst durch die Zerfallsprodukte der absterbenden Würmer. Daher wird empfohlen, am 3. Behandlungstag der Nitazoxanid-Phase 8-10 mg Dexamethason als Einmalgabe zu verordnen, um dieses möglicherweise lebensbedrohliche Ereignis zu verhindern.

Das Gubarev-Protokoll

Diese Protokolle sind von Nikolai V. Gubarev patentrechtlich geschützt. Eine Weitergabe oder Vervielfältigung ist untersagt. Wir danken Nikolai Gubarev für die Erlaubnis, die Protokolle in diesem Buch abdrucken zu dürfen.

Allen angegebenen Einläufen geht ein Einlauf mit 2 Liter klarem Wasser voraus. Jede Einlaufart kann 1-mal in 4 Tagen in der hier angegebenen Reihenfolge gemacht werden.

Am Ende des Tages sollte ein weiterer Einlauf mit 2 Liter reinem Wasser gemacht werden, wenn es schon spät ist, reicht es am darauffolgenden Morgen. Das ist der Zeitpunkt, zu dem die Rope-Würmer hervorkommen. Finden Sie heraus, welche Art Einlauf für Sie die effektivste ist.

a. 1 Liter Vollmilch mit 2 Esslöffel Meersalz mischen, auf Zimmertemperatur bringen. Die Einlaufflüssigkeit für 2 Stunden im Körper behalten; bis zu 500g Schleim kann auf diese Weise herauskommen.
b. 1 Liter Wasser mit 2 Esslöffel Kaiser-Natron mischen, Zimmertemperatur; Flüssigkeit 2 Stunden im Körper behalten
c. 30 g Eukalyptus Blätter 15 min in Wasser kochen, auf 42°C abkühlen, 30-100 Tropfen Eukalyptusöl hinzufügen. 2 Stunden in Körper behalten. Danach den Saft von 5-6 Zitronen in 1 Liter Wasser geben und als Einlauf verabreichen; Einlaufflüssigkeit 2 Stunden im Körper behalten
d. Einlauf mit Wasser. Einlaufflüssigkeit 2 Stunden im Körper behalten.
e. 1-2 Esslöffel Essig in 1 Liter Wasser geben. Einlaufflüssigkeit 2 Stunden im Körper behalten. Gutes Mittel, um Fäkalsteine auszuschwemmen.

Diese Prozeduren sind relativ aufwändig und erfordern Zeit; es können Nebenwirkungen auftreten. Aber chronische Symptome lösen sich danach oft ganz spontan auf, wenn die großen Parasiten den Körper verlassen.

6.4.3.3 Pilze

Antimykotika

Nicht-symbiotischen Pilzbefall können wir erfolgreich mit drei unserer Hauptmittel zurückdrängen: mit den ozonisierten Ölen, mit Artemisia Annua oder den Zäpfchen mit Knoblauch und Artemisinin.

Mykotoxin-Ausleitung

Kritischer sind die Mykotoxine, die von den Pilzen abgegeben werden und die eine hohe Toxizität aufweisen. Glutathion, als Redoxmittel und zur Unterstützung der Entgiftungsfunktionen der Leber, und Alpha-Liponsäure werden als potente Mittel zur Mobilisierung und zum Abtransport von Mykotoxinen eingesetzt.

STUDIEN

Toxicol Appl Pharmacol. 2002 Jun 15;181(3):209-18
The mycotoxin patulin alters the barrier function of the intestinal epithelium: mechanism of action of the toxin and protective effects of glutathione.
Mahfoud R, Maresca M, Garmy N, Fantini J.

Arch Environ Health. 2003 Aug;58(8):528-32
Lipoic acid as a potential first agent for protection from mycotoxins and treatment of mycotoxicosis.
Rogers SA

Der Einsatz von Glutathion und Alpha-Liponsäure als potente Antioxidantien muss gegen die Notwendigkeit abgewogen werden, die zu Grunde liegende Borreliose oxidativ zu behandeln.

Bindung von Neurotoxinen

Pilzgifte werden über die Leber entsorgt und über die Galle in den Dünndarm ausgeschieden. Auf dem Weg nach unten wird ein Großteil wieder rückresorbiert und belastet die Leber erneut. Es ist unbedingt notwendig, vor Ort im Darm ein Bindemittel zu haben, das diese Gifte fest bindet und die Rückresorption verhindert. Dies gilt allerdings nicht nur für Pilzgifte, sondern auch für viele andere Neurotoxine und Biotoxine.

Die schulmedizinische Literatur empfiehlt das patentierte Cholestyramin. Auch Dr. Ritchie Shoemaker schlägt die Verwendung von Cholestyramin (oder Welchol) 4 x tägl. 4 g während und nach dem Kontakt mit Schimmelpilzen vor.

Eine russische Studie zeigt, dass Klinoptilolith (Zeolith) das bessere Bindemittel mit weniger Nebenwirkungen ist. Es wird daher von uns empfohlen.

STUDIE

Veterinariya (1992): 28-29
Implementation of klinoptilolite for prophylaxis of mycotoxicosis
VS Kryukov, VV Krupinin, AN Kotik

THERAPIE

Antimykotika
- Ozonisierte Öle nach Dr. Steidl
- Artemisia Annua Tinktur
- Zäpfchen mit Knoblauch und Artemisinin

Mykotoxin-Ausleitung
- *Glutathion*: 600-4000 mg, i.v. über ½-3 Min., mit Butterfly, 1-3 x/Wo
- *Alpha-Liponsäure*: 600mg iv verdünnt mit 250-500 ml NaCl über 1 Stunde, 1x wö, 6-7 Wo, nach Glutathion anwenden
- *Magnesiumsulfat*: i.m. oder i.v. 1-2 x/Woche

Bindung von Neurotoxinen
- Zeolith (stärker als Cholestyramin)

Binden von Mykotoxinen in der Luft
- Propolisverdampfer

Der Wohn- und/oder Arbeitsplatz mit einer Schimmelpilzbelastung muss unbedingt saniert, oder – noch besser – verlassen werden. Nach einem Wasserschaden werden sich immer Schimmelpilze einfinden!

Wissenschaftler wie Dr. Richie Shoemaker lehren, dass die Pilzbelastung das ursächlichere Problem bei chronisch kranken Patienten ist. Unsere klinische Erfahrung zeigt jedoch deutlich, dass meist die nicht erkannte, sich versteckende Borreliose das tiefere Problem ist, dessen Bewältigung oft auch die Pilzproblematik löst.

6.4.3.4 Borrelien

Hauptbestandteil des Lyme-Protokolls, das auf der SophiaMed©-Onlineseite veröffentlicht ist, ist der bereits vorgestellte Lyme-Cocktail.

Borrelien schwächen Bänder, Knorpel und Bandscheiben, weil sie für ihren Metabolismus eine Grundsubstanz brauchen: Hyaluronsäure. Wir haben beobachtet, dass wir die Borrelien aus den Tiefen der Gewebe herauslocken können, wenn wir als Köder eine sublingual absorbierbare Hyaluronsäure verwenden.

Dies ist für uns immer der erste Schritt der Behandlung. Zusätzlich verwenden wir Zistustinktur (Zistrose, 2 Pipetten 3-4-mal/Tag) oder den Zistrose Tee (4-6 Tassen/Tag) um die Biofilmverstecke der Keime für die liposomalen Kräuter zugänglich zu machen. Erst wenn diese Mittel im System sind und vertragen werden, beginnt die Anwendung des Lyme-Cocktails.

Gute Erfolge zeigen sich auch nach der oralen oder intravenösen Anwendung von kolloidalem Silber *(www.SophiaMed.online)*. Gelenke behandeln wir mit intraartikulären Ozon-Injektionen. Neuraltherapie in Kombination mit injizierbarem Artesunat ist ebenfalls Teil der SophiaMed©-Behandlung.

THERAPIE

Hyaluronsäure, Zistus, Aluminium-Entgiftung, Lyme-Cocktail, Artesunat Injektionen und gelegentlich kolloidales Silbers (oral oder als Infusion), intraartikuläre Ozon-Injektionen

In der Literatur gibt es zahlreiche Hinweise auf weitere Kräutermittel, die sich bei Lyme-Borreliose als effektiv herauskristallisiert haben. Auch wenn wir die o.g. Mittel aufgrund der jahrzehntelangen Erfahrung von Dr. Klinghardt bevorzugen, überprüfen wir weitere Mittel regelmäßig während der ART-Testung, um für jeden Patienten die am besten wirksame individuelle Kombination zu finden.

Samento

Samento, Cumanda, Burbur, Nettle, Parsley extract, Arthur S. The effectiveness of Samento, Cumada, Burbur and DrlLee Cowden's protocol in the treatment of chronic lyme disease. Townsend Letter 2007;101-6.

Allicin, Cat's Claw (Katzenkralle)

Allicin, Dragon's blood, Oregano tea, Cat's claw Duke JA. Herbs with anti-Lyme potential. Townsend Letter; 2007;114-7.

Grapefruitkernextrakt, Boswellia (Weihrauch)

Grapeseed Extract, Boswellia Vojdani A, Erde J. Regulatory T cells, a potent immunoregulatory target for CAM researchers: The ultimate antagonist (I). eCAM 2006;3:209-15.

Citriodiol

Citriodiol (lemon eucalyptus extract) Gardulf A, Wolfhart I, Gustafson R. A prospective crossover field trial shows protection of lemon eucalyptus extract against tick bites. J. Med. Entemol. 2004;41:1064-7.

Kurkuma
Curcumin, Kim HY, Park EJ, Joe EH, Jou I. Curcumin suppresses Janus kinase-stat inflammatory signaling through activation of Src homology 2 domain-containing tyrosine phospatase 2 in brain microglia. J. Immunol. 2003;171:6072-9. 20.
Gururajan M, Dasu T, Shahidain S, Jenning CD, Robertson DA, Rangnekar VM, et al. Spleen tyrosine kinase, a novel target of curcumin is required for B lymphoma growth. J. Immunol. 2007;178:111-21.

Mitake Beta-glucan
Mushroom extracts and Beta-glucan Lin H, Cheung SWY, Nesin M, Cassileth BR, Cunningham Rundles S.: Enhancement of umbilical cord blood cell hematopoiesis by mitake beta-glucan is mediated by granulocyte colony-stimulating factor production. Clin. Vaccine Immunol.2007;14:21-7.

Quercentin
Nair MP, Mahajan S, Reynolds JL, Aalinkeel R, Nair H, Schwartz SA, et al. The flavonoid Quercetin inhibits proinflammatory cytokine TNF-a gene expression in normal peripheral blood mononuclear cells via modulation of NF-KB system. Clin. Vaccine Immunol. 2006;13:319-28.

Ginkgo biloba
Ginkgo biloba Bock SJ. The integrative treatment of Lyme disease. Int. J. Integ. Med. 1999;1:19-23. Nicolson GL. Diagnosis and therapy of chronic systemic co-infections in Lyme disease and other tick-borne infectious diseases. Townsend Letter 2007;93-8.

6.4.3.5 Babesien und andere Protozoen

Babesien, FL1953, Amöben, Lamblien und Trichomonaden sind die Protozoen, die am häufigsten behandelt werden müssen.

Mepron und Azithromycin wären die Antibiotika der Wahl.

Unserer Erfahrung nach sprechen Babesien sehr gut auf alle Formen der Artemisia Annua Pflanze an, aber ebenso auf die ozonierten Pflanzenöle.

THERAPIE

Lyme-Cocktail
Zäpfchen mit Knoblauch und Artemisinin, Ozonisierte Öle, Artemisia Annua, Artesunat i.v. oder s.c., Artemisinin

6.4.3.6 Bartonellen

Schulmedizinisch kommen bei Patienten, die älter als 18 Jahre sind, Ciprofloxacin oder Levofloxacin zum Einsatz, ansonsten Azithromycin, Doxycyclin und Rifampicin zusammen. Dr. Klinghardt fand heraus, dass das spezifische Immundefizit, das bei der Bartonellose entsteht, schnell und effektiv durch die korrekte Anwendung von liposomal aufbereitetem Propolis zu korrigieren ist.

THERAPIE

Lyme-Cocktail
Zusatz Propolis-Tinktur, Ozonisierte Öle, Zäpfchen mit Knoblauch und Artemisinin, Intraartikuläre Ozon-Injektionen

6.4.3.7 Ehrlichien

Ehrlichien reagieren häufig auf die Antibiotika Doxycyclin oder Minocyclin.

THERAPIE

Lyme-Cocktail
Zäpfchen mit Knoblauch und Artemisinin, Ozonisierte Öle

6.4.3.8 Mykoplasmen

Alle zellwandfreien Mikroben reagieren extrem empfindlich auf Ozon oder ozonisierte Öle, aber auch auf Olivenöl an sich. Antibiotika zeigen nur über einen extrem langen Zeitraum eine Wirkung.

THERAPIE

Ozonisierte Öle, Olivenöl (1-2 EL/3 x tägl. alle 8 Stunden) löst auch Amyolid-Plaques im Gehirn auf (Späterscheinung der Borreliose, M. Alzheimer), Ozon

6.4.3.9 Staphylokokken MARCoNS

MARCoNS (multiple antibiotic resistant coagulase negative Staphylococcus aureus) müssen unbedingt mitbehandelt werden. Weitere Informationen zu den Zusammenhängen mit der Borreliose wurden im Kapitel „Störfelder" beschrieben.

Wichtigster Behandlungsteil ist dabei die SophiaImmun-Modulation des Immunsystems. Als Urtinktur eignet sich patienteneigenes Nasensekret.

THERAPIE

Homöopathische Immunmodulation aus eigenem Nasensekret

Kolloidales Silber Nasenspray: 2 Sprühstöße 3-4 x tägl. in jedes Nasenloch, evtl. auch die Augen damit behandeln (Bakterien in Tränenkanal und Ziliardrüsen)

Nasenspülung mit Salzwasser und Manuka Honig täglich: (1TL Manuka Honig pro 100ml physiologische Kochsalzlösung)

Regelmäßige Neuraltherapie

Nasenspray mit probiotischen Bakterien

PK-Behandlungen (Chronische Sinusitis entwickelt sich oft vor dem Hintergrund unterdrückter Trauer)

6.4.3.10 Streptokokken PANDAS

VERÖFFENTLICHUNG

Article in the book: Streptococcus pyogenes: Basic Biology to Clinical Manifestations, created: February 10, 2016

Pediatric Autoimmune Neuropsychiatric Disorders Associated with Streptococcal Infections (PANDAS)

"As this chapter will examine, the acute onset is an important feature of these disorders, as are their piano-playing choreiform movements, enuresis, night-time fears, separation anxiety, learning regression, and handwriting disabilities."

Graziella Orefici, PhD

Beim PANDAS-Syndrom manifestieren sich v.a. Streptokokken in den Rachenmandeln, häufig zu erkennen an weiten Pupillen. Das Immunsystem beginnt, alles zu attackieren, was Streptokokken ähnelt, z.B. die Myelin-Schicht.

Die immensen lebenslangen Auswirkungen der frühen perinatalen Streptokokken-Infektion auf spätere Immunreaktionen bezüglich neuer Keime und Allergene haben wir bereits im Kapitel über die Entstehung chronischer Erkrankungen zu Beginn des Buches diskutiert. Aufgrund unserer Beobachtungen und Schlussfolgerungen haben wir für den Insult mit Streptokokken den Begriff Prä-Infektion der Borreliose eingeführt.

Die homöopathische Immunmodulation mit Verdünnungen von Streptokokken nimmt daher den zentralen und ersten Platz in der Behandlungsstrategie ein.

Die Störfeldbehandlung durch Neuraltherapie einschließlich des Anspritzens der Mandeln oder Mandelnarben nach Tonsillektomie mit Ozon und anderen antimikrobiellen Mitteln wenden wir regelmäßig an, sehen damit aber als alleinige Strategie keine Langzeiterfolge.

Die am wenigsten invasive Therapie, die häufig gute Erfolge zeitigt, ist die Regenerative Kryotherapie® nach Dr. Sergej Dorochov.

Die internationale Empfehlung lautet derzeit: chirurgische Tonsillektomie und an 2 aufeinanderfolgenden Tagen i.v. Immunglobuline. Wir sehen dabei allerdings nur Teilerfolge und geben nach der Tonsillenbehandlung über 4 bis 6 Monate alle 5 Tage Bravo-Zäpfchen und zeitlich versetzt alle 5 Tage 0,2 ml Rerum.

THERAPIE

Homöopathische Immunmodulation (SophiaImmun) Streptokokken
Neuraltherapie Mandelgebiet mit Ozon, Artesunat
Regenerative Kryotherapie
Tonsillektomie

6.4.3.11 Viren / Retroviren

Die häufigsten Behandlungsblockaden bei chronischer Lyme-Erkrankung werden von übersehenen oder unterbehandelten humanpathogenen Viren verursacht. Über 2.000 humanpathogene Virenspezies sind bekannt, und sicherlich wesentlich mehr noch unbekannt.

Klinisch beobachten wir am häufigsten Viren der Herpes-Familie (HSV 1 und 2, CMV, EBV, HHV-6, Varicella-Zoster), Coxsackie, persistierende Grippe- und Masernviren sowie Retroviren.

Judy Mikovits, PhD entdeckte den Wiederausbruch von Retroviren, deren Erbgut in unsere DNA integriert und erfolgreich für Jahrmillionen stillgelegt war – und die jetzt, bedingt durch die negativ-synergistischen Umwelteinflüsse und Stressoren, freigesetzt wurde.

Diese Studie bestätigt den Einsatz von einer Artemisia Art bei Herpes Simplex Virus Type 1:

STUDIE

Eur J Pharm Biopharm. 2005 Jan;59(1):161-8
Liposomal incorporation of Artemisia arborescens L. essential oil and in vitro antiviral activity.
The antiviral activity was studied against Herpes simplex virus type 1 (HSV-1) by a quantitative tetrazolium-based colorimetric method.
Sinico C, et al.

Auch Chlorella hat antivirale Eigenschaften:

STUDIE

World J Gastroenterol. 2013 Feb 21; 19(7): 1085-1090
Efficacy and safety of Chlorella supplementation in adults with chronic hepatitis C virus infection.
„Chlorella supplementation was well tolerated in patients with chronic HCV and associated with a significant decrease in alanine aminotransferase (ALT) liver enzyme levels."
Jose Azocar and Arley Diaz

THERAPIE

Alle Virus-/Retrovirusarten
Lyme-Cocktail und kolloidales Silber decken 99 % der Viren ab
Zäpfchen mit Knoblauch und Artemisia
Knoblauch, Artemisia Annua
Chlorella
Vit D3 im obersten Bereich

Bornavirus
Methylcobalamin s.c. 5mg/Woche
Methylierte Folsäure oral 10-50 mg/Tag
Niazin 1.000 mg/3 x tägl.

Retroviren
Johanniskraut-Tinktur
Bravo-Zäpfchen/Joghurt
Rerum sublingual

6.4.4 Zusatztherapien

6.4.4.1 Bienengift-Therapie

Diese Methode wurde bereits in der Antike verwendet. Der New Yorker Arzt Bodog Beck griff die Idee Anfang des 20. Jahrhunderts wieder auf und begann, chronisch kranke Patienten mit Bienenstichen zu behandeln. In den 50er Jahren entwickelte der Vermonter Bienenhalter und Heiler Charles Mraz ein einfaches elektrisches Gerät, mit dem es möglich wurde, Bienen „zu melken", um ihr Gift zu gewinnen, ohne die Bienen bleibend zu schädigen.

Seither gibt es injizierbares Bienengift, das sich im Rahmen der Borrelienbehandlung enorm bewährt hat. Dietrich Klinghardt hat selbst bereits 1990 eine Studie über die Bienengift-Behandlung chronischer Lyme-Patienten veröffentlicht, die die Effektivität dieser Methode deutlich macht. Trotz positiver Labordiagnostik aller Patienten in der Studie lehnte es das Peer Review Board damals ab, das Wort „Borreliose" im Kontext der Diagnostik zu verwenden. Die Erkrankung sei zu selten und zu unbekannt, selbst für das Fachpublikum.

(4) "Bee Venom therapy for Chronic Pain", Dietrich K. Klinghardt, MD, PhD, FAANaOS-C, FABPMS-C, Board Certified Diplomate
Pain Management Specialities, Neurological and Orthopaedic Medicine
The Journal of Neurological and Orthopaedic Medicine & Surgery,
ISSN 0890-6599/90-1103, Vol.11, Issue 3, **Oct 1990,**
Editorial Office 2320 Rancho Drive, Suite 108, Las Vegas, Nevada 89102-4592,
Pages 195-197.

Bee Venom Therapy: Biochemical Analysis

Fraction	Action	Effect on Pain/Painful Joint:
Hyaluronidase & Isoenzymes	Depolymerizes hyaluronic acid (the "glue" of the Body	Allows other components of Bee Venom to penetrate deep into tissues, inside cells, inside joint
Compound x (W. Shipman)	Lowers surface tension of all fluids (Surfactant)	"Wets" cell walls with Bee Venom, allows better penetration
Phospholipase A	Converts lecithin (cell wall) into lyso-lecithin. Lyso-lecithin acts as emulsifier, causes hemolysis in high doses. Most toxic component of Bee Venom	Emulsifies debris within joint and other tissues, increases local pain (for 10-15 minutes): counter-irritant
Melittin	Stimulates ACTH-secretion in the pituitary (Cortisol). Protects hyposomal membranes. Powerful antibacterial agent. Causes Lysis of mast cells. Strongly kationic.	Strong anti-inflammatory effect (long-acting). Short acting histamine effects: increased capillary permeabiltity, edema, temperature elevation, itching pain, increased vitality and sense of well-being: forces Bee Venom to attach to negatively charged call wall.
Apamin	Stimulates central secretion of serotonin and dopamine. Blocks neurosynaptic processes in periphery	Increases central and peripheral pain threshold; decreased pain, increased sense of well-being.
Mast cell degenerating protein (Haberman)	Strong anti-flammatory action (approximately 100 times more than hydrocortisone)	Reduces inflammation and pain through local action on tissues inflammation.
Other components: Acid phosphatase, alpha glucosidase, phospholipase B, several peptides	Inhibition of: complement, kinines proteases, substance "p", and other effects	Anti-inflammatory, pain reducing

BEE VENOM THERAPY RESULTS						
Diagnosis	#of Patiens	Worse	Unchanged	Middly Better	Good Results	Excellent Results
Gout	5					5*
Rheumatoid Arthritis (seropositive)	10	1	1		6	2
Rheumatoid Arthritis (seronegative)	5				4	1
Fibromyalgia (with elevated ESR)	7		1		2	4
Sprain/Strain Cerv. Spine	21			1*	4*	16*
Sprain/Strain Lumbar Spine	22		4*	2*	5*	11*
Disc Injury, Neck	8			1*	4*	16*
Disc Injury, Lumbar	13		2*	3*	4*	4*
Post-Laminectomy Pain	6		1	1	3	1
Arthritis Small Joints Hand	9		1	2	2	4
Painful Binion	6			1		5
Post Herpetic Neuralgia	4				1	3
Fracture Nonunio Navicular	1					1
Intractable Pain from Large Burn Wound (after skin grafting)	1					1
Osteoarthritis Knee	2				2	
Ankylosing Spondylitis	2				2	
Vertigo	5				3*	2*
Multiple Sclerosis	1				1	

Footnote: Asteriks (*) indicates that those patients had other significant modalities.

Wenige Jahre später demonstrierten L. Lubke und C. Garon starke und eindrucksvolle, hemmende Effekte des Bienengift-Peptids Mellitin (etwa 50 % des Inhalts von Bienengift) auf die Lyme- Borrelien.

STUDIEN

Clin Infect Dis. 1997 Jul;25 Suppl 1:S48-51

The antimicrobial agent melittin exhibits powerful in vitro inhibitory effects on the Lyme disease spirochete.

Lubke LL1, Garon CF.

"Borrelia burgdorferi has demonstrated a capacity to resist the in vitro effects of powerful eukaryotic and prokaryotic metabolic inhibitors. However, treatment of laboratory cultures on Barbour-Stoenner-Kelly medium with melittin, a 26-amino acid peptide contained in honeybee venom, showed **immediate and profound inhibitory effects** when they were monitored by dark-field microscopy, field emission scanning electron microscopy, and optical density measurements. Furthermore, at melittin concentrations as low as 100 microg/mL, virtually all spirochete motility ceased within seconds of inhibitor addition. Ultrastructural examination of these spirochetes by scanning electron microscopy revealed obvious alterations in the surface envelope of the spirochetes. The extraordinary sensitivity of B. burgdorferi to mellitin may provide both a research reagent useful in the study of selective permeability in microorganisms and important clues to the development of effective new drugs against lyme disease."

Da Bienengift die Funktion von Hypothalamus, Hypophyse und Nebennieren aktiviert, ist es wichtig, für deren erfolgreiche Arbeit genügend Grundnährstoffe zur Verfügung zu stellen, insbesondere Vitamin B5, B6 und C.

Bienengift wird im allgemeinen so hergestellt, dass 0,1 ml der Lösung etwa einem Bienenstich (BV 10) oder auch – 2-fach konzentriert – 2 Bienenstichen (BV 20) entspricht. Dietrich Klinghardt verwendet 2 ml 1 % Procain zusammen mit 0,5 ml BV 20, 3-mal in der Woche, wobei diese Dosierung in den ersten Wochen vorsichtig eingeschlichen wird. Die Behandlung wird durchgeführt, bis die volle Dosis von 10 Bienenstichen erreicht ist.

Ohne Procain ist die Behandlung sehr schmerzhaft, mit Procain sehr gut toleriert. Oft dauert es 2-3 Monate, bis sich die ersten Verbesserungen zeigen. Viele unserer Lyme-Patienten sind heute schmerzfrei und viel tatkräftiger durch diese Zusatz-Therapie.

6.4.4.2 Sauerstoff-Therapien

Borrelien sind **keine** Anaerobier – das heißt, Sauerstoff ist für sie kein wirkliches Problem. Da die Borreliose aber immer zusammen mit opportunistischen anaeroben Keimen auftritt, ist die keimtötende Wirkung der Sauerstofftherapie dennoch hilfreich.

Der typische Lyme-Patient zeigt zwar im Blut eine ausreichende O_2-Konzentration, im Gewebe aber finden wir durchgehend eine O_2-Verarmung und – dadurch ausgelöst – eine Übersäuerung (mit den neueren medizinischen Geräten ist eine Messung des Sauerstoff-Partialdrucks möglich).

Ursache für die Sauerstoffverarmung im Gewebe ist wahrscheinlich die Fibrinschicht, die sich bei chronisch Kranken im gesamten Endothel der Kapillaren ablagert (getriggert durch Signale von den Mikroorganismen). Dadurch ist die Abgabe von Sauerstoff aus den Erythrozyten an das umgebende Gewebe massiv erschwert. O_2-Therapien sind durchaus hilfreich, obwohl sie als antimikrobielle Methode eher eine untergeordnete Bedeutung haben.

Es gibt zahlreiche Anwendungsmöglichkeiten:

HBOT (hyperbare Sauerstofftherapie) in der Überdruckkammer
Wir sehen bei etwa 50 % der Borrelien-Patienten kurzzeitige Erfolge, wenn 2-2,5 Atmosphären verwendet werden, allerdings kaum Erfolge bei geringerer O_2-Konzentration.

Sauerstoffbehandlung nach Manfred von Ardenne
Mit einem Sauerstoffkonzentrator wird der Sauerstoff der Luft konzentriert und mittels Maske oder Nasenkanüle eingeatmet. Die Behandlungsdauer beträgt 2 Stunden täglich mit 10 Liter/Minute Durchfluss bei kurzer und mäßiger Körperbewegung möglichst alle 20 Minuten. Für Schwerstkranke kann dies eine hilfreiche Zusatzmethode sein.

EWOT (Exercise while on Oxygen Therapy)
Konzentrierter medizinischer Sauerstoff wird auf dem Fahrradergometer während heftigen Tretens eingeatmet. Die typischen Borrelien-Patienten sind zu Beginn der Behandlung zu krank für diese Anstrengung. Die Therapie kann jedoch als letzter Schritt vor der Genesung hilfreich sein.

Intravenöser Sauerstoff nach Regelsberger
Die Effekte der Oxyvenierung, dem Einleiten subtoxischer Mengen Sauerstoff in die Vene, beruhen hauptsächlich auf der Immunmodulation. Daher wurde diese Therapie bereits in Phase 3 beschrieben.

Intravenöse Ozontherapie
Im Allgemeinen wird dem Klienten per Vakuumflasche Blut abgenommen, außerhalb des Körpers ozoniert und anschließend zurück infundiert. Wir sehen sehr gute Kurzzeiterfolge, vor allem dann, wenn diese Therapie mehrmals täglich durchgeführt wird.

Die Gelenktherapie mit Ozon
Hier ist diese Methode sehr erfolgreich: 25 % aller Lyme-Patienten schildern Schmerzen in einem oder mehreren der großen Gelenke. Mithilfe des PCR-Tests finden wir in den betroffenen Gelenken zahllose opportunistische Keime, viele davon sind obligat anaerob (= sterben unter Sauerstoffeinfluss). Die Gelenke werden mittels sauberer orthopädischer Vorgehensweise zunächst mit 1 %iger Procainlösung injiziert. Die Nadel wird liegengelassen und darüber anschließend das Ozon injiziert. Oft führt diese Behandlung zu einer monatelangen Schmerzfreiheit.

Beispiel Kniegelenk: 5 ml 1 % Procain intraartikulär, sofort danach 10 ml Ozon mit 30 Gamma.

6.4.5 Schulmedizinische Therapieansätze

6.4.5.1 Antibiose Leitlinien ILADS

In den frühen Jahren der Lyme-Behandlung dachte man, dass man diese Erkrankung mit Doxycyclin ausheilen könnte. Diese Annahme hat sich nicht bestätigt. Der spätere Versuch mit intravenösen Gaben von Rocephin war zwar öfter erfolgreich, hat aber nur selten zu Langzeittherapieerfolgen geführt. Durch die Gabe von mehreren Antibiotika gleichzeitig in wechselnden Kombination über lange Zeit gab es verbesserte Therapieerfolge, aber leider auch bleibende Verschlechterungen.

Erst in den letzten Jahren wurden an Universitäten angemessene Forschungsgelder vergeben, was zu verbesserten Protokollen geführt hat.

Das hier angeführte Protokoll ist der zurzeit aktuelle Stand (September 2016).

STUDIEN

PLoS One. 2015 Mar 25;10(3):e0117207
Drug combinations against Borrelia burgdorferi persisters in vitro: eradication achieved by using daptomycin, cefoperazone and doxycycline.
"**Daptomycin plus doxycycline and cefoperazone** eradicated the most resistant microcolony form of B. burgdorferi persisters."
Feng J, Auwärter PG, Zhang Y.

Front. Microbiol., 10 February 2016
Eradication of Biofilm-Like Microcolony Structures of Borrelia burgdorferi by Daunomycin and Daptomycin but not Mitomycin C in Combination with Doxycycline and Cefuroxime
"Furthermore, we found that **cefuroxime** (Ceftin), the third commonly used and most active antibiotic to treat Lyme disease, could replace cefoperazone (a drug no longer available in the US) in the **daptomycin + doxycycline** combination with complete eradication of the biofilm-like structures as shown by lack of any regrowth in subcultures. Our findings may have implications for improved treatment of Lyme disease."
Jie Feng, et al.

Dr. Burrescano empfahl folgende Dosierungen während der Konferenz "Lyme Solutions" der Klinghardt Academy in Jersey im Mai 2016:

THERAPIE

Daptomycin i.v. 6 mg je kg Körpergewicht, 3 Wochen tägl., montags-freitags
Ceftin 1000 mg oral, 2 x Tag oral 6 Wo
Doxycyclin 200 mg oral, 2 x Tag 6 Wochen
Das Protokoll muss innerhalb von 1 bis 2 Jahren 3-4 Mal wiederholt werden, falls persistente Keime wiederaufleben.

6.4.5.2 Dapson

Ein bekannter Lyme-Arzt in den USA ist Dr. Richard Horowitz. Aus seiner Studienzeit war er vertraut mit dem Mittel Dapson, das für die Behandlung von Lepra entwickelt wurde, aber auch für seine Wirksamkeit bei der Behandlung von Malaria bekannt ist. Aus Erfahrung wissen wir, dass viele Malariamittel auch gegen Babesien, der häufigsten Co-Infektion, wirksam sind.

Es gibt gewisse Ähnlichkeiten zwischen der persistierenden Form der Borreliose und der Lepra-Erkrankung. Dr. Horowitz verwendete die Lepra-Therapie in einer Langzeitstudie mit Borrelien-Patienten mit ungewöhnlich hoher Erfolgsquote.

Die Zukunft wird zeigen, ob diese Therapie bei dem Bemühen, mit einer Einzelmittel-Therapie zum Erfolg zu kommen, den ersehnten Durchbruch bringt.

STUDIE

Clinical & Experimental Dermatology, April 08, 2016
The Use of Dapsone as a Novel "Persister" Drug in the Treatment of Chronic Lyme Disease/Post Treatment Lyme Disease Syndrome.
Conclusion: **Dapsone is a novel and effective "persister" drug for those with PTLDS and associated tick-borne co-infections who have failed classical antibiotic protocols.**
Richard I Horowitz, MD and Phyllis Freeman, PhD

Die einzigen bekannten Nebenwirkungen sind makrozytäre Anämie und Methämoglobinämie. Deswegen muss der Patient während der oft mehrere Monate andauernden Behandlung unter ärztlicher Kontrolle sein.

6.5 Minimiertes und auch zur Vorbeugung geeignetes 4-Phasen-Konzept

STUDIE

J Rheumatol1994;21(3):454-61
Lyme disease: an infectious and postinfectious syndrome.
Sixty-two percent of a retrospective evaluation of 215 Lyme disease patients from Westchester County, NY, remained ill an average of 3.2 years after antibiotic treatment.
Asch ES, Bujak DI, Weiss M, et al.

Falls aus verschiedenen Gründen der Zugang zum gesamten Konzept nicht möglich ist und sich der Therapeut gezwungen sieht, die Behandlung zu reduzieren und die Therapiebestandteile zu priorisieren, stellen wir hier ein minimiertes Konzept vor.

1. Phase 1:

- je nach verfügbaren Möglichkeiten die bekannten Laborparameter optimieren
- pH-Werte Speichel 6,7 +/- 0,2 und Urin 6,2 +/- 0,2 messen lassen und wiederherstellen
- glutenfreie Ernährung
- gesunde Mikrobiome mithilfe der Photophorese-Mikrobiom-Schallcluster DVDs wiederherstellen

2. Phase 2:
- 2 Pipetten Koriander-Tinktur (50 ml-Flasche) vor jeder Mahlzeit
- Ionen-Fußbad 2-mal/Woche
- Bindemittel Chlorella 8-10 Presslinge 3-mal/Tag vor den Mahlzeiten oder alternativ Zeolith 3-mal/Tag 1MSp mit einer Stunde Abstand zu Mahlzeiten

3. Phase 3:
- die homöopathische Eigenurintherapie *(Anleitung auf www.SophiaMed.online)*
- Sanierung von Mandelstörfeld, Weisheitszahn-Extraktionsstellen und Kieferknochenkavitäten
- homöopathische Immunmodulation (SophiaImmun) der Streptokokken (exakte homöopathische C-Potenz) i.c. oder sublingual

4. Phase 4:
- 4 Pipetten Hyaluronsäure (120 ml-Flasche) tägl. über den Tag verteilt, um Keime aus dem Biofilm zu locken
- 4-6 Tassen Zistrosentee, um die pathologischen Biofilme aufzulösen
  Lyme- Cocktail *(Anleitung auf www.SophiaMed.online)*
- 2 EL kolloidales Silber 2-mal/Tag
- ART: Test auf Medikamentenaufnahme im Gehirn und Etablierung von individuellem MFT-Klopfprotokoll.

Die Therapie sollte für den Patienten nach den Angaben in diesem Buch immer wieder individuell angepasst und entsprechend modifiziert werden. Diese Therapie ist oft erstaunlich erfolgreich, für viele Menschen erschwinglich, ist nicht invasiv und erfordert nur gelegentliche Besuche beim Behandler. Die zur Behandlung notwendigen Hilfsmittel sind zurzeit weltweit verfügbar und ungefährlich in ihrer Anwendung. Bei korrekter Anwendung der Therapieempfehlung ist das Auftreten von Nebenwirkungen nicht wahrscheinlich. Die Behandlungsdauer des vollen Programms liegt zwischen 9 und 18 Monaten, anschließend ist meist eine vorbeugende Minimalbehandlung empfohlen, die lebenslang durchgeführt werden sollte.

Es ist wahrscheinlich, dass diese Behandlung auch als vorbeugende Maßnahme gegen viele andere Erkrankungen wirkt.

7 SOPHIAMED© FÜR SPEZIFISCHE ERKRANKUNGEN

Alle hier aufgeführten Erkrankungen zeigen Verbesserungen unter der vollständigen SophiaMed©-Behandlung. Daher gehen wir davon aus, dass ihnen die gleiche Pathogenese zu Grunde liegt, wie wir sie in diesem Buch erläutern.

Alle aufgeführten Ursachen und Therapieansätze verstehen sich **zusätzlich zur umfassenden SophiaMed©-Behandlung,** die wir in den vorangegangen Kapiteln ausgeführt haben.

Der Fokus liegt auf den Erkrankungen M. Alzheimer, Autismus, Multiple Sklerose (MS), Amyotrophe Lateralsklerose (ALS) und der chronischen Schmerzerkrankung. Wir diskutieren Ursachen und Behandlungsmöglichkeiten dieser schweren neurologischen Krankheitsbilder, die wir in unseren Praxen immer häufiger sehen.

7.1 M. Alzheimer und degenerative Erkrankungen des Gehirns

Die größte Seuche des dritten Jahrtausends

Statistik aus den USA:

Die letzten Berichte der Alzheimer's Association für 2016 sprechen von mehr als fünf Millionen Amerikanern, die von Morbus Alzheimer betroffen sind. Es ist die sechsthäufigste Todesursache. Allein für 2016 wurden die Kosten für Behandlungen der Alzheimer-Patienten mit 236 Milliarden US Dollar berechnet. Zusätzlich steuern Pflegeleistende mehr als 5.000 US-Dollar aus ihrem eigenen Budget pro Jahr dazu. Die Statistik zeigt, dass mehr Patienten an Alzheimer sterben als an Brust- und Prostatakrebs zusammen – und bis zum Jahr 2050 werden die Behandlungskosten für Alzheimer-Patienten die Billionengrenze (US $) überschreiten.

7.1.1 Entstehung der Erkrankung

Borrelien und Co-Infektionen

M. Alzheimer ist eine chronische Borrelien Infektion im Gehirn auf dem Nährboden verschiedener Gifte. Unserer Erfahrung nach gibt es daran keinen Zweifel mehr.

STUDIEN

J Neuroinflammation. 2011 Aug 4;8(1):90
Alzheimer's disease - a neurospirochetosis.
Spirochetes were observed in the brain in more than 90% of AD cases
Miklossy J.

Front Aging Neurosci. 2015; 7:46
Historic evidence to support a causal relationship between spirochetal infections and Alzheimer's disease
Miklossy J.

Diese Studie von Judy Miklossy zeigt deutlich, dass Morbus Alzheimer eines der vielen Symptome einer Spirochäten-Erkrankung ist.

Der Pathologe Dr. Alan McDonald belegte diese These in mehreren Veröffentlichungen:

STUDIEN

Med Hypotheses. 2006;67(3):592-600. Epub 2006 May 3
Plaques of Alzheimer's disease originate from cysts of Borrelia burgdorferi, the Lyme disease spirochete.
MacDonald AB

Med Hypotheses. 2007;68(5):1059-64. Epub 2006 Nov 17
Alzheimer's disease Braak Stage progressions: reexamined and redefined as Borrelia infection transmission through neural circuits.
MacDonald AB

JAMA. 1986 Oct 24-31;256(16):2195-6
Borrelia in the brains of patients dying with dementia.
MacDonald AB

Dr. Alan McDonald:

„Autopsien von Morbus Alzheimer-Patienten zeigen, dass eine Infektion durch Borrelien-Spirochäten regelmäßig in den autopsierten Alzheimer-Gehirnen präsent ist. Die chronische Borrelien-Infektion des Gehirns ist eine Ursache der Alzheimer-Erkrankung.

DNA von Borrelienkeimen befindet sich in den folgenden Gebieten der Alzheimer-Gehirne:

1. in allen Alzheimer-Plaques
2. Vollstänige Spirochäten (Borrelia) sind mit Hilfe der Fluoreszenzmikroskopie im soliden Gehirngewebe, in Blutgefäßen des Gehirns und in den Alzheimer-Plaques zu finden.
3. In allen granulären Körpern, die in den absterbenden Nervenzellen des Alzheimer-Gehirns zu finden sind (Granulo-vacuolar Degeneration GVB Läsionen). Autopsiertes Gehirn, das in Laborkulturen eingelegt wird, bringt reine Kulturen von Borrelien-Spirochäten hervor.

Die Amyloid-Plaques sind letzte Versuche des Immunsystems, die Keime im Gehirn einzugrenzen.

STUDIEN

Food Funct. 2011 Jul;2(7):423-8
New insights on the interaction mechanism between tau protein and oleocanthal, an extra-virgin olive-oil bioactive component.
Oleocanthal (OLC) is a phenolic component of extra-virgin olive oil, recently supposed to be involved in the modulation of some human diseases, such as inflammation and Alzheimer. In particular, OLC has been shown to abrogate fibrillization of tau protein, one of the main causes of Alzheimer neurodegeneration.
Monti MC, et al.

Sie werden erfolgreich mit Olivenöl aufgelöst, was aber natürlich nur dann sinnvoll ist, wenn die freiwerdenden Keime sofort mitbehandelt werden (Borrelien, Babesien, Herpesviren, Chlamydia pneumoniae).

Rinderwahnsinn (Mad Cow Disease)

STUDIEN

Proc Natl Acad Sci U S A. 1993 Jul 15;90(14):6381-4
Alzheimer disease and the prion disorders amyloid beta-protein and prion protein amyloidoses.
Price DL, Borchelt DR, Sisodia SS.

Curr Alzheimer Res. 2014;11(8):755-64.
Prion-like Mechanisms in Alzheimer's Disease.
Yin RH, Tan L, Jiang T, Yu JT

Schon 1993 fand man in einer Studie des Department of Pathology der Johns Hopkins University School of Medicine in Baltimore im Gehirn von bis zu 50 % der an Alzheimer Verstorbenen auch Prionen, die Erreger des BSE (Rinderwahnsinn, Mad Cow Disease) bei Tieren bzw. der Creutzfeldt-Jakob-Krankheit beim Menschen.

Isst man Fleisch von einem Tier, das mit dem Erreger von Rinderwahnsinn infiziert ist, kann man die auf den Menschen übertragbare Version der Krankheit entwickeln (Creutzfeld-Jakob-Krankheit). Das US-amerikanische Center for Food Safety gab 2012 zum Ausbruch des Rinderwahnsinns folgende Warnung an die Bevölkerung aus:

„Gewebe aus infiziertem zentralem Nervensystem von Kühen (incl. Gehirn und Rückenmark) ist der infektiöseste Teil der Kuh. Derartiges Gewebe kann sich in Hot Dogs, Taco-Füllungen, Bolognese und anderen Produkten mit Gelatine oder Hackfleisch befinden.

Menschen, die verseuchte Rinderprodukte essen, setzen sich der Gefahr aus, die auf den Menschen übertragbare Variante des Rinderwahnsinns zu entwickeln. Die Erkrankung frisst langsam, über Jahre Löcher ins Gehirn (schwammartige Veränderung) und führt ausnahmslos zum Tod.

Die Inkubationszeit von BSE bei Rindern wird auf ungefähr fünf Jahre geschätzt. Die Erkrankung kann bei Menschen latent über Jahrzehnte persistieren, bevor sie sich manifestiert."

Symptome der Creutzfeldt-Jakob-Krankheit ähneln denen des M. Alzheimer, einschließlich der Gleichgewichtsprobleme, des Gedächtnisverlusts, des beeinträchtigten Sehens und der Demenz – und für beide ist keine schulmedizinische Therapie bekannt.

Vibrionen

VERÖFFENTLICHUNG
DocCheck News 12. August 2016
Bad Vibriotions
Nachdem eine 18-jährige Schülerin an den Folgen einer Meningitis gestorben war, begaben sich CDC-Experten auf Ursachenforschung. Pathologen fanden bei der Verstorbenen Naegleria fowleri im Gehirn, was zur Diagnose einer primären Amöben-Meningoenzephalitis (PAM) führte. Das Protozoon hat eine geringe Infektiosität. Es kommt in flachen Süßwasserseen Amerikas, Australiens oder Südfrankreichs vor. Ärzte kennen zwei zentrale Infektionswege: Gelangt N. fowleri in die Augen, kommt es zur sklerosierenden Keratitis, also einer Entzündung der Cornea. Atmen Badelustige kontaminiertes Wasser ein, gelangt der Einzeller entlang des Riechnervs bis in unser Gehirn und löst eine PAM aus. In Endemiegebieten fanden Wissenschaftler spezifische Antikörpertiter im Blut vieler Menschen. Viele Kontakte mit N. fowleri führen wahrscheinlich nicht zur gefürchteten Erkrankung, so dass nur schwere Verlaufsformen dokumentiert werden.

Im August 2016 wurden Ärzte in Deutschland auf die Infektion mit Naegleria fowleri aufmerksam gemacht, die eine primäre Amöben-Meningoenzephalitis auslöst. Die Protozoen finden ihren Weg aus Gewässern u.a. über unseren Riechnerv ins Gehirn.

DocCheck Flexikon August 2016:

„Diese humanpathogenen Protozoen kommen weltweit in feuchter Erde und stehenden Gewässern sowie in Biofilmen durchflussschwacher Wasserleitungen vor. Zysten überleben mitunter viele Jahre infektiös in der Nasenschleimhaut von Mensch und Tier, aber auch außerhalb eines Wirtes."

Im akuten Fall und bei extrem immungeschwächten Patienten mit zahlreichen Co- und opportunistischen Infektionen, verläuft die Erkrankung tödlich.

Wenn tatsächlich viele Menschen Antikörper gegen diese Protozoen aufweisen, heißt das für uns, dass viele Menschen mit einer unterschwelligen Naegleria fowleri-Infektion leben, einem amöbenähnlichen Geißeltier, das Nervengewebe „frisst". Welche Symptome verursacht eine subakute Infektion? Welche Co-Faktoren begünstigen die Entwicklung welcher Art von Symptomen?

Wir vermuten Naegleria fowleri in subakuten, persistierenden Formen in den Gehirnen von Demenz- und Alzheimerpatienten, die durch Toxine und Lyme-Borreliose mit ihren Co-Infektionen bereits geschwächt sind.

Aluminium, Quecksilber und andere Toxine

Unsere Beobachtung, dass das normale Mikrobiom nur in den Körperkompartmenten entgleist, in denen der Körper toxisch belastet ist, erklärt, warum in anderen Studien der Zusammenhang mit Quecksilber und Aluminium gefunden wurde:

STUDIEN

J Med Case Rep. 2014; 8:41
Elevated brain aluminium and early onset Alzheimer's disease in an individual occupationally exposed to aluminium: a case report
Christopher Exley, Thomas Vickers

J Alzheimers Dis. 2010;22(2):357-74
Does inorganic mercury play a role in Alzheimer's disease? A systematic review and an integrated molecular mechanism.
Joachim Mutter

Luftverschmutzung

Einen Aspekt der Verkümmerung unserer Gehirne möchten wir nicht verschweigen: die Zusammenhänge zwischen der Luftverschmutzung der letzten Jahrzehnte (Auto- und Fabrikabgase, aber v.a. durch das massive Versprühen von Metallen und Chemikalien in unsere Atmosphäre) und der Zerstörung von Gehirnstrukturen ist mehrfach erwiesen und gerade für Kinder eine Katastrophe. Hier wird schon in jungen Jahren der Grundstein für Alzheimer und Demenz sowie für alle anderen neurologisch-degenerative Erkrankungen gelegt.

STUDIE

Stroke. Author manuscript; available in PMC 2016 May 1
Long-term exposure to fine particulate matter, residential proximity to major roads and measures of brain structure
These findings suggest that air pollution is associated with insidious effects on structural brain aging even in dementia-and stroke-free persons.
Elissa H. Wilker, ScD, et al.

Belastung durch elektromagnetische Felder

STUDIE

European Biology and Bioelectromagnetics. 2005; 1: 225-246
Alzheimer mortality - why does it increase so fast in sparsely populated areas?
The mortality in Alzheimer's disease appears to be associated with mobile phone output power. The mortality is increasing Conclusions fast and is expected to increase substantially within the next 10 years.
Hallberg Ö, Johansson O.

Diese Studie von Hallberg und Johansson in Schweden kam zu folgenden Ergebnissen:

Die Sterberate durch Morbus Alzheimer ist in Ländern mit höherer Ausgangsleistung der gepulsten Strahlung von Mobilfunktelefonen signifikant höher als in Ländern mit niedrigerer Ausgangsleistung.

Die Sterberate stieg um 106 % von 197 bis 2002 in spärlich besiedelten Ländern gegenüber 71 % in dichter besiedelten Gebieten (niedrigere Ausgangsleistung ausreichend).

Diese Grafik verdeutlicht den drastischen Anstieg der Todesfälle durch neurologische Erkrankungen (Sternchen) und Alzheimer (Quadrate) gegenüber einem Abfall der Todesfälle durch Herz-Kreislauf-Erkrankungen (Rauten).

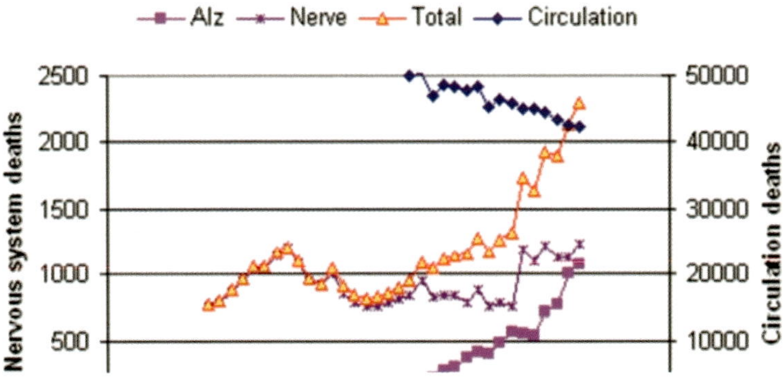

7.1.2 Therapie-Schwerpunkte

1. **vollständige, biologische SophiaMed©-Behandlung der Lyme-Borreliose**
2. **radikale Zahnsanierung**
3. **radikale Abschirmung vor elektromagnetischen Feldern**
4. **Lymphdrainage des Gehirns und Entgiftung**

Hauptziel unserer therapeutischen Maßnahmen bei M. Alzheimer ist die Entfernung von Mikroben und Toxinen aus dem Gehirn. Mit manuellen Techniken wie der SophiaMatrix®-Technik oder der Ultraschall-Anwendung entlang des seitlichen Halses (täglich 5 Minuten) wird der Lymphabfluss aus dem Gehirn unterstützt.

Der Regisseur Max Lugavere, der eine Dokumentation über Gehirngesundheit erstellt hat, fasst kurz und knapp zusammen: „Das glymphatische System ist grundsätzlich das Müllentsorgungssystem des Gehirns. **Wenn wir schlafen,** schwellen die glymphatischen Führungskanäle um bis zu 60 % an und pulsieren mit zerebrospinaler Flüssigkeit. Diese wird überall durchgeführt, was das Gehirn von Abfallprodukten im Zwischenzellbereich, wie Amyloid-Plaques (ein Kennzeichen von M. Alzheimer) erleichtert. Wir alle produzieren ständig Amyloid, aber erst die übermäßige Anreicherung im Gehirn verursacht Probleme."

Das glymphatische Entgiftungssystem funktioniert in erster Linie nachts und wird von Melatonin gesteuert. Da viele unserer Borrelien-Patienten mit Schlafproblemen in den ersten Jahren ihrer Erkrankung zu kämpfen haben, ist ihre Gehirnentgiftung reduziert.

STUDIE

Brain Health, January 5, 2016
Poor Sleep May Lead to Alzheimer's Disease
Molly Shea

Wir verwenden zusätzlich zu den manuellen und physikalischen Methoden liposomal aufbereitetes Melatonin (bis zu 40 mg). Darüber hinaus gelten alle unter Phase 2 geschilderten Entgiftungsmaßnahmen.

5. Rerum und Bravo-Zäpfchen

Diese Mittel aktivieren die Makrophagen, mit deren Hilfe physiologische Bakterien ins Gehirn gelangen und die Regeneration der Nervenzellen unterstützen. Außerdem sehen wir gute Erfolge bei der Behandlung von beteiligten Viren und Retroviren.

6. Methyliertes Vitamin B12

STUDIE

Neurology. 2008 Sep 9;71(11)
Vitamin B12 status and rate of brain volume loss in community-dwelling elderly.
Vogiatzoglou A, et al.

Diese Studie untersuchte an 107 älteren Menschen den Zusammenhang zwischen Vitamin B12 und der Gehirngesundheit und kam zu der Empfehlung, dass Vitamin B12 das Gehirn schützt und einen möglichen kognitiven Rückgang aufhält.

Wir verschreiben im Durchschnitt s.c.-Injektionen 2-mal pro Woche bis zu 10 mg.

7. Vitamin D3

STUDIE

JAMA Neurol. 2015 Nov;72(11):1295-303
Vitamin D Status and Rates of Cognitive Decline in a Multiethnic Cohort of Older Adults.
Miller JW

Wir möchten bei unseren Alzheimer-Patienten einen Vitamin D3-Spiegel erreichen, der weit über dem oberen Normalbereich liegt. Dabei ist zu beachten, dass pro 10.000 I.E. Vitamin D3 immer 100 mcg Vit K2 (MK-7) dazu gegeben werden müssen, um Gefäßverkalkung zu vermeiden.

8. Astaxanthin

STUDIE

J Alzheimers Dis. 2015;44(4):1157-69.
The impact of supplemental macular carotenoids in Alzheimer's disease: a randomized clinical trial. Supplementation with the macular carotenoids (MZ, Z, and L) benefits patients with AD, in terms of clinically meaningful improvements in visual function and in terms of MP augmentation.
Nolan JM, et al.

Die Autoren dieser Studie gehen davon aus, dass Patienten mit M. Alzheimer von Astaxanthin (lutein-zeaxanthin-meso zeaxanthin) profitieren. Klinisch signifikant sind Verbesserungen der visuellen Funktionen zu beobachten, v.a. eine Erhöhung der Makula-Pigmentierung.

Wir empfehlen 3 Kapseln je 4 mg, 2-mal am Tag.

9. Resveratrol

STUDIE

Neurology. 2015 Oct 20; 85(16): 1383-1391.
A randomized, double-blind, placebo-controlled trial of resveratrol for Alzheimer disease
R. Scott Turner, MD, PhD, et al.

Diese Studie untersuchte den Effekt von Polyphenol Resveratrol bei Patienten mit Alzheimer und zeigte positive Resultate.

10. Die Zukunft

Neue Früh-Diagnostik

Veränderungen im Augenhintergrund, die der Augenarzt mithilfe der „hyperspektralen Endoskopie" diagnostizieren kann, werden überprüft. Dadurch wird eine frühzeitige biologische Behandlung möglich.

STUDIE

Investigative Opthalmology & Visual Science, 2016; 57 (7): 3231
Early Detection of Amyloidopathy in Alzheimer's Mice by Hyperspectral Endoscopy
Scientists may have overcome a major roadblock in the development of Alzheimer's therapies by creating a new technology to observe – in the back of the eye – progression of the disease before the onset of symptoms.
Swati S. More, James M. Beach, Robert Vince

Stammzellentherapie

Die Stammzellentherapie zeigt unserer Erfahrung nach sehr gute Erfolge. Unbedingte Voraussetzung ist jedoch, dass vor der Behandlung die Borreliose unter Kontrolle ist. Andernfalls verpufft der Effekt.

STUDIE

Exp Neurobiol. 2014 Mar; 23(1): 45-52.
Alzheimer's Disease and Stem Cell Therapy
Cell therapy may be a powerful tool for the treatment of Alzheimer's disease.
Sung S. Choi, et al.

THERAPIE

- vollständige, biologische SophiaMed©-Behandlung der Lyme-Borreliose
- radikale Zahnsanierung
- radikale Abschirmun vor elektromagnetischen Feldern
- Lymphdrainage des Gehirns und Entgiftung (liposomales Melatonin bis zu 40 mg abends)
- Rerum und Bravo-Zäpfchen
- methyliertes Vitamin B12 s.c. 2 x pro Woche bis zu 10 mg
- Vitamin D3-Spiegel weit oberhalb des „Normbereichs" pro 10.000 I.E. Vitamin D3 immer 100 mcg Vit K2 (MK-7)
- Astaxanthin 3 Kps je 4 mg, 2 x tägl.
  Resveratrol
- Früh-Diagnostik der hyperspektralen Endoskopie
- Stammzellentherapie

7.2 Autismus-Spektrum-Störung

Eine führende Wissenschaftlerin der USA, Dr. Stephanie Seneff, hat mit mathematischen Methoden errechnet, dass bereits im Jahr 2025 die Hälfte aller Kinder, die geboren werden, im Alter von 2 Jahren als „autistisch" oder mit anderen erheblichen Defiziten in ihrer neurologischen Entwicklung diagnostiziert werden. **50 % der Kinder leiden dann unter Defiziten aus dem autistischen Spektrum (ASD oder Autistic Spectrum Disorder)!**

VERÖFFENTLICHUNG
Alliance for Natural Health 23 December 2014
At Today's Rate, Half Of All U.S. Children Will Be Autistic By 2025
Stefanie Senneff

7.2.1 Entstehung der Erkrankung

Infektionen, Toxine, Elektromagnetische Felder

Hauptursache: in utero erworbene Infektionen – Lyme-Borreliose, Mycoplasma fermentans (und andere Spezies), Chlamydia pneumoniae, HHV6.

Dr. Klinghardt berichtete bereits im Jahr 1999, dass in seiner Praxis bei 80 % der als autistisch diagnostizierten Kinder und Erwachsenen – nach entsprechender einleitender Therapie – mittels Western Blot Test eine persistierende Borreliose nachgewiesen werden konnte, erworben in utero von einer asymptomatischen oder wenig symptomatischen Mutter. Da der Western Blot von einem noch funktionierenden Immunsystem abhängt, war es wichtig, erst zu behandeln, und danach den Test durchzuführen, um die Präsenz der Keime nachzuweisen.

Diese Botschaft wurde in universitären Kreisen in den USA als bedrohlich empfunden und daher sofort eine Gegenstudie durchgeführt – ohne entsprechende Vorbehandlung der Kinder. In dieser Studie gab es zwar auch einige Lyme-positive Kinder, aber der Unterschied zur Vergleichsgruppe war statistisch nicht signifikant.

Die Studien, die aufgrund unserer Arbeit dann schließlich von befreundeten Ärzten (u.a. Dr. Steve Harris, Prof. Garth Nicolson, Dr. Anju Usman) unter Einhaltung unserer Kriterien durchgeführt wurden, kamen zu dem gleichen Schluss wie wir: Eine im Mutterleib erworbene Borreliose ist die häufigste Ursache für den Autismus und eine Vielzahl anderer neurologischer Erkrankungen im Kindesalter (ADHS, Legasthenie usw.). Impfungen und andere diskutierte Ursachen sind der Zweitschlag, der dann die Erkrankung zum Ausbruch bringt.

STUDIE

J Neurosci Res. 2007 Apr;85(5):1143-8.
Evidence for Mycoplasma ssp., Chlamydia pneunomiae, and human herpes virus-6 coinfections in the blood of patients with autistic spectrum disorders.
Nicolson GL, Gan R, Nicolson NL, Haier J.

Med Hypotheses. 2008;70(5):967-74.
The association between tick-borne infections, Lyme borreliosis and autism spectrum disorders.
Bransfield RC, Wulfman JS, Harvey WT, Usman AI

Dr. Klinghardt hat seit über 30 Jahren Erfahrung mit der Behandlung von Kindern aus dem autistischen Spektrum und zieht daraus folgende Erkenntnis: **Die zerstörerischen Kräfte, die auf das ungeborene Kind im Mutterleib einwirken, sind mit der Zukunft einer erfolgreichen Menschheit nicht mehr vereinbar.** Das eingeatmete Aluminium aus dem Geoengineering-Programm ("persistent contrails"), das seit über 15 Jahren durchgeführt wird, vergiftet den Embryo mit Aluminium, Barium, Strontium, Titan, Lithium und anderen Stoffen. All das bereitet das ideale Wachstumsmedium für Borrelien, Mykoplasmen und weitere Keime. Der umgebende Elektrosmog vom Mobilfunk mit 2,4 Gigahertz immobilisiert zusätzlich viele Entgiftungsenzyme und legt unser Immunsystem lahm. Die Folge: **eine rasante Devolution der Menschheit und natürlich auch aller anderen Lebensformen.**

Die Verwendung von Acetaminophen (=Parazetamol) während Schwangerschaft und Geburt

STUDIE

Environ Health. 2013; 12:41.
Prenatal and perinatal analgesic exposure and autism: an ecological link
Ann Z Bauer, David Kriebel

VERÖFFENTLICHUNG
Evidence that Increased Acetaminophen use in Genetically Vulnerable Children Appears to be a Major Cause of the Epidemics of Autism, Attention Deficit with Hyperactivity, and Asthma
November 16, 2015, Mental Disorders

Es sind klare Hinweise veröffentlicht, dass der Gebrauch von Schmerzmitteln während Schwangerschaft und Geburt einen direkten Zusammenhang mit der Inzidenz von Autismus und anderen neurologischen Auffälligkeiten der Kinder aufweist. Klären wir die schwangeren Frauen darüber auf?

Glyphosat

STUDIE

Surg Neurol Int. 2015; 6: 45. Published online 2015 Mar 24
Glyphosate, pathways to modern diseases III: Manganese, neurological diseases, and associated pathologies
A recent study on cows fed genetically modified Roundup®-Ready feed revealed a **severe depletion of serum Mn.** Here, we investigate the impact of Mn on physiology, and its association **with gut dysbiosis as well as neuropathologies such as autism, Alzheimer's disease (AD), depression, anxiety syndrome, Parkinson's disease (PD), and prion diseases.**
Anthony Samsel, Stephanie Seneff

Stephanie Seneff hat den Zusammenhang zwischen Glyphosat und verschiedenen neurologischen Störungen untersucht. Hier die Koinzidenz von Glyphosatanwendung und autistischen Störungen:

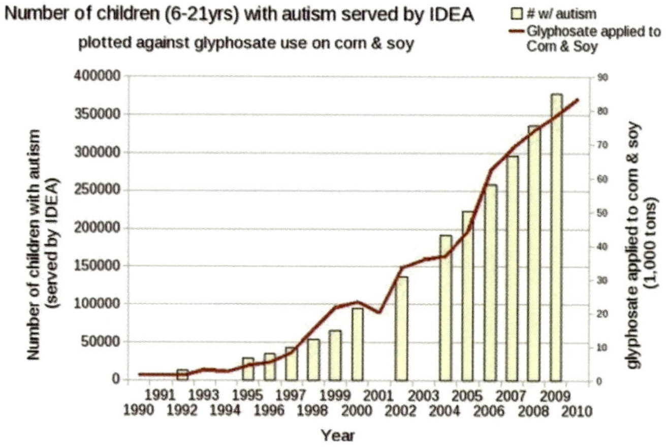

Quecksilber

Quecksilber erreicht die Kinder über Impfstoffe, über die Umwelt und über die Amalgambelastung der Mutter.

STUDIE

J Toxicol Environ Health A. 2007 Oct;70(20):1723-30.
A prospective study of mercury toxicity biomarkers in autistic spectrum disorders.
Geier DA1, Geier MR.

Das gestörte Mikrobiom

STUDIE

Physiol Behav. 2015 Jan;
Gastrointestinal microbiota in children with autism in Slovakia.
Tomova A, et al.

Natasha Campbell-McBride beschreibt in ihrem Buch „GAPS - Gut and Psychology Syndrome: Wie Darm und Psyche sich beeinflussen" sehr ausführlich den Zusammenhang zwischen Darmbesiedelung und Autismus und Lösungen durch Ernährungsumstellung.

Bornavirus und andere virale Infektionen

Dass Viren durch Zecken und andere Insektenstiche übertragen werden, ist schon lange – seit 1966 – kein Geheimnis mehr. In Mitteleuropa ist die virale, durch Zecken übertragene „Frühsommer Meningitis FSME" schon in den allgemeinen Wortgebrauch eingegangen.

VERÖFFENTLICHUNG
Die Welt, 10.06.2007
Impfstoff gegen Zeckenbiss-Krankheit ausgegangen
Ärzte und Apotheker warnen vor einer Zecken-Hysterie.
Die Borna-Infektion finden wir häufig bei autistischen Kindern, besonders, wenn diese „manisch" erscheinende, zyklisch auftretende Symptome zeigen. Die Behandlung von Retroviren, DNA- und RNA-Viren gehört daher unbedingt zum täglichen Werkzeug des Lyme-Therapeuten.

STUDIEN

Virology. 1996 Sep 15;223(2):272-82.
Detection of Borna disease virus antigen and RNA in human autopsy brain samples from neuropsychiatric patients.
De La Torre JC, et al.

Clin Microbiol Rev. 2003 Jul
Borna Disease Virus Infection, a Human Mental-Health Risk
Liv Bode and Hans Ludwig

Epigenetik

Es gibt in der Literatur viele Hinweise, dass bei autistischen Kindern Epimutationen bestehen, ausgelöst durch seelische Traumen in der Familiengeschichte der Vorfahren. Dies führt zu Störungen in der Methylierung und Demethylierung der DNA mit unzähligen metabolischen Konsequenzen.

Mikrowellenbestrahlung und elektromagnetische Felder

STUDIEN

J Biomed Phys Eng. 2016 Mar; 6(1)
Increased Release of Mercury from Dental Amalgam Fillings due to Maternal Exposure to Electromagnetic Fields as a Possible Mechanism for the High Rates of Autism in the Offspring: Introducing a Hypothesis
Gh. Mortazavi et al.

Aust Coll Nutr & Env Med Vol 26 No2 (Aug 2007).
Wireless Radiation in the Etiology and Treatment of Autism: Clincal Observations and Mechanisms.
Tamara J Mariea and George L Carlo

Beide Studien diskutieren den Zusammenhang von Autismus und elektromagnetischen Wellen. Mortazavi et al. führen die Hypothese ein, dass ein erhöhtes Auslösen von Quecksilber aus den Amalgam-Füllungen der schwangeren Mutter durch elektromagnetische Felder eine Erklärung für die hohe Rate an autistischen Kindern in dieser Gruppe sein könnte. Mariea et al. zeigen klinische Beobachtungen und Mechanismen, die den Zusammenhang von Mikrowellenstrahlung und der Ätiologie und Behandlung von Autismus belegen.

STUDIE

J. Aust. Coll. Nutr. & Env. Med. Vol. 26 No.2 (August 2007)
Wireless Radiation in the Etiology and Treatment of Autism: Clinical Observations and Mechanisms.
Tamara J Mariea and George L Carlo

Dr. Klinghardt konnte in einer eigenen Studie zeigen, dass signifikant häufig der Schlafplatz der Mutter eines autistischen Kindes während der Schwangerschaft mit elektromagnetischer Strahlung verseucht war. Für uns besteht daher kein Zweifel am negativ synergistischen Effekt der Mikrowellenstrahlung.

STUDIE

Autism may be Linked to Electromagnetic Radiation Levels In Mother's Bedroom During Pregnancy
Pilot Study Finds Over 20x Higher Microwave Power Density Levels in Mothers' Sleeping Locations During Pregnancy
Dr. D. Klinghardt

Folgende Ergebnisse wurden dabei errechnet:

- Die Körperspannung der Mutter eines neurologisch auffälligen Kindes war im Bett während der Schwangerschaft 8,4-mal höher als die der gesunden Kontrollgruppe. (Forschungen zeigen, dass die Körperspannung des Fötus immer noch höher ist als die der schwangeren Mutter!)
- Die Körperspannung der Kinder mit neurologischen Auffälligkeiten war im Bett 8,5-mal höher als die der gesunden Kontrollgruppe.
- Die Dichte der Mikrowellenstrahlung im Bett der schwangeren Mutter eines neurologisch auffälligen Kindes war 20,7-mal höher als die der Kontrollgruppe.

Jodmangel

STUDIE

J Trace Elem Med Biol. 2016 Mar
Iodine in Autism Spectrum Disorders.
The severity of certain symptoms in autism is associated with iodine status in maturing boys. Thyroid hormones were within normal reference ranges in both groups while *urinary iodine was significantly lower in autistic boys* suggesting that further studies into the nonhormonal role of iodine in autism are required.
Błazewicz A, et al.

Jodwerte im Urin wurden erst in jüngster Zeit signifikant niedrig bei autistischen Jungen gemessen.

Jod wirkt antimikrobiell (Jod-Tinkturen wurden schon immer zum Desinfizieren verwendet) und antioxidativ, ist an der Synthese diverser Enzyme im Körper beteiligt und unterstützt Apoptose und Differenzierung von Zellen in verschiedenen Geweben:

STUDIE

Thyroid. 2013 Aug; 23(8): 938-946.
The Extrathyronine Actions of Iodine as Antioxidant, Apoptotic, and Differentiation Factor in Various Tissues
Carmen Aceves, et al.

Wir sehen im OligoScan, dass viele Patienten zu viel Jod im Gewebe aufweisen, es also nicht weiter verwerten können. Diese Störung können wir mit der SophiaImmun-Verdünnung von Jod behandeln.

Nicht für jeden Stoff gibt es einen verwertbaren schulmedizinischen Test. Nachgewiesener Jodmangel im Urin bedeutet nicht gleichzeitig Jodmangel im gesamten Körper, sondern unter Umständen auch eine Jodverwertungs- und umverteilungsstörung. Eine Supplementierung von Jod wäre in diesem Fall verheerend.

Wir möchten explizit darauf hinweisen, dass Überdosierungen von Jod auf Grund eines vermeintlichen Nachweises von Jodmangel im Urin bereits zu Todesfällen geführt haben.

Für uns ist einzig die ART-Testung ein verlässlicher Hinweis auf die Vorgänge im Organismus und die einzuschlagende Richtung der Therapie.

7.2.2 Therapie-Schwerpunkte

1. **vollständige, biologische Behandlung (SophiaMed©) der Lyme-Borreliose**
2. **radikale Abschirmung vor elektromagnetischen Feldern:** Protokoll auf der Internetseite zu SophiaMed©, prophylaktisch sollte – wie in China verpflichtend (!) – die schwangere Mutter Abschirmkleidung tragen. Wenn ein Kind bereits mit ASS (Autismus-Spektrum-Störungen) diagnostiziert wurde, sind radikale Maßnahmen zur Reduzierung von Mikrowellen im Umfeld des Kindes zwingend notwendig: kein WLAN im Haus, nachts alle Sicherungen im Haus ausschalten, 24 Stunden Abschirmkleidung, Melatonin zur Nachtzeit.
3. **Glyphosat-Ausleitung**
4. **Koriander und ionisches Fußbad** incl. Bindemittel und **HOMEO K. CLEAR**
5. Ernährung: Diagnostik der **Lebensmittelunverträglichkeiten mit ART-Testung**
6. **Photophorese: Befeldung mit Schalldatei: „Integriertes Darmmikrobiom“,** gelegentlich FMT (Fecal Microbiota Transplant)
7. **Rerum, Bravo-Zäpfchen,** Prä- und probiotische Mittel
8. **Sanierung des Vagus Nervs, Plexus Coeliacus und des enterischen Nervensystems:** Neuraltherapie und Lyme-Cocktail

9. **Artemisia Annua (Lyme-Cocktail)**
10. hohe Gaben **methylierter Folsäure**
11. Injektionen mit **Methyl-B12: Neubrander Protokoll**
12. **SophiaImmun** homöopathische Immunmodulation mit **Streptokokken, Viren, patienteneigenem Material und Jod**
13. Schulmedizinisch kann man die Behandlung mit **Amantadin** in Erwägung ziehen (Bornavirus)
14. **Epigenetik**: ART-Testung aller bekannten Co-Faktoren der Enzyme des Methylzyklus und der angrenzenden, biochemischen Zyklen
15. **Epigenetik:** Systemische Aufstellungsarbeit mit dem Ziel, Traumata in der Generation zu heilen, in der sie geschehen sind (Literatur: Ordnungen der Liebe von Bert Hellinger).

Mit dieser Kombinationsbehandlung, die zusätzlich zur sonst bekannten Verhaltenstherapie, körperorientierten Therapien, Licht- und Schalltherapie und zusätzlich zur orthomolekularen Behandlung durchgeführt wird, haben wir sehr große Erfolge. Viele Kinder, die früher auf dem „Spektrum" waren, sind heute dadurch wieder neurotypisch.

THERAPIE

- vollständige, biologische Behandlung (SophiaMed©) der Lyme-Borreliose
- radikale Abschirmung vor elektromagnetischen Feldern
- Glyphosat-Ausleitung
- Koriander und ionisches Fußbad incl. Bindemittel und HOMEO K. CLEAR
- Ernährung: Diagnostik der Lebensmittelunverträglichkeiten mit ART-Testung
- Photophorese: Befeldung mit Schalldatei: „Integriertes Darmmikrobiom", gelegentlich FMT (Fecal Microbiota Transplant)
- Rerum, Bravo-Zäpfchen, Prä- und probiotische Mittel
- Sanierung des Vagus Nervs, Plexus Coeliacus und des enterischen Nervensystems: Neuraltherapie und Lyme-Cocktail
- Artemisia Annua (Lyme-Cocktail)
- hohe Gaben methylierter Folsäure
- Injektionen mit Methyl-B12: Neubrander Protokoll
- homöopathische Immunmodulation (SophiaImmun) mit Streptokokken, Viren, patienteneigenem Material und Jod
- Schulmedizinisch: Amantadin (Bornavirus)
- Epigenetik: Co-Faktoren des Methylierungszyklus
- Epigenetik: Systemische Aufstellungsarbeit

7.3 Multiple Sklerose (MS)

7.3.1 Entstehung der Erkrankung

Borrelien, Co-Infektionen und Toxine

Jeder MS-Patient verdient eine genaue Borreliose-Diagnostik. Auch nach über 25 Jahren intensiver Erfahrung in der Therapie neurologischer Erkrankungen ist Dietrich Klinghardt nicht ein einziger MS-Patient begegnet, bei dem nicht Borreliose nachgewiesen werden konnte.

Neben Borrelia burgdorferi lassen sich signifikant häufig Chlamydia pneumoniae, Mycoplasma species, HHV6 (Erreger des Drei-Tage-Virus) und andere Herpesviren sowie Entzündungsherde durch freies Eisen und Quecksilber finden.

Signifikante Auffälligkeiten sehen wir in der Praxis in Bezug auf die Immunirritation durch Streptokokken. Rezidivierende Tonsillitiden in der Kindheit oder eine starke akute Tonsillitis vor Ausbruch der MS-Erkrankung ist keine Seltenheit.

Störfelder im Kieferbereich

Sehr häufig finden wir bei MS Patienten eine Flut von Infektionen und Toxinen aus Kieferknochenkavitäten oder devitalen Zähnen.

CCSVI Chronische Cerebro-Spinale Venöse Insuffizienz

Prof. Zamboni beschrieb 2009 den Zusammenhang chronischer, zerobrospinaler Insuffizienz und Multipler Sklerose. Ein Befall des Endothels führt zu Stenosen im venösen Abfluss des Gehirns, was wiederum einen venösen Rückstau mit Mikroblutungen im Gehirn zur Folge hat. Freies Eisen aus Erythrozyten führt zu Entzündungen mit nachfolgender Demyelinisierung (CCSVI Chronische Cerebro-Spinale Venöse Insuffizienz). Entzündungsherde bei Multipler Sklerose sind venozentrisch, also kreisförmig um eine Vene ausgebildet.

Prof. Zamboni behandelte damals 20 MS-Patienten, indem er die verengte Vene mit einem Ballonkatheter weitete. Vier Patienten verließen spontan ihren Rollstuhl. Aufgrund von Widerständen aus neurologischen Kreisen musste die Therapieform umbenannt werden. TVAM (transvascular autonomic modulation) bezeichnet heute die Aufdehnung der Venen mit Verbesserung des gesamten autonomen Nervensytems (z.B. Blutdruckregualtion). In Deutschland wird diese Therapie im CCSVI Center in Frankfurt durchgeführt.

STUDIE

Int Angiol. 2010 Apr;29(2):158-75.
Chronic cerebrospinal venous insufficiency and iron deposition on susceptibility-weighted imaging in patients with multiple sclerosis: a pilot case-control study.
"In turn, iron deposition, as measured by SWI, is a modest-to-strong predictor of disability progression, lesion volume accumulation and atrophy development in patients with MS."
Zivadinov R

J Neurol Neurosurg Psychiatry 2009
CCSVI Chronic cerebrospinal venous insufficiency in patients with multiple sclerosis
Professor P Zamboni,et.al.

Dirty Electricity

Dr. Magda Havas hat in zahlreichen Studien gezeigt, dass die Störpotentiale der Stromleitungen durch Oberschwingungen nichtlinearer Verbraucher MS-artige Symptome verursachen können. Patienten zeigten teilweise deutliche Verbesserungen, v.a. der motorischen Symptome, wenn Wohn-, Arbeits- und Schlafplatz mit sog. Stetzer-Filtern *(BioPure.eu)* versehen wurden, die diese zusätzlichen Oberfrequenzen filtern.

STUDIE

Electromagn Biol Med. 2006;25(4):259-68.
Electromagnetic hypersensitivity: biological effects of dirty electricity with emphasis on diabetes and multiple sclerosis.
Havas M1

7.3.2 Therapie-Schwerpunkte

1. **vollständige, biologische SophiaMed©-Behandlung der Lyme-Borreliose**
   Borrelien-Diagnostik (Labor und ART) und sofortige Therapie nach diesem Konzept. Bewährt hat sich zusätzlich die Therapie mit kolloidalem Silber (oral, oder besser i.v.).
2. **sofortige und vollständige biologische Zahnsanierung**
   Entfernung aller Metalle und toter Zähne, Kürettage der NICO-Läsionen, Ausleitung von Schwermetallen (Ionen-Fußbad und Koriandertinktur), Injektionen mit DMPS.
3. **Behandlung der CCSVI**
   Wir behandeln die Stenosen im venösen System manuell mit tiefen Bindegewebstechniken wie der SophiaMatrix®-Technik. Zusätzlich wenden wir Ultraschall im seitlichen Halsbereich an. Idealerweise erwerben die Patienten ein einfaches Ultra-

schallgerät und führen diese Therapie täglich zu Hause durch. Die effektivste Behandlung von CCSVI ist die biologische Behandlung der Borreliose, dazu gehören die Auflösung der pathologischen Biofilme in den Gefäßen und die Ausleitung von Aluminium.

4. **Eisenumverteilungsstörung**
   Alle MS-Patienten müssen den Eisen-Chelatbildner-Cocktail zu sich nehmen, um freies Eisen zu reduzieren. Die Zusammenhänge mit CCSVI wurden mehrfach gezeigt.
5. **Schutz vor elektromagnetischen Feldern und Dirty Electricity**
6. **Melatonin**

STUDIE

Cell. 2015 Sep 10; 162(6):1338-52.
Melatonin Contributes to the Seasonality of Multiple Sclerosis Relapses.
Farez MF

Wir sehen enorme Verbesserungen, wenn der Patient **täglich bis zu 80 mg liposomal aufbereitetes Melatonin** zu sich nimmt. Die Dosis wird 1 Stunde vor dem Schlafengehen verabreicht und solange wie möglich im Mund behalten, damit ein Teil sublingual absorbiert wird. Die **Anfangsdosis liegt bei 0,5 mg** und wird langsam gesteigert. Zunächst zeigen sich Entgiftungs- und antivirale Effekte. Gibt es Nebenwirkungen, testen wir den Klienten auf mobilisierte Schwermetalle und passende ausleitende Mittel, die dann in den nächsten Nächten zeitgleich gegeben werden.

7. **homöopathische Immunmodulation (SophiaImmun)**
   Die homöopathische Immunmodulation ist eine wesentliche Säule der Behandlung von MS-Patienten. Wir verwenden nach ART-Testung v.a. sterile Verdünnungen von Streptokokken, Viren, Myelin Basic Protein oder patienteneigenem Urin.
8. **Hyperbare Sauerstofftherapie oder Oxyvenierung**
   Das Therapieprotokoll am SophiaHealth©-Institut schließt die hyperbare Sauerstofftherapie als Therapieempfehlung für jeden MS-Patienten ein. Es geht dem Patienten danach deutlich besser. Diese Erkenntnisse stammen bereits aus den 80er Jahren. B.H. Fischer konnte erstaunliche Erfolge nachweisen, wurde aber in seiner Arbeit stark behindert. Erst nachdem er auf äußeren Druck hin seine positiven Ergebnisse mehrfach abgeschwächt hatte, konnte er 1983 folgende Studie im New England Journal of Medicine zu veröffentlichen.

STUDIE

N Engl J Med. 1983 Jan 27;308(4):181-6.
Hyperbaric-oxygen treatment of multiple sclerosis. A randomized, placebo-controlled, double-blind study.
Fischer BH, Marks M, Reich T.

Auch mit der Oxyvenierung, der intravenösen Gabe von subtoxischen Mengen Sauerstoff, erreichen wir ähnliche Effekte.
Das dadurch ausgeschüttete Prostacyclin ist der stärkste endogene Thrombozytenaggregationshemmer und bewirkt eine Reperfusion der Blutzirkulation. Eine weitere Unterstützung der CCSVI-Behandlung.

9. Niazin

Italienische Ärzte beobachteten, dass die Gabe von Niazin (Vit B3) eine Erkrankung, die an zahlreichen Orten in Italien auftrat, heilen oder verbessern konnte. Die Erkrankung bekam den Namen Pellagra; kennzeichnend sind drei Hauptsymptome:

- Dermatitis (ekzematöse Hautveränderung)
- Diarrhoe (Durchfall)
- Demenz.

Erst in den 90er Jahren wurde bekannt, dass es sich dabei um eine Sonderform der Borreliose handelt. Der kanadische Psychiater Abram Hoffer, wissenschaftlicher Mitarbeiter des Nobelpreisträgers Linus Pauling (Erfinder der orthomolekularen Therapie) entdeckte, das die Gabe von Niazin bei psychotischen Patienten oft hilfreich war.

Dr. Klinghardt berichtete als Erster in seinen Vorlesungen, dass er eine erhöhte Aktivität der Borrelien und der begleitenden Viren während der psychotischen Phase (bei bipolaren Störungen während der manischen Phase) beobachten konnte. Ähnliches wurde in der Literatur für den Bornavirus beschrieben.

STUDIE

Nat Med. 1995 Mar;1(3):232-6.
Borna disease virus genome transcribed and expressed in psychiatric patients.
Bode L, Zimmermann W, Ferszt R, Steinbach F, Ludwig H.

Wir geben bei psychiatrischen Krankheitsbildern im Rahmen der Borreliosebehandlung oft 1000 mg Niazin, 3-mal täglich. Wirklich psychotische Patienten bleiben dabei ohne den gefürchteten Flush, eine juckenden Hautrötung, die gelegentlich innerhalb einer Stunde nach Einnahme auftritt.

Bei nicht psychiatrisch erkrankten Patienten ist die Heftigkeit des Flushings ein Hinweis auf „Unter-Methylierung", also eine unzureichende De- und Aktivierung der Gene. Dieser Patient sollte entweder vermehrt methylierte Folsäure einnehmen oder Methyl-B12 injizieren.

VERÖFFENTLICHUNG
ScienceDaily, September 20, 2006
Can A Vitamin Alleviate Chronic, Progressive Multiple Sclerosis?
Using a mouse model, researchers have found strong evidence that nicotinamide -- a form of vitamin B3 -- may protect against nerve damage in the chronic progressive phase of multiple sclerosis, for which there is currently no good treatment. Their findings will be published in a cover article in the September 20 issue of Journal of Neuroscience.

Die Entdeckung der Wirkung von Niazinamid (Nicotinamid), einer Form von Niazin, als eine hilfreiche Behandlung der MS ist noch nicht sehr alt.

Wir geben unseren MS-Patienten 250-500 mg, 3-mal täglich und bewirken damit eine gute Stabilisierung. Ob es sich hierbei auch um einen Anti-Borrelien-Effekt handelt oder um einen anderen Wirkmechanismus, ist noch nicht erforscht. Für den Betroffenen ist es ohne Belang, Hauptsache es hilft.

STUDIE

APLoS One. 2014; 9(11): e112310. Published online 2014 Nov 6.
Niacin Activates the PI3K/Akt Cascade via PKC- and EGFR-Transactivation-Dependent Pathways through Hydroxyl-Carboxylic Acid Receptor 2
Niacin has been demonstrated to activate a PI3K/Akt signaling cascade to prevent brain damage after stroke and UV-induced skin damage growing body of evidence suggests a role for PI3K/Akt signaling in **the regulation of the inflammatory response** ***in diseases including rheumatoid arthritis,*** **multiple sclerosis,** ***asthma, and atherosclerosis.***
Huawang Sun, et al.

10. biologische, vergorene Soja-Produkte

VERÖFFENTLICHUNG
Science Daily, December 12, 2006
A natural substance made from soy appears to have amazing restorative powers when given to animals with a multiple sclerosis (MS)-like disease.

Wir empfehlen unseren Patienten mit MS-artigen Symptomen, Tempe und Miso aus biologischen Quellen in ihre Ernährung einzubeziehen.

11. Eigenurin Therapie

Diese Therapieform wird in anderen Ländern seit Jahrzehnten bei der Behandlung der MS angewendet (Dr. Klinghardts eigene Erfahrung als Arzt in Indien 1979-82). In Deutschland ist die Eigenurin Therapie in alternativen Kreisen bekannt und Teil der Behandlung. 2007 wurde ein Hinweis veröffentlicht, dass Harnsäure – Hauptinhaltsstoff des Urins – bei der Behandlung neurologischer Symptome, die denen der Multiplen Sklerose ähneln, erfolgreich eingesetzt wurde:

STUDIE

Science Daily, January 5, 2007
Uric Acid And Spinal Cord Injury Treatment: Novel Approach Holds Potential For Inhibiting Central Nervous System Damage

THERAPIE

Wir verwenden bei der MS-Behandlung zwei Varianten der Eigenurintherapie:
1. Die homöopathische, sterile Aufbereitung in C Potenzen (homöopathische Immunmodulation) und Austestung mit ART. Davon werden 0,04 ml einmal alle 10 Tage streng intrakutan gespritzt.
2. Eigenurintherapie klassisch: 2-3-mal pro Tag wird ein halbes Glass Eigenurin getrunken.

12. Kurkuma

STUDIE

Br J Pharmacol. 1999 Sep;128(2):380-4.
Curcumin inhibits Th1 cytokine profile in CD4+ T cells by suppressing interleukin-12 production in macrophages.
Kang BY, et al.

Wir verordnen jedem MS-Patienten Kurkuma, meist in Kapselform, zusammen mit gemahlenem schwarzem Pfeffer zur besseren Absorption (z.B. CurcuSyn).

13. DHEA Dehydroepiandrosteron

STUDIE

J Immunol. 2001 Dec 15;167(12):7094-101.
Administration of dehydroepiandrosterone suppresses experimental allergic encephalomyelitis in SJL/J mice.
Du C, Khalil MW, Sriram S

DHEA ist fester Bestandteil der Behandlung von Entzündungen im Gehirn. Bei MS verwenden wir hohe Dosen von bis zu 400 mg pro Tag, oral, mit wunderbaren Erfolgen.

14. Flavonoide

STUDIE

Biochem Pharmacol. 2003 Mar 1;65(5):877-85.
Flavonoids inhibit myelin phagocytosis by macrophages; a structure-activity relationship study.
Hendriks JJ

Wir verwenden eine Mischung aus gefriergetrockneter Pflaume, Acai-Beere und Granatapfel, die alle sehr hohe Anteile an Bioflavonoiden bieten (z.B. Deep Purple).

15. Kreatin

STUDIE

Ann Neurol. 2001 May;49(5):561-74.
Potential for creatine and other therapies targeting cellular energy dysfunction in neurological disorders.
Tarnopolsky MA, Beal MF.

Eigenurin besitzt hohe Anteile an Kreatin, aber auch das oft für Athleten verwendete Kreatin-Pulver zum Muskelaufbau kann verwendet werden. Eine mögliche Dosierung, wenn nicht mit ART getestet werden kann, wäre bis zu 1 Esslöffel 2-mal/Tag.

16. Gingko

STUDIE

J Mol Neurosci. 2001 Aug;17(1):89-96.
Therapeutic efficacy of EGb761 (Gingko biloba extract) in a transgenic mouse model of amyotrophic lateral sclerosis.
Ferrante RJ, Klein AM, Dedeoglu A, Beal MF.

Im Gegensatz zur ALS-Behandlung sprechen bei der MS sowohl weibliche als auch männliche Patienten gut auf Gingko an. Wir verwenden im Durchschnitt 2 Pipetten Gingko-Tinktur, liposomal aufbereitet, 2-mal pro Tag.

17. Fettsäuren

STUDIE

Eur Neurol. 1983;22(1):78-83.
Multiple sclerosis: effect of gamma linolenate administration upon membranes and the need for extended clinical trials of unsaturated fatty acids.
Field EJ, Joyce G.

Bei allen neurologischen Erkrankungen ist die sorgfältige Austestung aller Fettsäure-Produkte notwendig und zeigt gute Erfolge: Nachtkerzenöl, Ghee, Fischöl, Flachsöl, Borretschöl, Olivenöl, Omega 7 Öle, Hanföl (+Omega 9).

18. Phospholipide

Bei Patienten mit Multipler Sklerose finden wir erhöhte Werte an Phosphatidylcholin im Serum oder im Liquor. Aus unserer Erfahrung resultiert folgende Vorgehensweise: Wir bereiten alle Lyme-Tinkturen liposomal mit Phospholipiden zu und können beobachten, dass diese vermehrt im Gehirn aufgenommen werden. Dort entfalten sie rasch ihre Anti-Lyme Wirkung, die zunächst zu sog. "die-off-Effekten" mit Erstverschlimmerung führen kann, später aber eine deutliche Verbesserung der Symptomatik zeigt.

STUDIE

Chin Med J (Engl). 1993 Sep;106(9):650-4.
Alterations of serum phospholipids in patients with multiple sclerosis.
Tong XW, Xue QM.

19. LDN Low Dose Naltrexon

Naltrexon wird in Entzugskliniken als Gegenmittel gegen die Heroin-Überdosis in hohen Dosen gegeben. In niedriger Dosierung wirkt Naltrexon auf verschiedene Aspekte des Immunsystems stimulierend. So spät abends wie möglich (ideal 1 Uhr morgens) werden 2-4,5 mg Naltrexon oral gegeben. Es kann bei der Multiplen Sklerose zu dramatischen Verbesserungen führen und sollte zumindest als "short medical trial" 6-8 Wochen lang versucht werden, bevor man diesen Weg verlässt.

STUDIE

Mult Scler. 2008 Sep;14(8)
A pilot trial of low-dose naltrexone in primary progressive multiple sclerosis.
Gironi M.

20. Die Zukunft: Transplantation von Schwann-Zellen

In Tierstudien konnte gezeigt werden, dass Schwann-Zellen die Zellen, die das Myelin aufbauen (Schutzschicht der Nerven, bei MS angegriffen) ersetzen können. Darauf zurückgreifend wurden Patienten mit Multipler Sklerose Schwann-Zellen aus dem eigenen Knöchel entnommen und in die Gehirnläsionen injiziert.

STUDIE

Science Daily, March 21, 2002

Second Patient With Multiple Sclerosis Undergoes Groundbreaking Surgery At Yale

In the first procedure on March 6, the surgical team harvested Schwann cells from the patient's ankle. Animal studies show that Schwann cells can replace the cells that generate the myelin. The second day, the cells were injected into the left posterior aspect of the patient's brain, which has lesions.

Abschließend möchten wir auf ein Buch mit weiteren hilfreichen Aspekten für Betroffene hinweisen: Kurt Johnson, Dawn Ehde, George Kraft, Robert Fraser. The MS Workbook

THERAPIE

- vollständige, biologische Behandlung (SophiaMed©) der Lyme-Borreliose (incl. kolloidalen Silbers, oral oder vorzugsweise i.v.)
- radikale Zahnsanierung, v.a. NICO-Läsionen und devitale Zähne
- CCSVI: manuelle Therapie, Ultraschall, Aluminium Entgiftung und Auflösen pathogener Biofilme
- Eisen-Chelatbildner-Cocktail
- radikale Abschirmung vor elektromagnetischen Feldern insbesondere vor Dirty Electricity
- liposomales Melatonin bis zu 80 mg täglich abends
- SophiaImmun homöopathische Immunmodulation mit Streptokokken, Viren, Myelin Basic Protein, Eigenurin
- Hyperbare Sauerstofftherapie
- Niazin 1000mg 3 x täglich
- Niazinamid (Nicotinamid) 250-500 mg, 3 x täglich
- biologische, vergorene Soja-Produkte
- Eigenurintherapie klassisch: 2-3-mal täglich 1/2 Glas trinken
- Kurkuma
- DHEA bis zu 400 mg täglich, oral
- Flavonoide
- Kreatin 1 Esslöffel 2-mal täglich.
- Gingko-Tinktur 2 Pipetten, liposomal aufbereitet, 2 x täglich
- Fettsäuren
- Phospholipide
- LDN Low Dose Naltrexon ideal 1 Uhr morgens 2-4,5 mg oral
- Transplantation von Schwann-Zellen

7.4 Amyotrophe Lateralsklerose (ALS)

7.4.1 Entstehung der Erkrankung

Unsere Überlegung auf der Grundlage unserer langjährigen Beobachtungen und Erfahrungen: die Amyotrophe Lateralsklerose wird durch Peroxynitrit verursacht, das die motorischen Nerven sukzessive zerstört. Peroxynitrit entsteht in den Mitochondrien als stärkste Waffe des Immunsystems, um Keime zu beseitigen.

STUDIE

Int J Mol Sci. 2013 Nov; 14(11)
PMCID: PMC3856065
The NO/ONOO-Cycle as the Central Cause of Heart Failure
***Most of these possible NO/ONOO-cycle diseases are probably* located primarily in regions of the central nervous system.**
Martin L. Pall

Obwohl die Ursache der ALS noch als unbekannt gilt, ist es vom Mechanismus her einleuchtend, dass die Erkrankung eine fehlgelaufene Immunreaktion gegen eine Infektion ist. Ob es sich dabei um die Borrelien oder Co-Infektionen, Retroviren oder Prionen (alles wird diskutiert) handelt, ist in der wissenschaftlichen Diskussion.

Wir beobachten vermehrt Mycoplasma fermentans (und andere Spezies), Bartonellen (obligat!), Borrelia burgdorferi, HHV6 und Chlamydia pneumoniae.

Dr. Byron Braid fand durch eigene Beobachtungen heraus, dass beinahe alle ALS-Patienten vor Beginn der Erkrankung oft in Flüssen oder Seen geschwommen sind und dabei mit toxischen Algen in Kontakt geraten sind. Eine Desensibilisierung mit dem Cigua Toxin der Korallenrifffische brachte für diese Patienten Verbesserungen.

VERÖFFENTLICHUNG
DocCheck News 12. August 2016
Bad Vibriotions
Das Protozoon hat eine geringe Infektiosität. Es kommt in flachen Süßwasserseen Amerikas, Australiens oder Südfrankreichs vor. Ärzte kennen zwei zentrale Infektionswege: Gelangt Naegleria fowleri in die Augen, kommt es zur sklerosierenden Keratitis, also einer Entzündung der Cornea. Atmen Badelustige kontaminiertes Wasser ein, gelangt der Einzeller entlang des Riechnervs bis in unser Gehirn und löst eine PAM aus.

Die Beobachtung von Dr. Braid bringt uns wieder zurück zu Naegleria fowleri, das beim Baden über den Riechnerv ins Gehirn gelangen kann.

7.4.2 Therapie-Schwerpunkte

1. **Vollständige, biologische SophiaMed©-Behandlung der Lyme-Borreliose**

2. **Radikale Zahnsanierung:** Entfernung aller Metalle, aller toten Zähne, Behandlung der NICO-Läsionen, Beseitigung aller Giftstoffe im Kiefer. Am schlimmsten für unsere Neurologie sind die sogenannten NICO-Läsionen (neuralgia inducing cavitational osteonecrosis) – mit anaeroben Keimen und ihren mit Toxinen gefüllte, hohle Stellen im Kieferknochen.

STUDIE

Int J Gen Med. 2013 Apr 22;6:277-90.
RANTES and fibroblast growth factor 2 in jawbone cavitations: triggers for systemic di sease?
Lechner J, von Baehr V.

3. **Schwermetall- und Aluminiumausleitung**

STUDIE

STUDIES ON METALS IN MOTOR NEURON DISEASE
Doktorarbeit, Per M Roos; Published by Karolinska Institutet. Printed by Universitetsservice US-AB, Nanna Swartz väg 4, SE-17177 Solna, Sweden.
© Per M Roos, 2013 ISBN 978-91-7549-046-5

In seiner Doktorarbeit stellt Per M. Ross die Zusammenhänge zwischen ALS und Schwermetall- und Aluminiumbelastung des zentralen Nervensystems, axonalem, retrogradem Transport der Metalle entlang des Rückenmarks sowie Anhäufung der Metalle im Rückenmark dar.

4. **Retrovirenbehandlung mit Rerum und Bravo-Zäpfchen**

5. **Fokus auf Bindemittel:** Zeolith (entfernt Peroxynitrit und Nitrostress)

STUDIE

Universitatea de Ştiinţe Agricole şi Medicină Veterinară Iaşi-74
CHANGE OF BLOOD AMMONIA LEVEL AND EFFICIENCY OF NITROGEN UTILIZATION IN PRIANGAN LAMBS DUE TO KLINOPTILOLIT ADDITION IN RATION
The result indicated that addition of Klinoptilolit in ration significantly decreased blood ammonia level (from 0.33 mg/100 ml to 0.09 mg/100 ml) and significantly increased efficiency of nitrogen utilization (from 6.3 % to 14.9 %). The optimum dose of Klinoptilolit was 6 %.
Heni Siti Mainah, Lovita Adriani

6. **Radikale Abschirmung vor elektromagnetischen Feldern** – 24 Stunden am Tag, 7 Tage die Woche.

   Martin Hall, Professor emeritus für Biochemie und Grundlagen der Medizin, erforschte Auswirkungen elektromagnetischer Felder auf den Zellmetabolismus und Zusammenhänge mit Erkankungen wie ALS.

7. **Hohe Dosen Kreatin und Niazinamid**

STUDIE

APLoS One. 2014; 9(11): e112310. Published online 2014 Nov 6.
Niacin Activates the PI3K/Akt Cascade via PKC- and EGFR-Transactivation-Dependent Pathways through Hydroxyl-Carboxylic Acid Receptor 2
Niacin has been demonstrated to activate a PI3K/Akt signaling cascade to prevent brain damage after stroke and UV-induced skin damage growing body of evidence suggests a role for PI3K/Akt signaling in the **regulation of the inflammatory response** ***in diseases including rheumatoid arthritis,*** **multiple sclerosis,** ***asthma, and atherosclerosis.***
Huawang Sun, et al.

8. **Genogrammarbeit, Behandlung von Epimutationen**
9. **Gelegentlich i.v. Rocephin** zum Abbau von Glutamat im Gehirn
10. **Antibiose und antiparasitäre Behandlung**

    Wir möchten noch folgenden Hinweis von Dr. Martin Atkinson-Barr, einem der führenden Lyme-Experten, anfügen:

    "In the course of the past 9 weeks a patient (body weight 125 lbs, 66 years of age) with advanced ALS symptoms has been treated aggressively with IV metronidazole + conventional antibiotics (Biaxin initially) at doses of 500 mg tid metronidazole IV and 500mg Biaxin bid orally. The diagnosis of ALS was made at the Mayo clinic. The patient was admitted in respiratory failure with tongue fasciculations, weakness in the right arm. The immediate prognosis was poor and the attending physician expected the patient to expire within 24 hours. The patient was ventilated. In the course of 7 weeks of the above therapy the patient has improved and is now ambulatory and off of ventilation using only occasional nasal oxygen. On the IV therapy the tongue fasciculations disappeared.

    After 7 weeks the patient was taken off of the IV meds and treated with only oral tetracycline (500 mg qid). On this treatment the tongue fasciculations returned. The IV therapy was reinstated with IV Rocephin replacing the oral Biaxin and the tongue fasciculations ceased. The patient continues to improve on a daily basis."

Ein ALS-Patient im fortgeschrittenen Krankheitsstadium wurde aggressiv intravenös mit Metronidazol (5 mg 3 x tägl.) und oral mit Biaxin (Clarithromycin) (500 mg 2 x tägl) behandelt. Im Verlauf der folgenden sieben Wochen erholte sich der Patient gut. Danach wurde die intravenöse Gabe durch orales Tetracyclin (500 mg 4 x tägl.) ersetzt. Nach Verschlechterung des Zustands wurde Biaxin gegen intravenöses Rozephin ausgetauscht. Dem Patienten ging es von da an ständig besser.

Es liegen uns positive Berichte über folgenden Dosierungen bei ALS vor:
Tinnidazol 8 x 500 mg pro Tag (4 g pro Tag) mit gutem Erfolg
Albendazol: 10 x 400 mg pro Tag mit Fett

THERAPIE

- vollständige, biologische Behandlung (SophiaMed©) der Lyme-Borreliose
- radikale Zahnsanierung
- Schwermetall- und Aluminiumausleitung
- Rerum und Bravo-Zäpfchen gegen Retroviren
- Zeolith, um Peroxynitrit zu binden
- radikale Abschirmung vor elektromagnetischen Feldern
- hohe Dosen Kreatin und Niazinamid
- Epigenetik: Genogrammarbeit
- gelegentlich i.v. Rozephin zum Abbau von Glutamat im Gehirn
- Antibiose und antiparasitäre Behandlung (Clarithromycin, Tetracyclin, Rozephin, Metronidazol, Tinnidazol, Albendazol).

8.5 Chronische Schmerzerkrankungen

Bericht von Dr. Klinghardt

In den späten 80er Jahren leitete ich eine Schmerzklinik in Santa Fe, New Mexico. Damals stellte mir Dr. Lida Mattman eine Borrelienkultur zum Testen zur Verfügung, und mithilfe der ART-Technik fanden meine Kollegen und ich rasch heraus, dass bei etwa 80 % aller chronisch Schmerzkranken die Borreliose und ihre Co-Infektionen der wirkliche Grund für die Erkrankung waren.

Damals führte ich noch selbst Diskographien durch und implantierte “Spinal Column stimulators”. Im Biopsiematerial der Bandscheiben zeigten sich konsistent kultivierbare lebende Borrelien. Das Gleiche fanden wir im Meniskus bei Diskektomien und im Material von kranken Schultergelenken.

Wir änderten daraufhin unsere Arbeitsweise und verwendeten fortan die Injektion von Ozon in Gelenke, Faszien und Bandapparat, Triggerpunkte, autonome Ganglien, in den Duraraum und auch in die Bandscheiben selbst. Es überraschte uns damals, mit unseren Entdeckungen in der Orthopädie-Fachwelt auf großen Widerstand zu stoßen. Wir haben uns jedoch nicht beirren lassen und haben diese Arbeit fortgesetzt und so unsere Erkenntnisse und unsere therapeutischen Möglichkeiten in den vielen Jahren, die seitdem vergangen sind, enorm erweitert.

Schmerzqualitäten

- Folgen die Schmerzen streng einem bekannten Nervenverlauf (z.B. Nervus ischiadicus), ist der verantwortliche Keim fast immer der Herpes Zoster Virus. Dr. Y. Omura veröffentlichte gleiche Beobachtungen im peer reviewed Medical journal "Int J of Acup and Electrotherapeutics Research". Herpesviren sind territorial und etablieren ihr Zuhause an einem festen Standort. Daher sind die Symptome immer an gleicher Stelle, meist periodisch schwankend in ihrer Stärke. Manchmal bleiben die Schmerzen für lange Zeit aus, um dann an genau gleicher Stelle mit gleichem Schmerzcharakter wiederzukehren.
- Borrelien lieben Hyaluronsäure und sind daher eher im Gelenk- und Bandscheibenknorpel zu finden, in der Gelenkflüssigkeit und im lockeren Bindegewebe. Die Schmerzen sind entweder gelenkspezifisch oder diffus im Bindegewebe – oft diagnostiziert als Fibromyalgie.
- Schmerzen durch Bartonellen sind meist begleitet von neurologischen Ausfällen mit Taubheitsgefühl und "upper motor neuron"-Symptome (1. Motoneuron). Die Anzeichen: Hyperreflexie, Fußgelenksklonus und leider auch manchmal positivem Babinski-Test. In diesem Fall hat der Patient bereits viele motorische Fähigkeiten eingebüßt. Die sogenannte "Transverse Myelitis", das spontane Auftreten einer Paralyse meist der unteren Körperhälfte ohne vorhergehende Verletzung (manchmal auch Halbseiten- oder partielle Parese oder Verlust einer einzigen Muskelgruppe) ist fast immer durch die Immunreaktionen auf Bartonella Henselae verursacht und nur durch entsprechende Therapie heilbar – oft sogar sehr rasch!
- Babesien sind eher gefürchtet, weil sie Migräne und anderen Schmerzen im Kopfbereich verursachen, manchmal aber auch erhebliche abdominelle Schmerzen.
- Ehrlichien erzeugen häufig sehr starke, einschießende, plötzlich auftretende Schmerzen, die dann genauso plötzlich wieder verschwinden.

Eines ist allen Co-Infektionen gemeinsam: Schmerzort und Schmerzintensität wandern im Körper – sind mal hier, mal da. Wären die Schmerzen ausgelöst durch eine auf den Nerv drückende Bandscheibe, müssten Schmerzort und Schmerzqualität immer gleich bleiben. Der Schmerz würde sich erst dann zurückziehen, wenn die Bandscheibe vom Nerv wegschrumpft oder sich davon wegschiebt (chiropraktische Manipulation). Der Bandscheibenschmerz wird leicht mit dem schon beschriebenen Herpes-Zoster-Schmerz verwechselt, der sich ohne entsprechende Maßnahme zurückzieht und unvorhersehbar wieder erscheint.

Zu diesen Themen könnten wir ein eigenes Buch schreiben, beschränken uns aber für den Augenblick auf die Borrelien bezogenen Beobachtungen.

8 ADDENDUM

8.1 Die regulativen Neuropeptide

HOMEO K.-Mittel nach Dr. Klinghardt

Chronisch persistierende Keime müssen unser System so modulieren, dass unsere Immunzellen sie nicht sehen und eliminieren können. Der allererste Schritt der Pathogene ist ihre Blockade unserer Synthese der regulativen Neuropeptide (durch die Ausscheidung spezifischer Neurotoxine). Durch die hier beschriebenen Frequenzmittel können wir diesen Mechanismus ausschalten und machen das System wieder frei für den Weg in die Heilung.

Diese kleinen Moleküle sind das Bindeglied zwischen der Psyche und dem Körper. Werden Signale aus dem seelischen Bereich in Epiphyse, Thalamus und Hypothalamus korrekt und rasch in die Sprache des Körpers umgesetzt, nämlich in Peptide, dann sind wir eingebunden in die höhere Ordnung der geistigen Welt, wir fühlen uns gut, sind gesund und wir haben die Einsicht, den Willen und die Kraft zu handeln. Ist die Verbindung gestört, oder der Körper ist nicht fähig, die für die Peptide zuständige DNA zu kopieren, oder der Weg von der DNA bis zum fertig geformten Peptid ist an anderer Stelle gestört, z.B. durch elektromagnetische Strahlung am Schlaf- oder Arbeitsplatz, dann ist die Person von der höheren Welt abgekoppelt und wird früher oder später zum Patienten, mit all den Beschwerden, die wir in der täglichen Praxis sehen: Müdigkeit, Schlafstörungen, Körperschmerzen, Lustlosigkeit, Krebs und dem ganzen Spektrum der neurologischen Erkrankungen. Es wurde ein einzigartiges Programm mit Frequenzmitteln entwickelt, die uns den Zugriff auf diese Sollbruchstellen in unserem Wesen ermöglichen. Jedes der Mittel ist eine Kombination sogenannter „Frequenzanaloge“, die jeden intrazellulären Schritt der Herstellung dieser Peptide berücksichtigt. Biochemisch gesehen enthalten die Mittel hochverdünnte Aminosäuren, Mineralien und Vitamine, die mithilfe einer neuen lichtgesteuerten Technik mit den Frequenzen der verschiedenen Peptide, DNA- und RNA-Abschnitte imprägniert werden.

HOMEO K. BOND

Pathogene Keime im menschlichen Körper blockieren die Kommunikation der Zellen mit dem Verband des Gesamtsystems, sodass die Zelle nicht mehr im Verband mit den anderen Zellen steht und nun vom Keim leicht erobert werden kann. Der Keim kann sich in der Zelle einnisten, und das Immunsystem und der Rest des Körpers wissen gar nicht, dass es diesen Keim hier gibt. Erste Gegenmaßnahme: Wir geben dem Patienten kleine Dosen hochverdünntes Oxytocin (Oxytocin ist die Substanz, die gebildet wird, um Bindungsfähigkeit zu ermöglichen) und stimulieren damit die Ausbildung der Oxytocin-Rezeptoren der Zellen, um sich an den Gesamtverband wieder anzuschließen eine Verbindung und Kommunikation zwischen Zellen und Körpersystemen ist wieder möglich.

Wir denken hier auch an Interventionen auf der 4. Ebene, wo es darum geht, Verbindungen zu heilen, weil das auf alle anderen Ebenen bzw. Schritte einen maßgeblichen Effekt hat. Auch bei der Reduktion von Keimen sind funktionierende Verbindungen und Kommunikationswege in unseren Körpersystemen von größter Bedeutung.

HOMEO K. ENERGY

Keime verringern die Energie des Wirts – die Aktivität des Immunsystems sinkt drastisch. Jetzt können sich die Keime bequem ausbreiten und ihrerseits aktiv werden. Wenn der Patient beispielsweise eine Infektion im Nasen-Rachenraum hat, so sind das bestimmte Staphylokokken. Diese erzeugen verschiedene Toxine, die über den Nervus olfactorius direkt zum Hypothalamus wandern und dort genau die Enzyme lähmen, die notwendig sind, um das Peptid für das Melanozyten-stimulierende Hormon (MSH) zu erzeugen. Dieses MSH ist äußerst wichtig für unseren gesamten Energiestatus. Ohne MSH keine Energie. Je mehr Energie wir haben, desto aktiver ist unser Immunsystem. Für die Keime ist es also eine absolute Notwendigkeit, unsere Energie zu reduzieren, damit sie sich etablieren können. Gegenmaßnahme: Wir geben dem Patienten die durch genaue Testung eruierte Verdünnung von MSH, die das Frequenzfenster nutzt, um die Produktion des energiebringendem Peptids MSH anzuregen und nach einiger Zeit der regelmäßigen Einnahme wieder hinaufzuregulieren. Das Immunsystem kann wieder aktiv sein und Keime reduzieren.

HOMEO K. REGUALTION

Parasiten und Keime können schlecht überleben, wenn in einem gesunden Verdauungsvorgang z.B. genügend Salzsäure produziert wird. Es ist also für Keime von zentraler Bedeutung, das Neuropeptid VIP (Vaso Intestinal Polypeptide) zu reduzieren. Beim Parasiten-Erkrankten ist der VIP-Spiegel im Blut fast immer sehr niedrig, deshalb ist der VIP-Spiegel das erste, was wir beim Patienten messen. Dieses Peptid ist für jede Funktion von Bedeutung, es reguliert alles, was mit der Verdauung zu tun hat, angefangen bei der Speichelbildung über das Kauen, Schlucken, die Speiseröhre, den

Mageneingang und den Magen, die Erzeugung von Salzsäure, die Stimulierung der Gallenblase, um Gallensäure zu erzeugen, die Erzeugung von Pankreas-Enzymen bis hin zum Stuhlgang. Es hat auch Effekte auf die weiblichen Geschlechtsorgane, wie z.B. auf die Kontraktionsfähigkeit des Uterus, auf die Bildung von Schleim usw. Gegenmaßnahme: einen bestimmten Verdünnungsschritt des Neuropeptids VIP einnehmen.

Wenn wir dieses Mittel 2-3 Monate geben, steigt der Spiegel im Blut wieder an und steuert somit direkt gegen den Auftrag der Parasiten, die Verdauungsfunktion zu stören.

HOMEO K. WATER

Wenn wir nicht genug ADH haben, verlieren die Nieren Wasser, und alle Zellen schrumpeln zusammen wie ein Luftballon, der Luft verloren hat. Das empfindliche Gerüst des Elektronentransports in den Mitochondrien bricht zusammen, es wird nicht mehr genügend ATP (Energie) produziert, der Patient funktioniert nur noch auf Notprogramm und bietet damit ideale Bedingungen für die Ausbreitung von Keimen.

Gegenmaßnahme: Wir geben eine spezielle Verdünnung von ADH, um den Spiegel wieder hinaufzuregulieren, allerdings benötigen wir für diese Korrektur relativ lange, 6-9 Monate regelmäßige Einnahme, die chronische Müdigkeit geht ganz zurück. Die gesamte mitochondriale Medizin funktioniert nicht, wenn man das strukturelle Problem eines extrem niedrigen ADH-Spiegels im Hintergrund vergisst! Genügend ADH bedeutet genügend Wasser in den Zellen, der Elektronenaustausch funktioniert wieder, die Energie nimmt zu, Gehirnleistungen verbessern sich deutlich.

HOMEO K. RHYTHM

Ein durch Schwermetall vergiftetes Gehirn kann nicht zuverlässig arbeiten. Die Steuerung der verschiedenen Systeme sowie auch des Immunsystems arbeitet nur sehr eingeschränkt – ideale Bedingung für die Entfaltung und Vermehrung von Keimen.

Gegenmaßnahme: Melatonin wird in einer bestimmten Verdünnung gegeben, wodurch die Eigenproduktion von Melatonin in der Epiphyse und allen Gehirnzellen wieder angeregt wird. Melatonin ist unser stärkstes Antioxidans, die Entgiftung des Gehirns wird reaktiviert. Der Schlafrhythmus verbessert sich.

HOMEO K. TRIO

Im HOMEO K. TRIO wurden die drei HOMEO K.-Mittel RHYTHM, BOND und WATER zusammengefasst, nachdem die Ausgangssubstanzen Melatonin, Oxytocin und Vasopressin als übergeordnete Steuerung der Neurotransmitter und Hormone identifiziert wurden.

HOMEO K. FLOW

Mikroben etablieren ihren Lebensraum bevorzugt in Endstromgebieten. Schlechte Mikrozirkulation bedeutet kalte Füße und kalte Hände, aber auch kalte Stellen in Herz und Gehirn sind ideal für Keime.

Gegenmaßnahme: die Produktion eines Peptids, das die Mikrozirkulation steuert und die Kapillaren in allen Gewebezonen und Teilen des Körpers erweitert, wird angeregt, sodass Antikörper und weiße Blutkörperchen wieder Keime aufspüren und vernichten können.

HOMEO K. GUARD

Der Kampf gegen Viren, Bakterien und Parasiten wird sozusagen verschlafen. Die Makrophagen haben an ihrer Zellwand Vitamin D-Rezeptoren und brauchen dieses Peptid (Makrophagen-aktivierender Faktor = MAF), um arbeiten zu können. Wenn der Patient zwar genug Vit D hat aber kein MAF, funktionieren die Rezeptoren nicht und die Abwehr fällt in eine Art Schlafmodus. Um unser Blut und unser Gewebe zu reinigen, um Schwermetalle und Viren aufzuspüren und zu vernichten, brauchen unsere Makrophagen sowohl Vit D als auch dieses Peptid MAF.

HOMEO K. ANNA

Auch die Autoimmunität wurde bei der Entwicklung der HOMEO K.-Mittel berücksichtig. Wenn sich Keime in unseren Zellen verstecken, nutzen sie Mechanismen, die unser Immunsystem erblinden lassen, sodass es den Keim nicht an den Stellen findet, wo er sich aufhält. Das Immunsystem spürt, dass die Keime irgendwo im Körper leben und ist für sie sensibilisiert. Es attackiert dann jedes Körpergewebe, das ähnlich aussieht wie die Keime. Das ist das Grundprinzip der Autoimmunität.

ANNA ist ein Wortspiel, das sich auf ANA, Antinuclear Antibodies, bezieht. Es enthält die DNA von jedem Körperorgan, also Extrakte der DNA von Thymus-, Lymphknoten-, Schilddrüsen-, Leber-, Milz-, Pankreas-Zellen, von den Zellen der Gonaden, der Eierstöcke und von Gehirnzellen – homöopathisch verarbeitet. Das ist normalerweise der Angriffspunkt der körpereigenen Immunzellen bei der Autoimmunität. Wenn wir dieses Mittel regelmäßig geben, kommt es zu einer Habituation (Gewöhnung/erlernte Verhaltensunterdrückung).

Das Immunsystem gewöhnt sich an die Präsenz dieser Frequenz, schärft wieder den eigenen Sinn für die Bekämpfung, anstatt auf körperähnliche Strukturen zu reagieren und sein eigenes System zu attackieren.

HOMEO K. DAVID

Ein Sondermittel in dieser Kategorie ist das Mittel DAVID, das speziell bei der Autoimmunerkrankung der rheumatoiden Arthritis verwendet wird. Es ist auch bei anderen Immunerkrankungen wertvoll, aber eben ganz besonders bei der rheumatoiden Arthritis.

HOMEO K. AGE

Ein weiterer Aspekt, der in die Entwicklung dieser Reihe eingegangen ist, war das „elegante Altern (diese Bezeichnung entspricht mehr der biologischen Wirklichkeit als der moderne und schon abgenutzte Begriff des Anti-Aging).

Das erste Mittel kommt aus der Telomeraseforschung; viele Erkenntnisse meines Freundes Dr. Omura, der in diesem Bereich sehr engagiert war, sind in das Grundkonzept dieses Mittels eingeflossen.

Wir wissen, dass jedes Gen am Ende einen kleinen Schwanz in Form ganz bestimmter Zuckerketten hat, das sogenannte Telomer. Je kürzer diese Zuckerketten werden, desto näher sind wir dem Tod, und wenn sie ganz kurz sind, stirbt zumindest diese Zelle. Die Länge der Telomere gibt Auskunft darüber, wie jung eine Zelle ist. Es ist jedoch notwendig zu wissen, dass Krebszellen lange Telomere haben. Krebszellen sind gewissermaßen unsterblich, sie sterben nur, weil der Körper stirbt, sonst würden sie immer weiterleben. In den letzten 20 Jahren galt es als große Herausforderung in der Forschung, Substanzen zu finden, die Telomere verlängern, allerdings nur von gesunden Zellen, nicht von Krebszellen. Es war zwar gelungen, mit Hilfe chemischer Substanzen Telomere zu verlängern, aber die verlängerten gleichzeitig auch die Telomere von Krebszellen im Körper – mit der Folge, dass der Patient sehr schnell stirbt. Inzwischen aber war die Wissenschaft erfolgreich und konnte verschiedene Pflanzenstoffe isolieren, die ausschließlich Telomere von gesunden Zellen verlängern. Diese Stoffe sind in einer bestimmten homöopathischen Verdünnung im Mittel HOMEO K. AGE vorhanden.

HOMEO K. PALM

Das nächste Mittel aus dieser Gruppe heißt PALM, weil ein Forscher in Nordafrika in den Sprossen einer bestimmten Palmart die gleichen Wachstumsfaktoren nachgewiesen hat, wie wir sie als Babys haben, sozusagen exakt die Kräfte, die dieses enorm rasche Wachstum bei Babys bewirken. Diese Wachstumsfaktoren sind im Mittel PALM homöopathisch aufbereitet. Es ist ein allgemein verjüngendes Mittel, und wir können sogar sagen, das ist unser Äquivalent zur Stammzellentherapie.

HOMEO K. SPRING

Das letzte Mittel dieser Art, das in der Altersforschung auch oft zum Einsatz kommt, ist das Wachstumshormon. Es ist ein Hypophysen-Hormon, das allen anderen Hormonen in gewisser Weise übergeordnet ist, und man beobachtete, dass es einen verjüngenden Effekt hat, wenn sich Menschen diese Wachstumsfaktoren injizieren. Sie sehen jünger und besser aus, der Cholesterinspiegel sinkt, viele Parameter im Labor verbessern sich, die Libido wird gesteigert, die Denkleistung verbessert, und bei manchen Menschen wachsen die Haare wieder. Dieses Mittel homöopathisch verdünnt heißt SPRING. Es enthält keine Wachstumshormone, sondern nur deren Frequenzen.

EPIGENETIK

Ein weiterer Ansatzpunkt, den wir in unsere Arbeit integrieren, ist das heutige Wissen über die Epigenetik, das, was darüber entscheidet, ob wir gesund oder krank sind. Wir haben für jedes metabolische Enzym einen Bauplan: das uns von den Eltern mitgegebene Gen. Wir sehen in der Praxis dramatische Veränderungen durch viele genetische Tests bei autistischen Kindern. Die katastrophale Auswirkung des Mobilfunks, der elektromagnetischen Strahlung, durch Dirty Electricity und der enormen Menge an Umweltgiften, die beim Fötus im Mutterleib zu echten Genmutationen führen, wurden und werden von Dr. Klinghardt in Publikationen und Seminaren ausführlich thematisiert. Denn in breiten Fachkreisen, und schon gar nicht auf politischen Ebenen, wagt kaum jemand auszusprechen, wie tiefgreifend und folgenschwer die, die wir unseren Kindern und den nächsten Generationen als Erbe aufbürden, Schäden sind und sein werden.

Aber zurück zu den Genen. Wir wissen, dass jedes Gen angeschaltet oder abgeschaltet werden kann. Jedes Gen kann rasch oder langsam arbeiten, es kann eine OH-Gruppe von einer Substanz wegnehmen oder hinzufügen. Wie das Potential des Gens dann wirklich aktiviert wird – die Vielfalt von Möglichkeiten, das Gen einzusetzen – unterliegt einem besonderen Steuerungsmechanismus, der Epigenetik. Wir wissen aus zahlreichen Erfahrungen und erkennbaren Erfolgen, dass wir diese epigenetische Steuerung sowohl durch psychologische Arbeit tiefgreifend beeinflussen können (3. und 4. Ebene aus unserem 5-Ebenen-Heilmodell) als auch durch die Regulierung der Produktion von Vitaminen, Peptiden und Aminosäuren (1. Ebene unseres 5-Ebenen-Modells).

Aus diesen Überlegungen heraus sind 3 weitere Mittel entstanden:

HOMEO K. CYCLE

Dieses Mittel enthält die Frequenz von methylierter Folsäure, Substanzen mit Vitamin- und Mineralanteilen in speziell verdünnter Form. Das Gehirn kann Folsäure nur in einer methylierten Form nutzen, daher testet CYCLE, wenn ein Folsäuremangel besteht (was häufig der Fall ist). Methylierung bedeutet die Stilllegung der DNA. Dazu ein Beispiel: Im Grunde ist das Virus Herpes labialis nicht schlimm; die Herpes-DNA ist an die Nervenzellen fest angehängt, d.h. sie ist methyliert. Die Viren sind zwar vorhanden, aber unsichtbar und verursachen keine Probleme und Symptome. Wenn es allerdings weniger Methylgruppen gibt, als der Körper braucht, nimmt er sie vom Herpesvirus – das Herpesvirus wird frei, wird aktiv, bricht aus eine Fieberblase entsteht.

HOMEO K. CYCLE-A

HOMEO K. CYCLE-A enthält homöopathisch aufbereitete Aminosäuren und Enzymanteile vom Folat- und Methylzyklus. Der Methylierungszyklus ist für sämtliche Entgiftungsschritte wichtig und notwendig. CYCLE-A zählt zu meinen bevorzugten Mitteln, weil die epigenetische Steuerung der Gene, wie oben angesprochen, bedingt durch Elektrosmog und Umweltgifte, häufig versagt. Die epigenetische Steuerung ist der bedeutendste Angriffspunkt, an dem die Kräfte der menschengemachten Gifte ansetzen können. Es ist also unbedingt notwendig, den Menschen über die Korrektur der Epigenetik wieder in einen Zustand der Gesundheit zu bringen. CYCLE und CYCLE-A sind die wichtigsten Mittel zur Korrektur einer fehlerhaften DNA-Ablesung.

HOMEO K. MULTI

Die Ernährung in zivilisierten Ländern ist sehr defizient, d.h. selbst wenn wir organisch essen, decken wir den Bedarf unseres Körpers an Mineralien und Vitaminen kaum noch ab. Die Böden sind so ausgelaugt, dass sie uns nicht mehr liefern, was wir brauchen.

In den USA nehmen viele Patienten dauerhaft sehr große Mengen an Vitamintabletten zu sich, sodass der Abbau von Zusatzstoffen aus diesen Präparaten mit der Zeit ein Problem darstellt. Um dem Organismus zu helfen, diese Ablagerungsstoffe wieder abzubauen, brauchen wir homöopathische Verbindungen und homöopathische Verdünnungen genau dieser Substanzen, wie sie in das Mittel HOMEO K. MULTI eingearbeitet sind.

Dies ist jedoch nur ein Aspekt, der im Mittel MULTI zur Wirkung kommt. Der andere Aspekt ist, dass es die Vitamine und Mineralstoffe selbst enthält, und zwar in einer Verdünnung, die dem Körper die Frequenzen der Vitamine und der Mineralstoffe gibt, sodass er sie wieder selber herstellen kann, verfügbar hat und effizient einsetzen kann. Wir haben über längere Zeit beobachtet, dass der Patient, der MULTI einnimmt (ich gebe im Allgemeinen 10 Tropfen 3 x täglich) 90 % seiner Mittel nicht mehr braucht. Der Patient benötigt ganz offensichtlich meist nur den energetischen Teil der lebenswichtigen Vitamine und Mineralstoffe. Diese praktische Erfahrung mit MULTI ist ein unglaublicher Durchbruch in Bezug auf den Kostenaufwand und daher auch für die Durchführbarkeit der Aufgabe, die mineralstoff-verarmten Körperdepots immer wieder aufzufüllen.

Wir geben MULTI bei der ersten Behandlung und schauen nach mehreren Wochen, welche von den anderen Vitaminen und Mineralstoffen dann überhaupt noch testen.

ANTIMIKROBIELLE MITTEL

Die nächste Gruppe umfasst drei antimikrobielle Mittel, die wir einsetzen, um das Verhältnis von pathogenen Keimen in unserem Körper wieder in ein Gleichgewicht zu bringen.

HOMEO K. MITO BX

Das wichtigste Mittel aus dieser Gruppe heißt MITO BX. Wir wissen aus der Literatur, dass die Hauptgründe für mitochondriale Erkrankungen zu etwa 50 % in mitochondrialen Vergiftungen bestehen, und bei ca. 50 % handelt es sich wirklich um Mikroben, die sich in die Mitochondrien einnisten. Eine Funktion der Mitochondrien ist es, Substanzen zu produzieren, die pathogene Keime abtöten. Die Mitochondrien geben diese Substanzen jedoch nach außen ab und haben nach innen keinen Schutz. Viele Keime, z.B. Ehrlichien, leben aber – ungestört – im Inneren der Mitochondrien und bringen von dort aus unser gesamtes System zum Erliegen. Das Mittel MITO BX nutzt in homöopathischer Verdünnung die Frequenzen eines speziellen Peptids, BX Antitoxin, das Keime aus den Mitochondrien vertreibt und diese wieder freilegt. Es gibt Untersuchungen, in denen wir zeigen können, dass die ATP-Erzeugung beim Patienten wieder ansteigt. Das bedeutet mehr Energie für den Menschen.

HOMEO K. CATS

Ich verwende es als unser Hauptmittel für die Bartonella-Erkrankung, eine der Co-Infektionen zur Lyme-Borreliose. Wir wissen mittlerweile, dass die ALS-Erkrankung und auch andere neurologische Erkrankungen sehr oft aus einer Kombination von Lyme-Borreliose + Toxine + Bartonella-Erkrankung bestehen. Bartonella-Infektionen bewirken oft eine Transvers-Myelitis, also sehr schwere neurologische Schäden; mit der antibiotischen Behandlung allein kommt man hier nicht weiter. Wir haben herausgefunden, dass die Behandlung plötzlich greift, wenn wir dem Patienten zur Antibiotikabehandlung das MITO BX und CATS dazugeben. Das ist ein wirklich magisches Mittel für diesen Einsatzbereich.

HOMEO K. PIRO

PIRO wie Piroplasmose (Babesiose), ebenfalls eine der Co-Infektionen der Lyme-Borreliose. Durch den Einsatz dieser Mittel machen wir das Immunsystem auf die Keime aufmerksam, um die gesamten Maßnahmen, die wir sonst durchführen, zu intensivieren. Wir bewahren den Patienten vor jahrelangen Erkrankungen.

und eine Kostenexplosion. Die meisten Lyme-Borreliose-Ärzte beschränken sich auf die Verschreibung von Antibiotika. Diese Behandlungen werden immer komplizierter, immer teurer, müssen immer öfter intravenös gegeben werden. Wir umgehen das, indem wir diese einfachen Mittel geben, und wenn nötig, noch dazu niedriger dosierte Antibiotika, die dann auch rasch wirken und die Keime wirklich aus dem System treiben.

HOMEO K. CLEAR

Schwierigkeiten zu entgiften treten an den Übergangsstellen vom Zellkern ins Zellinnere und vom Zellinneren durch die Zellwand nach außen auf. Die Mittel, die dafür gebraucht werden, sind Sulfhydryl-Mittel, d.h. SH-Gruppen. Wir wissen aus langjähriger Erfahrung, dass der Versuch, mit Hilfe sulfhydrylhaltiger Mittel wie DMPS, DMSA oder Glutathion in die Zelle selbst zu gelangen, fehlgeschlagen ist (Penicillamin ist ein Sonderfall, da es in geringem Ausmaß aufgenommen wird). Wir haben lange nach der richtigen homöopathischen Verdünnung für diese SH-Gruppen gesucht, die wirklich von den Zellen aufgenommen werden kann. Mit den Frequenzen, die in CLEAR verarbeitet sind, ist uns genau das gelungen. Wir setzen dieses hochwirksame Mittel ein, um Schwermetalle und fast alle Umweltgifte aus der Zelle herauszuschleusen – immer verbunden mit der Einnahme von Chlorella, Koriander und anderen Bindemitteln, um die Toxine aus dem Körper zu entfernen.

HOMEO K. HARMONY

Diese Mischung bietet einen sanften und doch sehr wirksamen Einstieg. Wir empfehlen, HARMONY oft und hoch dosiert einzunehmen, ca. 10 Tropfen 6-mal am Tag. Wenn der Patient nach einigen Wochen der HARMONY-Einnahme zu uns kommt, geht es ihm meist schon etwas besser, und in der ART-Testung zeigen sich nun die spezifisch benötigten Mittel. Wenn wir das dahinterliegende Gedankengut, auf dem das Behandlungskonzept entstanden ist, verstehen, erkennen wir die Wechselwirkungen der Fünf Heilebenen des Seins und deren Ordnungen, die sich als grundlegende Philosophie durch alle meine Methoden ziehen. Im weitesten Sinne könnte man sagen, dass die Anwendung der HOMEO K.-Mittel als elegante Methode genutzt werden kann. Bei der Entwicklung der Mittel sind Schritte auf allen vier Ebenen, auf denen wir als Menschen wirken können, berücksichtigt.

Wir begegnen der Menge von pathogenen Keimen und Umweltgiften nicht nur mit einem oberflächlichen Rundumschlag, um eine Schlacht zu gewinnen (wie das bei der schulmedizinischen Antibiotikabehandlung oft der Fall ist), sondern wir erkennen die für uns schädlichen Substanzen und Organismen an, studieren sie und lernen von ihrer Intelligenz – nämlich gut und immer besser zu leben.

So treiben wir uns gegenseitig dazu an, uns immer weiter zu entwickeln, um vielleicht zuletzt doch noch friedlich und harmonisch als Menschen, Keime und Metalle auf diesem Erdball zu koexistieren.

Dem Behandler, der ohne ART-Testung arbeitet, empfehlen wir, bei jeder Behandlung HOMEO K. Trio, 3-mal 5 Tropfen täglich einzusetzen. Wir sehen oft eine rasche Verbesserung bei Schlafproblemen, Angst, Mutlosigkeit und ein besseres Ansprechen auf die biologische Therapie.

8.2 Ozonisierte Öle (ehemals Rizole)

Folgende Zusammensetzungen finden Verwendung:

R-Alpha
98,0 % Rezeptur-Rohstoff
1,0 % Olivenöl
1,0 % Rizinusöl

R-Beta
66,0 % Rezeptur-Rohstoff
23,0 % Minzöl
11,0 % Geraniumöl

R-Gamma
70,0 % Rezeptur-Rohstoff
10,0 % Nelkenöl
10,0 % Wermutöl
10,0 % Walnussöl

R-Lambda
69,3 % Rezeptur-Rohstoff
10,0 % Wermutöl
10,0 % Nelkenöl
5,0 % Schwarzkümmelöl
3,0 % Thymianöl
1,8 % Walnussöl
0,9 % Majoranöl

R-Kappa
61,0 % Rezeptur-Rohstoff
10,0 % Wermutöl
10,0 % Nelkenöl
10,0 % Walnussöl
5,0 % Schwarzkümmelöl
1,0 % Thyminanöl
3,0 % Majoranöl

R-Jota
16,0 % Nelkenöl
15,6 % Beifußöl
15,6 % Thymianöl
15,6 % Majoranöl
15,6 % Bittermandelöl
15,6 % Weihrauchöl
6,0 % SMO80V Lösungsvermittler

R-Epsilon
69,3 % Rezeptur-Rohstoff
10,0 % Wermutöl
10,0 % Nelkenöl
5,0 % Schwarzkümmelöl
3,8 % Walnussöl
1,0 % Knoblauchöl
0,9 % Majoranöl

R-Zeta
69,3 % Rezeptur-Rohstoff
10,0 % Wermutöl
10,0 % Nelkenöl
5,0 % Schwarzkümmelöl
3,0 % Beifussöl
1,8 % Walnussöl

R-My
69,3 % Rezeptur-Rohstoff
10,0 % Wermutöl
10,0 % Nelkenöl
5,0 % Schwarzkümmelöl
1,8 % Walnussöl
0,9 % Majoranöl

R-Omega
Chlor als starkes Oxidants
Von R-Omega wird ein 1 TL zu je 10 Tr. einer anderen R-Rezeptur (vorzugsweise R-Gamma) hinzugefügt. Es ist ein starkes Oxidationsmittel und wird bei Parasitosen eingesetzt.

Klinghardt Spezial

Minzöl	Schwarzkümmelöl
Geraniumöl	Thymianöl
Walnussöl	Bittermandelöl
Nelkenöl	Weihrauch
Beifussöl	Majoranöl
Knoblauch	Furfural EuPha97

8.3 Weitere Informationen

8.3.1 Nahrungsergänzung bei Borreliose

Maritta Schmid
Gesundes Naschen für Kinder mit Hyperaktivität, Lern- und Konzentrationsstörung, INK Verlag, 2014

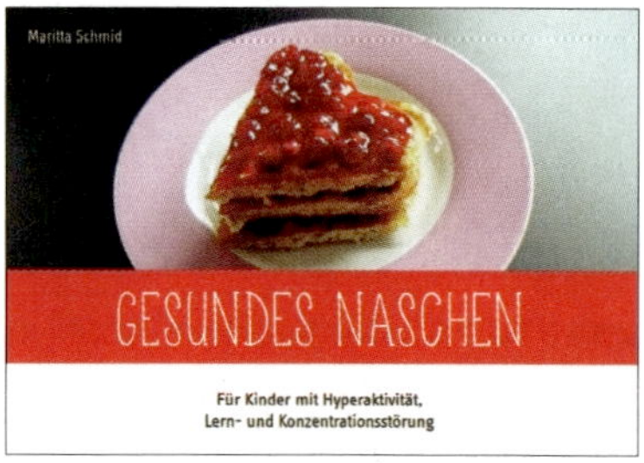

Nutritional supplements studied for Lyme

Omega-3 Fatty Acids, Coenzyme-Q10, Royal Jelly Vojdani A, Erde J. Regulatory T cells, a potent immunoregulatory target for CAM researchers: The ultimate antagonist (I). eCAM 2006;3:209-15

S-Adenosylmethionine Nicolson GL. Diagnosis and therapy of chronic systemic co-infections in Lyme disease and other tick-borne infectious diseases. Townsend Letter 2007;93-8

L-Carnitine Bock SJ. The integrative treatment of Lyme disease. Int. J. Integ. Med. 1999;1:19-23

Vitamin B-complex, Methylcobalamin Nicolson GL. Diagnosis and therapy of chronic systemic co-infections in Lyme disease and other tick-borne infectious diseases. Townsend Letter 2007;93-8. (4, 8)

Vitamin D Spach KM, Nashold FE, Dittel BN, Hayes CE. IL-10 signaling is essential for 1, 25-dihydrooxyvitamin D3-mediated inhibition of experimental autoimmune encephalomyelitis. J. Immunol. 2006;177:6030-7.Ha H, Lee JH

Hydrolytic enzymes Targoni OS, Tary-Lehmann M, Lehman PV. Prevention of murine EAE by oral hydrolytic enzymes. J. Autoimm. 1999;12:191-8

Bromelain from pineapple stems proteolytically blocks activation of extracellular regulated kinase-2 in T cells Mynott TL, Ladhams A, Scarmato P, Engwerda CR. J. Immunol. 1999;163:2568-75

All Niacin Is Not the Same Philip H. Frost, MD Ann Intern Med. 1991;114(12):1065. doi:10.7326/0003-4819-114-12-1065_1

Pellagra Walter H. Buhlig, Bull Northwest Univ Med Sch. 1911 Jun; 13(1): 37-42. PMCID: PMC3802229

Thymic peptides Rosenbaum M, Vojdani A, Susser M, Watson CM. Improved immune activation markers in chronic fatigue and immune dysfunction syndrome (CFIDS) patients treated with thymic protein A. J. Nutrit. Environ. Med. 2001;11:241-7

Pycnogenol Vojdani A, Erde J. Regulatory T cells, a potent immunoregulatory target for CAM researchers: Modulating allergic and infectious disease pathology (II). eCAM 2006;3:1-6

N-Acetylcysteine and glutathione Vojdani A, Erde J.: Regulatory T cells, a potent immunoregulatory target for CAM researchers: The ultimate antagonist (I). eCAM 2006;3:209-15

Colloidal silver, Red chili pepper (capsaicin) Beltran J, Ghosh AK, Basu S. Immunotherapy of tumors with neuroimmune ligand capsaicin. J. Immunol. 2007; 177:3260-4

Probiotics Di Giacinto C, Marinaro M, Sanchez M, Strober W, Boirivant M. Probiotics ameliorate recurrent TH1-mediated murine colitis by inducing IL-10 and IL-10-dependent TGF-b-bearing regulatory cells. J. Immunol. 2005;174:3237-46

Dehydroepiandrosterone Du C, Khalil MW, Sriram S. Administration of dehydroepiandrosterone suppresses experimental allergic encephalomyelitis in SJL/J mice. J. Immunol. 2001;167:7094-101

8.3.2 Quecksilber und Candida

M.L.S.Queiroz et al, "Immunoglobulin Levels in Workers Exposed to Inorganic Mercury", Pharmacol Toxicol 74:72-75, 1994; & "Presence of Micronuclei in lymphocytes of mercury exposed workers', Immunopharmacol Immunotoxicol, 1999, 21(1):141-50; & D.C.Santos, "Immunoglubuline E in mercury exposed workers", 1997, 19(3):383-92

S. Yannai et al, "Transformations of inorganic mercury by candida albicans and saccharomyces cerevisiae", Applied Envir Microbiology, 1991, 7:245-247

B.J. Shenker et al, Dept. Of Pathology, Univ. Of Penn. School of Dental Med., "Immunotoxic effects of mercuric compounds on human lymphocytes and monocytes: Alterations in cell viability" and "Immune suppression of human T-cell activation", Immunopharmacologicol Immunotoxical, 1992, 14(3):555-77

P.E. Bigazzi, "Autoimmunity and Heavy Metals", Lupus, 1994; 3: 449-453

(235) H.J. Hamre, Mercury from Dental Amalgam and Chronic Fatigue Syndrome", The

CFIDS Chronicle, Fall 1994, p44-47

M. E. Godfrey, Candida, Dysbiosis and Amalgam. J. Adv. Med. vol 9 no 2 (1996); & Romani L, Immunity to Candida Albicans: Th1, Th2 cells and beyond. Curr Opin Microbiol 1999, 2(4):363-7

8.3.3 Biofilm Literatur

http://www.ncbi.nlm.nih.gov/pmc/articles/PMC373078/?page=2

Hall-Stoodley L et all, Direct detection of bacterial biofilms on the middle-ear mucosa of children with chronic otitis media, JAMA. 2006 Jul 12; 296 (2):202-11. http://www.ncbi.nlm.nih.gov/pubmed/16835426

"Research on microbial biofilms (PA-03-047)". NIH, National Heart, Lung, and Blood Institute. 2002, 12-20

Ana-Monica Pais-Correia et al., Biofilm-like extracellular viral assemblies mediate HTLV-1 cell-to-cell transmission at virological synapses, Nature Medicine, 16, 83-89, 2010,http://www.nature.com/nm/journal/v16/n1/abs/nm.2065.html

The Lyme-Autism Connection: Unveiling the Shocking Link Between Lyme Disease and Childhood Developmental Disorders Paperback, Tami Duncan, Bryan Rosner

R.F. Itzhaki, Herpes Simplex Virus Type 1 in Alzheimer's Disease: The Enemy Within, Journal of Alzheimer's Disease, Vol 13, N.4/2008

Dementia Caused by Borellia infection of the Central Nervous System', Alan B. McDonald, M.D.http://alzheimerborreliosis.net/wp-content/uploads/2012/10/Final_version _Philadelphia_Presentation.pdf

Alzheimer's disease – a neurosporochetosis. Analysis of the evidence following Koch's and Hill's criteria. Judith Miklossy, MD, Journal of Neuroinflammation 2011, 8:90 http://www.jneuroinflammation.com/content/8/1/90

Direct Visualization of Fungal Infection in Brains from Patients with Alzheimer's Disease. Pisa D. et al.; J.Alzheimers Dis. Aug.13,2014. http://www.ncbi.nlm.nih.gov/pubmed/25125470

Alzheimer's disease and disseminated mycoses. R. Alonso et.al.; European Journal of Clinical Microbiology & Infectious Diseases, July 2014, Volume 33, Issue 7, pp 1125-1132 http://link.springer.com/article/10.1007/s10096-013-2045-z

http://www.cdc.gov/vaccines/schedules/downloads/child/0-18yrs-combined-schedule-bw.pdf

http://www.ncbi.nlm.nih.gov/pmc/articles/PMC1393226/

Suppression of bacterial cell – cell signalling, biofilm formation and type III secretion system by citrus flavonoids, A.Vikram et.al.; Journal of Microbiology, Vol.109,Iss.2, August, 2010

Biofilm in Lyme, Autism, Alzheimer's and Dementia, 20 January 201, Dr. Thomas Janossy http://onlinelibrary.wiley.com/doi/10.1111/j.1365-2672.2010.04677.x/full

Resveratrol Inhibits Periodontal Pathogens In Vitro, D.J.O'Connor et. al., Phytotherapy Research, Vol 25.11.November 2011.http://onlinelibrary.wiley.com/doi/10.1002/ptr.3501/abstract?deniedAccessCustomisedMessage=&userIsAuthenticated=false

Apple Flavonoid Phloretin Inhibits Escherichia coli O157:H7 Biofilm Formation and Ameliorates Colon Inflammation in Rats. Jin Hyung-Lee et.al.; Infection and Immunity, Vol.79,no.12,December 2011. http://iai.asm.org/content/79/12/4819.short

Adam M. Brickman et.al.; Enhancing dentate gyrus function with dietary flavanols improves cognition in older adults. Nature Neuroscience, October 2014. http://www.nature.com/neuro/journal/vaop/ncurrent/full/nn.3850.html

Effect of enterosorption on animal lifespan. Frolkis VV, et al. Biomater Artif Cells Artif Organs, 1989; 17(3):341-51. Institute of Gerontology, AMS USSR

Antibiofilm activity of sodium bicarbonate, sodium metaperiodate and SDS combination against dental unit waterline-associated bacteria and yeast. Gawande PV. Et al., J.Appl. Microbiol. 2008 Oct., http://www.ncbi.nlm.nih.gov/pubmed/18422552 19

8.3.4 Chlorella Literatur

1. Aksu, Z.; T. ; The usage of chlorella vulgaris in waste water treatment containing heavy metal irons. Proc. 4th Eur. Cong. Biotech, 2, 80-83, 1987
2. Ben-Basset,D.; Mayer, A.M.: Reduction of mercury chloride by chlorella: Evidence for a reducing factor. Physiol. Pl., 40, 157-162, 1977
3. De Filippis, L.F.; The effect of sub-lethal concentrations of mercury and zinc on chlorella IV characteristics of a general reducing enzyme system for metallic irons. Z. Pflanzenphysiol. 86S: 339-352, 1978
4. De Fillips, L.F.; Pallaghy, C.K.: The effect of sub-lethal concentrations of mercury and zinc on chlorella III. Development and possible mechanisms of resistance to metals. Pflanzenphysiol. 79S: 332-335, 1976
5. Jensen, S.; Jenelov, A.: Biological methylation of mercury in aquatic organisms. Nature, 223: 753, 1969
6. Nakajima, A; Horikoshi, T; Sakagushi, T.: Recovery of uranium by immobilised micro-organisms. Evr. J. Appl. Microbiol. Biotech, 16: 88-91, 1982

7. Shieh, Y.J.; Barger, J: Uptake of mercury by chlorella and its effect on potassium regulation. Planta, 109: 49-60, 1973
8. Sneddon. J.; Pappas, C.P. Binding and removal of metal irons in solution by an algae biomass. Am. Environ. Lab, 10: 9-13, 1991
9. Wilkinson, S.C.; Goulding, K.H.; Robinson, P.K. Mercury removal by immobilised Algae (Chlorella) in batch culture systems. Journal of Applied Phycology, 2:223-230, 1990
10. Pore, R.S.; Detoxification of chlordecore poisoned rats with chlorella and chlorella-derived sporopollenin. Drug. Chem. Toxicol, 7: 57-71, 1984
11. Kojima, M.; Kasajima, t.; Imai, Y., et al: A new chlorella polysaccharide and its accelerating effect on the phagocytic activity of the reticuloendothelial system. Recent Adv. Res., 13, 11, 1973
12. Merchant, R.E.; Rice, C.C.; Young, H.F.: Dietary chlorella pyrenoidosa for patients with malignant glioma: Effects on immunocompetence, quality of life, and survival. Phytotherapy Research, Vol. 4, No. 6, 220-230, 1990
13. Tanaka, K.; Koga, T.; Konishi, F., et al: Augmentation of host defence by a unicellular alga, chlorella vulgaris, to escherichia coli infection. Infect. Immun., 53: 267-271, 1986
14. Ibusuki, K.; Minamishima, Y.: Effect of chlorella vulgaris extracts on murine cytomegalovirus infections. Nat. Immun. Cell Growth Regul., 9 : 121-128, 1990.
15. Kanazawa Medical College Dept. of Serology: Effects of various preparation made from chlorella pyrenoidosa cells on the defence mechanism (immune Resistance), 66-70, 1980
16. Komiyama, K.: Hirokawa, Y.; Mocota, T., et al: An acidic polysaccharide chlon A, from chlorella pyrenoidosa. Anti-tumour activity and immunological response, Chemotherapy, 34: 302-307, 1986
17. Konishi, F.; Tanaka, K. ; Himeno, K., et al: Anti-tumour effect induced by a hot water extract of chlorella vulgaris: Resistance to meth-A tumour growth mediated by CE-induced polymorphonuclear leucocytes. Cancer Immunology and Immunotheraphy, 19 : 73-78, 1985
18. Kuniaki, T.; Yoshifumi, T.; Tsuruta, M. et al: Oral administration of chlorella vulgaris augments concomitant anti-tumour immunity. Immuno-pharmacology and Immunotoxicology, 12 (2): 277-291, 1990
19. Miyazawa, Y.; Murayama, T.; Ooya, N. et al: Immunomodulation by unicellular green algae (chlorella pyrenoidosa) in tumour-bearing mice. Journal of Ethnopharmacology, 24, 135-146, 1988
20. Tanaka, K.; Konishi, F.; Himeno, K: Augmentation of anti-tumour resistance by a strain of unicellular green algae, chlorella vulgaris. Cancer Immunology and Immunotheraphy, 17: 90-94, 1984. 83

21. Morita, K., Matsueda T., Iida, T., Hasegawa, T.: Chlorella accelerates dioxin excretion in rats. Journal of nutrition 129 (9): 1731-6, 1999
22. Kunimasa M., Masahiro O., Hasegawa, T.: Chlorophyll derived from chlorella inhibits dioxin absorption from the gastrointestinal tract and accelerates dioxin excretion in rats. Environmental Health Perspectives 109: 289, 2001
23. Merchant, R., Andre, C.: A review of recent clinical trials of the nutritional supplement chlorella pyrenoidosa in the treatment of fibromyalgia, hypertension, and ulcerative colitis. Alternative Therapies 7: 79, 2001
24. Japan Food Research Laboratories, Analysis Certificate No. 100021448-010, 2000
25. Wong, S.L., et al..: Detection of toxic organometallic complexes in wastewaters using algal assays. Arch. Environ. Contam. Toxicol., 32: 358-366, 1997
26. Travesio, L./ Canizares, R.O.: Heavy metal removal by microalgae. Bull. Environ. Contam. Toxicol 62: 144-151, 1999
27. Klinghardt, D.: Schwermetalle und chronische Erkrankungen. Hier&Jetzt 3: 10-13, 2000
28. Urey, J.C., et al.: Bioconcentration of four pure PCB Isomers by chlorella pyrenoidosa. Bull. Envir. Contam. Toxicol 16: 81-85, 1976
29. Palacios, Mayorga S., et al.: Algunas modificationes al aislamiento y cultivo de chlorella vulgaris Beijerinck. Rev. Lat-amer. Microbiol 19: 95-103, 1977
30. Chang, J.: Wild swans – three daughters of China. New York, Simon Schuster, 1991
31. Spoehr, H.A./ Milner, H.W.: Plant. Physiol. 24: 120f., 1949
32. Tamiya, N., et al.: Preliminary experiments in the use of chlorella as human food. Food Technology Vol. VIII, 4: 179-182, 1954
33. Hagino et al.: Effect of chlorella on fecal and urinary cadmium excretion in Itai-itai. Jap. J. Hyg. 30: 77, 4/1975
34. Mündliche Mitteilung während der 3rd International Exhibition & Conference of Vitafoods International, 03.-05.05.2000 in Genf, Schweiz
35. Isidori, A., et al.: A study of human growth hormone (HGH) release in man after oral administration of amino acids. Current-Medical Research and Opinion, 7, 1981
36. Fried, R./ Merrel, W.C.: The arginine solution, New York: Warner Books, 1999
37. Lombard, J./ Germano, C.: The brain wellness plan, New York: Kensington Publishing, 1997
38. Kojima, M./ Shishido, K., et al.: A clorella polysaccharide as a factor stimulating RES activity. J. reticuloendothel Soc., 14(2): 192-208, 1973
39. Kojima, M./ Kasajima, Y.: A new chlorella polysaccharide and its accelerating effect on the phagozytose activity of the reticuloendothelial system. Recent Adv. R.E.S., 13: 11, 1973
40. Matusiak, K./ Krzywicka, A.: Influence of the extract of chlorella vulgaris on growth of fungi. Acta Microbiologica Polonica Ser. B, 7(24), No.1: 51-54, 1975

41. Forest, W.: Ullmanns Enzyklopädie der technischen Chemie, München/Berlin Verlag Urban & Schwarzenberg, 136-141, 1956
42. Popp, F.A.: Das Licht in unseren Zellen, 6.Auflage, Verlag Zweitausendeins, 1995
43. Koch, H.P./ Hühnler, G.:Chlorophyll – Blattgrün als Arzneimittel, Deutscher Apotheker Verlag, 1995
44. Economics Club: Latest report on functional study of chlorella. Nihonbashi, Japan (unveröffentlicht), 25.06.1997
45. Yasukawa, K./ Akihisa, T., et al.: Inhibitory effects of sterols isolated from chlorella vulgaris on 12-0-Tetradecanoylphorbol-13-acetate-induced inflammation and tumor promotion in mouse skin. Biol. Pharm. Bull. 19(4): 573-576, 1996
46. Vortrag von Dr. Tahao Iida (Health Ecology Research Lab., Fukoka, Japan [July 9-10th, 1998]: Chlorella has remarkable effects of excreting dioxin out of the body. Sonderdruck aus Health Life Business Magazine 179, 1998
47. Jensen, B.: Chlorella, Jewel of the Far East. Escondido/CA, USA: Bernard Jensen Publisher, 1992
48. Koerber/Männle/Leitzmann: Vollwerternährung – Konzeption einer zeitgemäßen Ernährung. Heidelberg: Haug Verlag, 1994
49. Epstein, S.S.: The politics of cancer revisited, New York: East Ridge Press, 1998
50. Singh, A./ Singh, S.P., et al.: Inhibitory potential of chlorella vulgaris (E-2S) on mouse skin papillomagenesis and xenobiotic detoxicartion system. Anticancer Research, 19: 1887-1892, 1999
51. Nagano, T./Suketa, Y., et al.: Absorption and excretion of chlorella ellipsoidea cadmium-binding protein and inorganic cadmium in rats. Jpn. J. Hyg., 38: 741-747, 1983
52. Carr, H.P., Carino, F.A., et al.: Characterization of the cadmium-binding capacity of chlorella vulgaris. Bull. Environ. Contam. Toxicol., 60: 433-440, 1998
53. Horikoshi, T./ Nakajima, A., et al.: Uptake of uranium by various cell fractions of chlorella vulgaris. Radioisotopes 28: 485-488, 1979
54. Nach Pinnang Soong in Shelef/Soeder (Hrsg.): Algae Biomass, North-Holland: Biomedical Press, 1980
55. Tanaka, K./ Yamada, A./ Noda, K., et al.: A novel glycoprotein obtained from chlorella vulgaris strain CK22 shows antimetastatic immunopotentiation. Cancer Immunol. Immunother. 45: 313-320, 1998
56. Konishi, F./ Mitsuyama, M./ Okuda, M., et al.: Protective effect of an acidic glycoprotein obtained from culture of chlorella vulgaris against myelosuppression by 5-fluorouracil. Cancer Immunol. Immunother., 42: 268-274, 1996
57. Noda, K./ Tanaka, K., et al.: A water-soluble antitumor glycoprotein from chlorella vulgaris. Planta medica, 62: 423-426, 1996
58. Fujimaki, M., et al.: About C.G.F., Effects on actions of chlorella cell itself, Tokyo, Japan: People's scientific Research Center at Koganei (unveröffentlichter Bericht)

59. Hasegewa, T./ Okuda, M./ Makino, M., et al.: Hot water extracts of chlorella vulgaris reduce opportunistic infection with listeria monocytogenes in C57BL/6 mice infected with LP-BM5 murine leukaemia viruses. Inter. J. of Immunopharmacology, 17(6): 505-512, 1995
60. Watzl, B./ Leitzmann, C.: Bioaktive Substanzen in Lebensmitteln, Stuttgart: Hippokrates-Verlag, 1999
61. Lee, W.H./ Rosenbaum, M.: Chlorella – The sun-powered supernutrient an dits benefiial properties. A good Health Guide, New Canaan, Connecticut: Keats Publishing, 1987
62. Huang, S.-W./ Kondo, N.: Studies on the effect of feeding edible microalgae to honey bee colonies. Res. Inst. Evolut. Biol. Sci. Rep., (8): 57-83, 19963, Yamagishi, Y., et al.: School children's growth and the value of chlorophyll. Nihon Iji Shimpo, S. 2196, 1961 (in japanischer Sprache)
63. Tokuyasu, M.: Examples of diets for infant's and children's nutritional guidance, and their effects of adding chlorella and C.G.F. to food schedule. Totori City, Japan: Comference proceedings at the nutritional Illness Counseling Clinic 1983, siehe auch: Jpn. J. Nutr. 41(5): 275-283, (1980 u.) 1983
64. Statistics and Information Departement: Abridged life table for Japan, average expectancy 1945-1992. Minister's Secretariat, Ministry Health Welfare: Japanese Government, 1992
65. Miner, J.A.: Mechanisms for nutritional inhibition of carcinogenesis in: Moon, T.E., Micozzi, M.S. (Hrsg.): Nutrition and cancer prevention: Investigating the roles of micronutritient, New York: Marcel Dekker, 1989
66. Harman, D.: The biologic clock: the mitochondria? 20(4), 145-147, 1972
67. Harmann, D.: Free radical involvement in aging. Pathophysiology and therapeutic implications. Drugs Aging, 3(1): 60-80, 1993
68. Dokumentation der besonderen Therapieeinrichtungen und natürlichen Heilweisen in Europa, Bd. 5, Halbbd. 1, ZDN, Zentrum zur Dokumentation für Naturheilverfahren e.V. (im Auftrag des niedersächsischen Ministerium für Wirtschaft, Technologie und Verkehr), 1992
69. Siehe Pauling, L.: Pauling's Vitamin-Programm. München: Bertelsmann Verlag, 1990
70. Hasegawa, T./ Okuda, M./ Nomoto, K., et al.: Augmentation of the resistance against Listeria monocytogenes by oral administration of hot water extract of chlorella vulgaris in mice. Immnuopharmacology and Immunotoxicology, 16(2): 191-202, 1994
71. Hasegawa, T./ Yoshikai, Y./ Okuda, M. et al.: Accelerated restoration of the leukocyte number and augmented resistance against Escherichia coli in cyclophosphamide-treated rats orally administered with a hot water extract of chlorella vulgaris. International Journal of Immunopharmacology, 12(8), 883-891, 1990

72. Konishi, F./ Tanaka, K., et al.: Enhanced resistance against Escherichia coli infection by subcutaneous administration of hot-water extract of chlorella vulgrais in cyclophosphamide-treated mice. Cancer Immunology Immunotherapy, 32(1): 1-7, 1990
73. Hasegawa, T./ Tanaka, K., et al.: Augmentation of the resistance against Escherichia Coli by administration of hot-water extract of chlorella vulgaris in rats. International Journal of Immunopharmacology, 11(8): 971-976, 1989
74. Konishi, F./ Tanaka, K. et al.: Antitumor effect induced by a hot water extract of chlorella vulgaris (CE): Resistance to Meth-A tumor growth mediated by CE-induced polymorphonuclear leukocytes. Cancer Immunology Immunotherapy, 19(2): 73-78, 1985
75. Tanaka, K./ Konishi, F./ Himeno, K., et al.: Augmentation of antitumor resistance by a strain of unicellular green algae, chlorella vulgaris. 17(2): 90-94, 1984
76. Hasegawa, T./ ito, K., et al.: Oral administration of hot water of chlorella vulgaris reduces IgE production against milk casein in mice. International Journal of Immunopharmacology, 21(5): 311-323, 1999
77. Tanaka, K./ Yamada, A./ Noda, K., et al.: Oral administration of a unicellular green algae, chlorella vulgaris, prevents stress-induced ulcer. Planta medica, (63): 465-466, 1997
78. Volesky, B.: Biosorption of heavy metals. CRC Press, Florida: Boca Raton, 1990
79. Pfeiffer, C.C.: Nährstoff-Therapie bei psychischen Störungen – The Golden Pamphlet, Heidelberg: Haug-Verlag, 1993

Chlorella safety

500 Gramm Chlorella per day in experiment without serious side effects except bloatedness (Algae Feeding in Humans R.Powell et al, J of Nutrition 75: 61, pg 7-12). Exempt in Japan from necessity of further safety studies

NIN report: no LD 50 in rats

South Korea: 4000 tons of chlorella used annually by humans without reports of worrysome side effects

Over 10 Million people take chlorella as daily supplement (ref 335) – Mason R: Altern Compl Therap, 2001;7 (3):161-165

Chlorella and metal detox

Uranium

Horikoshi, T./ Nakajima, A., et al.: Uptake of uranium by various cell fractions of chlorella vulgaris. Radioisotopes 28: 485-488, 1979

Nakajima, A; Horikoshi, T; Sakagushi, T.: Recovery of uranium by immobilised micro-organisms. Evr. J. Appl. Microbiol. Biotech, 16: 88-91, 1982

Lead

Protective effects of chlorella vulgaris in lead exposed mice infected with Listeria monocytogenes M.Queiroz et al International Immunopharmacology 3 (2003) 889-900

Cadmium

Hagino et al.: Effect of chlorella on fecal and urinary cadmium excretion in Itai-itai. Jap. J. Hyg. 30: 77, 4/1975

Nagano, T./Suketa, Y., et al.: Absorption and excretion of chlorella ellipsoidea cadmium-binding protein and inorganic cadmium in rats. Jpn. J. Hyg., 38: 741-747, 1983

Carr, H.P., Carino, F.A., et al.: Characterization of the cadmium-binding capacity of chlorella vulgaris. Bull. Environ. Contam. Toxicol., 60: 433-440, 1998

Chlorella and Mercury Detox

Shieh, Y.J.; Barger, J: Uptake of mercury by chlorella and its effect on potassium regulation. Planta, 109: 49-60, 1973

Parachlorella beyerinckii CK-5 is found to accelerate excretion of methyl-mercury both into feces and urine: "Japan Society for Bioscience, Biotechnology and Agro-chemistry"(JSBBA: http://www.jsbba.or.jp) Meeting in Nagoya City, Japan, March 29~30, 2008

Ben-Basset,D.; Mayer, A.M.: Reduction of mercury chloride by chlorella: Evidence for a reducing factor. Physiol. Pl., 40, 157-162, 1977)

Krisenon J: Inauguraldissertation (=PhD thesis) Fachbereich Chemie Universitaet GH Essen, 2002

(pp. 230, 231,232, 236, 247, Ref. 922, 923, 924 u. 926, 1000-1003): Chlorella and CVE remove mercury, tin, antimonum, bismuth and arsenic (toxins) from the bloodstream and from the oral cavity

Chlorella used traditionally to save lives after environmental catastrophes

Nishijo et al: Toxicol Letters 1999; 108 (2-3): 321-7

Iwata K et al, Tohoku J Exp Med 1991; 164(2):93-102

Prof Lin, Ichiumura S: Rept Chlorella Res 1973, p 195 (only in Japanese)

Hagino N et al: Nippon Eiseigaku Zasshi, 1975 ;30 (1):77

CVE: treatment of intestinal infections (Listeria, pathogenic e.coli and CMV) and lead toxicity

Hasegawa, T./ Okuda, M./ Nomoto, K., et al.: Augmentation of the resistance against Listeria monocytogenes by oral administration of hot water extract of chlorella vulgaris in mice. Immnuopharmacology and Immunotoxicology, 16(2): 191-202, 1994

Queiroz, M. et al: Protective effects of chlorella vulgaris extract CVE) in lead-exposed mice infected with Listeria monocytogenes . Int Immunopharmacol 2003, Jun 3(6): 889-900

Chlorella in cancer therapy

Komiyama, K.: Hirokawa, Y.; Mocota, T., et al: An acidic polysaccharide chlon A, from chlorella pyrenoidosa. Anti-tumour activity and immunological response, Chemotherapy, 34: 302-307, 1986

Konishi, F.; Tanaka, K. ; Himeno, K., et al: Anti-tumour effect induced by a hot water extract of chlorella vulgaris: Resistance to meth-A tumour growth mediated by CE-induced polymorphonuclear leucocytes. Cancer Immunology and Immunotheraphy, 19 : 73-78, 1985

Kuniaki, T.; Yoshifumi, T.; Tsuruta, M. et al: Oral administration of chlorella vulgaris augments concomitant anti-tumour immunity. Immuno-pharmacology and Immunotoxicology, 12 (2): 277-291, 1990

Miyazawa, Y.; Murayama, T.; Ooya, N. et al: Immunomodulation by unicellular green algae (chlorella pyrenoidosa) in tumour-bearing mice. Journal of Ethnopharmacology, 24, 135-146, 1988

Tanaka, K.; Konishi, F.; Himeno, K: Augmentation of anti-tumour resistance by a strain of unicellular green algae, chlorella vulgaris. Cancer Immunology and Immunotheraphy, 17: 90-94, 1984. 83

Merchant, R.E.; Rice, C.C.; Young, H.F.: Dietary chlorella pyrenoidosa for patients with malignant glioma: Effects on immunocompetence, quality of life, and survival. Phytotherapy Research, Vol. 4, No. 6, 220-230, 1990.)

Chlorella and chemical detox

Effect of chlorella pyreneidosa on fecal excretion and liver accumulation of polychlorinated dibenzo-p-dioxin in mice Chemosphere 2005;59 297-304

Pore, R.S.; Detoxification of chlordecone poisoned rats with chlorella and chlorella-derived sporopollenin. Drug. Chem. Toxicol, 7: 57-71, 1984

Urey, J.C., et al.: Bioconcentration of four pure PCB Isomers by chlorella pyrenoidosa. Bull. Envir. Contam. Toxicol 16: 81-85, 1976

Morita, K., Matsueda T., Iida, T., Hasegawa, T.: Chlorella accelerates dioxin excretion in rats. Journal of nutrition 129 (9): 1731-6, 1999

Kunimasa M., Masahiro O., Hasegawa, T.: Chlorophyll derived from chlorella inhibits dioxin absorption from the gastrointestinal tract and accelerates dioxin excretion in rats. Environmental Health Perspectives 109: 289, 2001

Nutr J 2006 Jun 8;5:16Nick, G. Addressing human exposure to environmental toxins with chlorella Pyrenoidosa. Townsend Letter for Doctors and Patients. Apr 2003. (237), 28-32

Chlorella as general supplement

Over 10 Million people take chlorella as daily supplement (ref 335) – Mason R: Altern Compl Therap, 2001;7 (3):161-165

Tamiya, N., et al.: Preliminary experiments in the use of chlorella as human food. Food Technology Vol. VIII, 4: 179-182, 1954)

CGF – optimal facial development, optimal skeletal growth and development of intelligence:

Yamagishi, Y., et al.: School children's growth and the value of chlorophyll. Nihon Iji Shimpo, S. 2196, 1961 (in Japanese)

R.Pratt et al :Production of thiamine, riboflavin, folic acid and biotin by chlorella vulgaris und chlorella pyreneidosa J of Pharmaceutical Sciences Vol 54, No.6, June 1965: chlorella contains significant amounts of: Vit B2, B3, methyl B12, D-3, Vit K, Vit C, Vit E, beta carotine and other carotinoids, all essentiell aminoacids, magnesium, iron, potassium, chlorophyll

Tokuyasu, M.: Examples of diets for infant's and children's nutritional guidance, and their effects of adding chlorella and C.G.F. to food schedule. Totori City, Japan: Conference proceedings at the nutritional Illness Counseling Clinic 1983, siehe auch: Jpn. J. Nutr. 41(5): 275-283, (1980 u.) 1983)

Merchant, R., Andre, C.: A review of recent clinical trials of the nutritional supplement chlorella pyrenoidosa in the treatment of fibromyalgia, hypertension, and ulcerative colitis. Alternative Therapies 7: 79, 2001)

The chlorella membrane: contents and properties

Bohumil Voelsky: Biosorption of Heavy Metals. CRC Press, 1990: several papers on the cell wall of chlorella. It contains: Hemizellulose A and B, C. P membrane contains Sporopollenin, not C.V, carotenoids, polyphenols and more

Ben-Basset,D.; Mayer, A.M.: Reduction of mercury chloride by chlorella: Evidence for a reducing factor. Physiol. Pl., 40, 157-162, 1977)

Pregnancy and Breastfeeding: the protective effect of chlorella

S.Nakano et al: Maternal-fetal distribution and transfer of dioxins in pregnant women in Japan, and attempts to reduce maternal transfer with Chlorella (Chlorella pyrenoidosa) supplements Chemosphere, April 2005

Shiro Nakano et al: Chlorella Pyreneidosa supplementation decreases Dioxin and increases Immunoglobulin A concentrations in breast milk J Med Food 10 (1) 2007, 134-142)

Chlorella lowers lipids

A hot water extract of chlorella pyreneidosa reduces body weight and serum lipids in ovarectomized rats S. Hidaka et al Phytotherapy Research 18 (2004) 164-168

Effect of Chlorella on the level of serum cholesterol in rats C-J Wang et al, J Formosan Med Assoc 80 (1981) 929-933)

Chlorella and the intestinal tract (colitis, IBS, metal binding)

Merchant, Altern Ther Health Med. 2001 May-Jun;7(3):79-91

Merchant, R. & Andre, C. Dietary supplementation with chlorella pyrenoidosa produces positive results in patients with cancer or suffering from certain common chronic illnesses. Townsend Letter for Doctors and Patients. Feb 2001. (211), 74-80

Nucleotide (CGF/CVE chlorella extracts) und IBS

Nucleotide supplementation: a randomised double-blind placebo controlled trial of IntestAidIB in people with Irritable Bowel Syndrome [ISRCTN67764449]. (Significant improvement over placebo) Full text:http://www.pubmedcentral.nih.gov/picrender.fcgi?artid=1513247&blobtype=pdf)

Dancey CP, Attree EA, Brown KF

Chlorophyll from chlorella binds toxic metals in the gut: Yun CH et al: Micros Res Tech

1997; 36(4): 313-23), Kensler TW et al: ibidem

Sporopollein from chlorella attaches itself to toxins in the intestinal mucosa and is excreted in this form together with the toxin (ref 233 pg 96): Pore, RS – Drug Chem Toxicol, 1984;7(1):57-71

Use of chlorella for toxin elimination

Guzelian PS, Z Gastroenterologie, 1984; 22:16-20, symptoms of toxicity reduced (ref 28): Biesalski HK et al: Ernaehrungsmedizin 1999, Thieme Verlag, Stuttgart, Germany)

Mercola, J. & Klinghardt, D. Mercury toxicity and systemic elimination agents. Journal of Nutritional and Environmental Medicine. 2001. V. 11, 53-62

Ray, T. The mitigation of methyl mercury vapor inhalation and exhalation in people with dental amalgam fillings. Townsend Letter for Doctors and Patients. Nov 2002. (232), 86-88. In this study a mercury vapor analyzer is used to show that "nanonized" chlorella (Matrix Metals) and regular chlorella bind mercury

Papers in English by D. Klinghardt, MD, PhD, containing definitive references about the use of chlorella in a detoxification programme:

Klinghardt, D. Amalgam/mercury detox as a treatment for chronic viral, bacterial, and fungal illnesses. J Explore! 1997. V. 8, (3)

Klinghardt, D. The five levels of healing. J Explore! 2005. V. 14, (4)

Klinghardt, D. Metal toxicity. J Explore! 2000. V. 10 (1)

Klinghardt, D. Chlorella – Erfahrungsheilkunde 1999;7:435-438

Klinghardt, D. Lecture at the ETH in Zurich: Heavy Metal Toxicity Update (with full discussion on chlorella), Oct 31, 2001 – available on video

Wichtigste Veröffentlichung über die Entgiftungsfähigkeit von Chlorella

Bohumil Volesky, Biosorption of Heavy Metals Dept. of Chemical Engeneering McGill Universtity Montreal, Quebec, Canada 1990 by CRC Press, Reference

8.3.5 Astragalus Literatur

Zhao KW, Kong HY. Effect of Astragalan on secretion of tumor necrosis factor in human peripheral mononuclear cells. Chung Kuo Hsil Chieh Ho Tsa Chih 1993;13:263-265

Huang ZQ, Qin NP, Ye W. Effect of Astragalus membranaceus on T-lymphocyte subsets in patients with viral myocarditis. Chung Kuo Chung Hsi I Chieh Ho Tsa Chih

1995;15:328-330

Peng T, Riesemann H, Kandolf R. The inhibitory effect of Astragalus membranaceus on coxsackie B3 virus RNA replication. Chin Med Sci J 1995;10:146-150

Guo Q, Peng TQ, Yang YZ. Effect of Astragalus membranaceus on Ca 2+ influx and coxsackie virus B3 replication in cultured neonatal rat heart cells. Chung Kuo Chung Hsi I Chieh Ho Tsa Chih 1995;15:483-485

Zhao XZ. Effects of Astragalus membranaceus and Tripterygium hypoglancum on natural killer cell activity of peripheral blood mononuclear cells in systemic lupus erythematous. Chung Kuo Chung Hsi I Chieh Ho Tsa Chih 1992;12:679-671

Luo HM, Dai RH, Li Y. Nuclear cardiology study on effective ingredients of Astragalus membranaceus in treating heart failure. Chung Kuo Chung Hsi I Chieh Ho Tsa Chih 1995;15:707-709

Chu DT, Lin JR, Wong W. The in vitro potentiation of LAK cell cytotoxicity in cancer and AIDS patients induced by F3-a fractionated extract of Astragalus membranaceus. Chung Hua Chung Liu Tsa Chih 1994;16:167-171

He J, Li Y, Wei S, et al. Effect of mixture of Astragalus membranaceus, Fructus Ligusti lucidum and Eclipta prostrata on immune function in mice. Hua Hsa I Ko Ta Hseuh Hseuh Pao 1992;23:408-411

Li SQ, Yuan RX, Gao H. Clinical observation on the treatment of ischemic heart disease with Astragalus membranaceus. Chung Kuo Chung Hsi I Chieh Ho Tsa Chih 1995;15:77-80

Lei ZY, Qin H, Liao JZ. Action of Astragalus membranaceus on left ventricular function of angina pectoris. Chung Kuo Chung Hsi I Ho Chieh Ho Tsa Chih 1994;14:199-202

Astragalus membranaceus stimulates human sperm motility in vitro. Am J Chin Med 1992;20:289-294

Chu D, Wong WL, Mavligit GM. Immunotherapy with Chinese medical herbs I. Immune restoration of local xenogenic graft-versus host reaction in cancer patients by fractionated astragalus membranaceous invitro. J. Clin. Lab. Immunol. 1988; 25:119

8.3.6 Artemisia Annua Literatur

From the literature: Lyme treatment with wormwood, andrographis and Japanese knotweed

Spring 2014 Journal of the New Zealand Association of Medical Herbalists AVENA, Vol14, issue 3, Sara Mertens

Artemisia annua and artemisinin for treatment of Babesia: "Bell's Palsy of the Gut and other GI manifestations of Lyme and associated diseases" Virginia T. Sherr, M.D., DL-FAPA; in: PRACTICAL GASTROENTEROLOGY • APRIL 2006, pg 88

"Herbs with Anti-Lyme Potential" Townsend letter, James Duke PhD, April 2007, pg 114-117

"Lyme disease: A Look Beyond Antibiotics" Dietrich Klinghardt, MD, PhD; Explor Infect Dis, 2005

"The Use of the Herb Artemisinin for Babesia, Malaria, and Cancer" www.amazon.com J.Schaller, 2006, Florida: Hope Academic Press

Oxford Textbook of Infectious Diseases, 2000: several references for the use of artemisinin for Babesia, Lyme, Bartonella

J Clin Virol. 2009 Jun 3 Sensitivity of human herpesvirus 6 and other human herpesviruses to the broad-spectrum antiinfective drug artesunate

- **Sensitivity of human herpesvirus 6 and other human herpesviruses to the broad-spectrum antiinfective drug artesunate.**

  Milbradt J, Auerochs S, Korn K, Marschall M. Institute for Clinical and Molecular Virology, Medical Center Erlangen, University of Erlangen-Nürnberg, Germany

  BACKGROUND: Antiviral therapy for HHV-6 infection with conventional anti-herpesviral drugs is problematic so novel drugs are required. Artesunate is a well-tolerated drug approved for malaria therapy which possesses antiviral activity.

  OBJECTIVE: The artesunate sensitivity of HHV-6 was analyzed and compared to that of several other human herpesviruses.

  STUDY DESIGN: Cultured human cells were productively infected with strains of HHV-6 or other human herpesviruses to measure artesunate inhibition of viral protein synthesis (Western blot analysis) or viral genome replication (qPCR), and to determine IC(50) values by immunofluorescence or plaque reduction assays.

  RESULTS: Sensitivity of HHV-6 to artesunate was demonstrated with an IC(50) of 3.80+/-1.06muM. This is in a range similar to IC(50) values for HCMV and EBV. Artesunate treatment of HHV-6-infected cells significantly reduced viral early and late protein synthesis that occurred in the absence of drug-induced apoptosis or necrotic cytotoxicity. HHV-6A genome replication was markedly reduced by artesunate.

  CONCLUSIONS: Artesunate possesses anti-HHV-6 activity in vitro and may be useful for treatment of HHV-6 infections.

- Herbal Drugs: Ethnomedicine to Modern Medicine, 2009, 173-194, DOI: 10.1007/978-3-540-79116-4_11

  Artemisinin: A Versatile Weapon from Traditional Chinese Medicine

  Thomas Efferth: *„Artemisinin (qinghaosu) was identified in 1972 as the active antimalarial constituent of Artemisia annua L. Artemisinin and its derivatives are used for the treatment of malaria. As shown in recent years, this class of compounds also shows activity against cancer cells, schistosomiasis, and certain viruses, i.e., human cytomegalovirus, hepatitis B and C virus, and bovine viral diarrhea virus. Interestingly, the bioactivity of artemisinin seems to be even broader and also includes the inhibition of other protozaons such as Leishmania, Trypanosoma, and Toxoplasma gondii, as well as some trematodes, fungi, yeast, and bacteria. The analysis of its complete profile of pharmacological activities, as well as the elucidation of molecular modes of action and the performance of clinical trials, will further elucidate the full potential of this versatile weapon from nature against diseases."*

- "Cytotoxic terpenoids and flavonoids from Artemisia annua", Planta Medica [1994, 60(1):54-57]

  "The cytotoxic activity of nine terpenoids and flavonoids isolated from Artemisia annua was tested in vitro on sever-al human tumor celllines. These compounds are artemisinin, deoxyartemisinin, artemisinic ac-id, arteannuin-B, stigmasterol, friedelin, friedelan-3 beta-ol, artemetin, and quercetagetin 6,7,3',4'-tetramethyl ether. Friedelane-type triterpenoids were isolated for the first time from this plant.Artemisinin and quercetagetin 6,7,3',4'-tetramethyl ether showed significant cytotoxicity against P-388, A-549, HT-29, MCF-7, and KB tumorcells."

- Artesunate for Colon Cancer:
  By **MAIL ON SUNDAY REPORTER PUBLISHED:** 22:03, 30 January 2016

  "A pound-a-day pill that has revolutionised the treatment of malaria – and is based on a Chinese herbal remedy – could be the latest weapon against bowel cancer.Scientists say artesunate could be effective for the estimated 40,000 Britons who are diagnosed with the disease every year. Early trials show that bowel-cancer patients who took the drug for two weeks before surgery were six times less likely to have a recurrence of the disease compared to those who took a placebo. Early trials saw 23 patients due for bowel-cancer surgery given daily doses of artesunate, or a placebo for two weeks prior to their operation. Only one patient taking artesunate had a recurrence of cancer after three-and- a-half years, compared to six in the placebo group."

- www.dailymail.co.uk/health/article-3424600/The-1-pill-taking-bowel-cancer-Malaria-drug-based-Chinese-herbal-remedy-latest-weapon-battle-against-deadly-disease.html#ixzz3zHz8OHav
- Researchers will look at whether the drug can halt the multiplication of tumour cells to stop cancer spreading or recurring after surgery.
- 'It could change the way bowel cancer is treated,' says Professor Sanjeev Krishna, of St George's London University, who led the earlier trial. 'We know it is safe, from work with malaria, and cheap – less than £1 a pill. It could be in general use very quickly. 'It has such potential that I call it the new aspirin.'

8.3.7 Zistrose Literatur

Planta Med 2012; 78 – PA10, Labdanum from mediterranean Cistus species: GC-MS fingerprints and relative quantification of antispirochaetal manoyloxides, K Kuchta, et al.

Pharmazie. 2010 Apr;65(4):290-5. Growth inhibiting activity of volatile oil from Cistus creticus L. against Borrelia burgdorferi s.s. in vitro. Hutschenreuther A, et al.

Antiviral Res. 2009 Dec;84(3):267-71. Cistus incanus (CYSTUS052) for treating patients with infection of the upper respiratory tract. A prospective, randomised, placebo-controlled clinical study. Kalus U, et al.

Planta Med. 2015 Dec;81(18):1727-35. The Polyphenolic Composition of Cistus incanus Herbal Tea and Its Antibacterial and Anti-adherent Activity against Streptococcus mutans. Wittpahl G, et al.

Therapie. 1999 Nov-Dec;54(6):731-3. Antibacterial and antifungal activities of Cistus incanus and C. monspeliensis leaf extracts. Bouamama H, et al.

Nat Prod Res. 2011 Feb;25(3):188-202. Antiproliferative and cytotoxic activity of extracts from Cistus incanus L. and Cistus monspeliensis L. on human prostate cell lines. Vitali F, et al.

Pharmacol Res. 1995 Jan;31(1):29-32. Gastroprotective effect of aqueous extract of Cistus incanus L. in rats. Attaguile G, et al.

Sci Rep. 2016 Feb 2;6:20394. Potent in vitro antiviral activity of Cistus incanus extract against HIV and Filoviruses targets viral envelope proteins. Rebensburg S, et al.

Cell Biol Toxicol. 2000;16(2):83-90. Antioxidant activity and protective effect on DNA cleavage of extracts from Cistus incanus L. and Cistus monspeliensis L. Attaguile G, et al.

Planta Med. 1994 Feb;60(1):34-6. Cytotoxic and antibacterial labdane-type diterpenes from the aerial parts of Cistus incanus subsp. creticus. Chinou I, et al.

8.4 ILADS

Basic Information about **Lyme Disease By The International Lyme and Associated Diseases Society**

Wir möchten Sie dringend bitten, diese Organisation zu unterstützen!

1. **Lyme disease is transmitted by the bite of a tick, and the disease is prevalent across the United States and throughout the world.** Ticks know no borders and respect no boundaries. A patient's county of residence does not accurately reflect his or her Lyme disease risk because people travel, pets travel, and ticks travel. This creates a dynamic situation with many opportunities for exposure to Lyme disease for each individual.
2. **Lyme disease is a clinical diagnosis.** The disease is caused by a spiral-shaped bacteria (spirochete) called Borrelia Burgdorferi. The Lyme spirochete can cause infection of multiple organs and produce a wide range of symptoms. Case reports in the medical literature document the protean manifestations of Lyme disease, and familiarity with its varied presentations is key to recognizing disseminated disease.
3. **Fewer than 50 % of patients with Lyme disease recall a tick bite.** In some studies this number is as low as 15 % in culture-proven infection with the Lyme spirochete.
4. **Fewer than 50 % of patients with Lyme disease recall any rash.** Although the erythema migrans (EM) or "bull's-eye" rash is considered classic, it is not the most common dermatologic manifestation of early-localized Lyme infection. Atypical forms of this rash are seen far more commonly. It is important to know that the EM rash is pathognomonic of Lyme disease and requires no further verification prior to starting an appropriate course of antibiotic therapy.
5. The Centers For Disease Control And Prevention (CDC) surveillance criteria for Lyme disease were devised to track a narrow band of cases for epidemiologic purposes. **As stated on the CDC website, the surveillance criteria were never intended to be used as diagnostic criteria,** nor were they meant to define the entire scope of Lyme disease.
6. **The elisa screening test is unreliable. The test misses 35 % of culture proven Lyme disease (only 65 % sensitivity)** and is unacceptable as the first step of a two-step screening protocol. By definition, a screening test should have at least 95 % sensitivity.

7. **Of patients with acute culture-proven Lyme disease, 20-30 % remain seronegative on serial western blot sampling.** Antibody titers also appear to decline over time; thus while the western blot may remain positive for months, it may not always be sensitive enough to detect chronic infection with the Lyme spirochete. For "epidemiological purposes" the CDC eliminated from the western blot analysis the reading of bands 31 and 34. These bands are so specific to Borrelia Burgdorferi that they were chosen for vaccine development. Since a vaccine for Lyme disease is currently unavailable, however, a positive 31 or 34 band is highly indicative of Borrelia Burgdorferi exposure. Yet these bands are not reported in commercial Lyme tests.

8. **When used as part of a diagnostic evaluation for Lyme disease, the western blot should be performed by a laboratory that reads and reports all of the bands related to Borrelia Burgdorferi.** Laboratories that use FDA approved kits (for instance, the mardx marblot®) are restricted from reporting all of the bands, as they must abide by the rules of the manufacturer. These rules are set up in accordance with the CDC's surveillance criteria and increase the risk of false-negative results. The commercial kits may be useful for surveillance purposes, but they offer too little information to be useful in patient management.

9. **There are 5 subspecies of Borrelia Burgdorferi, over 100 strains in the USA, and 300 strains worldwide.** This diversity is thought to contribute to the antigenic variability of the spirochete and its ability to evade the immune system and antibiotic therapy, leading to chronic infection.

10. **Testing for Babesia, Anaplasma, Ehrlichia and Bartonella (other tick-transmitted organisms) should be performed.** The presence of co-infection with these organisms points to probable infection with the Lyme spirochete as well. If these coinfections are left untreated, their continued presence increases morbidity and prevents successful treatment of Lyme disease.

11. A preponderance of evidence indicates that active **ongoing spirochetal infection with or without other tick-borne coinfections is the cause of the persistent symptoms in chronic Lyme disease.**

12. **There has never been a study demonstrating that 30 days of antibiotic treatment cures chronic Lyme disease.** However there is a plethora of documentation in the us and European medical literature demonstrating by histology and culture techniques that short courses of antibiotic treatment fail to eradicate the Lyme spirochete. Short treatment courses have resulted in upwards of a 40 % relapse rate, especially if treatment is delayed.

13. **Most cases of chronic Lyme disease require an extended course of antibiotic therapy to achieve symptomatic relief.** The return of symptoms and evidence of the continued presence of Borrelia Burgdorferi indicates the need for further treatment. The very real consequences of untreated chronic persistent Lyme infection far outweigh the potential consequences of long-term antibiotic therapy.

14. **Many patients with chronic Lyme disease require prolonged treatment until the patient is symptom-free.** Relapses occur and retreatment may be required. There are no tests currently available to prove that the organism is eradicated or that the patient with chronic Lyme disease is cured.

15. **Like Syphilis in the 19th century, Lyme disease has been called the great imitator** and should be considered in the differential diagnosis of rheumatologic and neurologic conditions, as well as Chronic Fatigue Syndrome, Fibromyalgia, Somatization Disorder and any difficult-to-diagnose multi-system illness.

    Disclaimer: The foregoing information is for educational purposes only. It is not intended to replace or supersede patient care by a healthcare provider. If an individual suspects the presence of a tick-borne illness, that individual should consult a healthcare provider who is familiar with the diagnosis and treatment of tick-borne diseases.

9 ADRESSEN UND BEZUGSQUELLEN

SophiaMed© Online
Informationen und Protokolle zum SophiaMed©-Konzept
Passwort für Protokolle: *OnlineVersion*
www.SophiaMed.online

Sophia Health Institute Seattle, USA
SophiaMed©-Behandlung
Dietrich Klinghardt, MD, PhD
18106 140th Ave NE, Suite 102, Woodinville, WA 98072, USA
Tel: 001 425 402 4401, E-Mail: info@sophiahi.com
www.sophiahi.com

SophiaHealth©-Institut Kaufbeuren
SophiaMatrix® Lymph- und Bindegewebstechnik
SophiaMed©-Behandlung
Ariane Zappe, Heilpraktikerin
Hafenmarkt 12, D - 87600 Kaufbeuren
Tel: +49 (0) 8341 966 4100, E-Mail: info@SophiaHealth.online
www.SophiaHealth.de/www.SophiaMatrix.com

INK Institut für Neurobiologie nach Dr. Klinghardt
In den Engematten 5, D - 79286 Glottertal
Tel: +49 (0) 7684-908836-0, E-Mail: info@ink.ag
www.ink.ag

Klinghardt Institute, UK
Tel: +44 (0) 7794 625523, E-Mail: KI@KlinghardtInstitute.com
www.klinghardtinstitute.com

Produkte

BioPure.eu LTD.
www.biopure.eu

KiScience UK
www.kiscience.com

BioPure US
www.biopureus.com

Borreliose-Labordiagnostik

ArminLabs
D - 86154 Augsburg
Tel: +49 (0) 821 780 931 50, E-Mail: info@arminlabs.com
www.arminlabs.com

Provozierter PCR-Test

DNA Connexions
Colorado Springs, Co 80919, USA
www.dnaconnexions.com

Therapiemittel

Rerum®
dr. reinwald healthcare gmbh + co kg
D - 90592 Schwarzenbruck
Tel: +49 (0) 9128-739 77-0, E-Mail: mail@drreinwald.de
www.drreinwald.de

Bravo Joghurt
Silver Spring Sagl
6850 Mendrisio, Switzerland
E-Mail: info@bravo-europe.com
www.bravo-europe.com

Bravo Suppositorien
Altstadt-Apotheke
D - 90403 Nürnberg
Tel: +49 (0) 911 230 830, E-Mail: team@altstadt-apo.de
www.altstadt-apo.de

Ozonisierte Öle (ehemals Rizole)
Zäpfchen sind sehr wirksam, speziell bei Tumorerkrankungen: Sonnen-Apotheke Freiburg, Deutschland, Tel: +49 (0) 761 71922
Metatron Apotheke, Wien, Austria, Tel: +43 (0) 1 8020280
www.biopure.eu

Artesunat
Burg-Apotheke Königstein
D - 61462 Königstein
Tel: +49 (0) 6174-9 55 65-0, E-Mail: info@apotheke-koenigstein.de
www.apotheke-koenigstein.de

Angewandte Therapien

Regenerative Kryotherapie®
D - 41747 Viersen, Deutschland
Tel. +40 (0) 2162 29876, E-Mail: dorochov@kryopraxis.de
www.kryopraxis.de

CCSVI Diagnose und Behandlung
www.ccsvi-center.com

INUS Medical Center AG
Apherese
www.gesundheitspark-cham.de

Geräte

Oxyven
www.oxyven.de

Umkehrosmose-Wasserfilter
Purewater Pro
Advanced Medical Systems GmbH (AMS)
www.ams-ag.de

Messung elektromagnetischer Strahlung
www.gigahertz-solutions.de

Lyme-Borreliose Organisationen

www.lymenet.org
www.ILADS.org
www.lymenatio.org

10 METHODEN NACH DR. MED. D. KLINGHARDT

Jede therapeutische Maßnahme basiert auf einer philosophischen Grundannahme. Die moderne Medizin, wie sie an den Universitäten gelehrt wird, versucht sich von geisteswissenschaftlichen Ideen so weit wie möglich frei zu halten. Den physischen Körper beschreibt sie im Wesentlichen als eine Maschine. Eine Maschine wird repariert, wenn sie defekt ist, oder es werden Teile ersetzt. Vom Altertum bis ins späte Mittelalter gab es Universalgelehrte, die Erkenntnisse der Naturwissenschaften mit ihrer geistig-religiösen Haltung verbinden und durchdringen konnten und beides in Einklang miteinander lehrten.

Vor allem seine Erfahrungen an der Spezialklinik für Schmerztherapie in Santa Fe beeinflussten Klinghardts Denken und seine Arbeit nachhaltig. Die beiden wesentlichen Erkenntnisse aus dieser Zeit waren:

1. Fast alle medizinischen Diagnosen sind nicht ursächlich, sondern lediglich beschreibend.
2. Die rigide Trennung zwischen Psyche und physischem Körper (Soma) ist nicht sinnvoll.

Es war dieser fehlende Blick auf die Ursache von Erkrankungen und die Trennung von dem, was seines Erachtens zusammengehörte, was Dietrich Klinghardt nach umfassenderen Heilungsmöglichkeiten suchen ließ.

Die Neurobiologie nach Dr. Klinghardt® ist ein Heilsystem. Vier ineinander greifende Diagnose- und Therapie-Praktiken tragen dieses Konzept:

- der Autonome Response Test nach Dr. Klinghardt® (ART),
- die Psycho-Kinesiologie nach Dr. Klinghardt® (PK)
- die Mentalfeld-Techniken nach Dr. Klinghardt® (MFT)
- die SophiaMatrix® Technik nach Dr. Klinghardt und Ariane Zappe

Autonomer Response Test ART

Die Basis der neurobiologischen Arbeit ist der Autonome Response Test (ART), bei der zu Beginn einer Behandlung durch einen Muskeltest festgestellt werden kann, ob das autonome Nervensystem regulationsfähig ist, oder ob eine oder mehrere Blockaden vorliegen. Dieser spezielle Test beruht auf wissenschaftlichen Grundlagen, und es erfordert große Sorgfalt, ihn zu erlernen.

Gezielte Maßnahmen des Untersuchers setzen Impulse und die Reizantwort des Organismus wird durch Veränderung der Muskelkraft erfahrbar und messbar gemacht. Durch diese Art des Testens können wir den Körper als Bio-Feedback-Messgerät einsetzen.

Die ART-Seminare umfassen aber nicht nur die Technik des Muskeltestens in allen Feinheiten, sondern auch das tiefgreifende Wissen um Krankheitsursachen und deren Therapie.

Psycho-Kinesiologie PK

Mit der Psycho-Kinesiologie (PK) hat der Therapeut nach eingehendem Gespräch die Möglichkeit, über den Muskeltest einen Dialog mit dem Unterbewussten des Klienten zu führen. Dabei werden ursprüngliche traumatische Ereignisse, die verdrängt waren, ans Licht gebracht. Durch das Wiedererinnern können sich die damit verbundenen aufgestauten Gefühle des Klienten entladen, und der Ursprungskonflikt kann dauerhaft „entkoppelt" werden.

Die Körperorgane sind bestimmten Gefühlen zugeordnet. Wenn also ein bestimmtes Gefühl im Leben vorherrschend ist, dann ist von einer Minderdurchblutung und einer Verringerung der metabolischen Leistung des entsprechenden Organs auszugehen (beispielsweise Angst –> Nieren). Mithilfe von PK können „gehaltene" Gefühle losgelassen werden. Das Organ ist nach einer PK-Behandlung wieder besser durchblutet und nimmt seine Versorgungs- und Entgiftungsfunktion wieder auf.

Bei jedem traumatischen Ereignis entstehen in unserem Unterbewusstsein einschränkende Glaubenssätze, die lebenslang gespeichert werden. Sätze wie „Ich bin nicht liebenswert" oder „Ich bin schwach" beeinflussen unser Verhalten im täglichen Leben. Je mehr einschränkende Glaubenssätze durch unser Unterbewusstsein wirken, desto eingeschränkter ist die Eigenregulation und desto mehr sucht der Körper einen Ausweg: in Form von chronischen Beschwerden und Schmerzzuständen aller Art bis hin zur manifesten Erkrankung.

Ziel einer jeden PK-Behandlung ist es, mit den zur Verfügung stehenden Mitteln die krankmachenden Glaubenssätze durch neue, freimachende zu ersetzen. Auf diese Weise ist eine dauerhafte Ausheilung ohne Symptomverschiebung möglich.

Mentalfeld-Techniken MFT

Die Mentalfeld-Techniken (MFT) bieten eine lebensbegleitende nicht invasive Therapie- und Selbsthilfemethode zur Balance des autonomen Nervensystems. Sie finden Anwendung in der Behandlung von akuten und chronischen Stresszuständen, unabhängig davon, ob der Ursprung im körperlichen oder seelischen Bereich liegt, besonders aber in der Psycho-Traumatologie, in der Behandlung von Ängsten, Phobien, Zwängen, Prüfungsangst, Hyperaktivität, bei chronischen Schmerzen, Allergien, bei der Narbenentstörung usw.

SophiaMatrix® Technik

Die SophiaMatrix® Technik nach Dr. Klinghardt® und Ariane Zappe ergänzt ART, PK und MFT um eine tiefe, manuelle Methode. Die extrazelluläre Matrix kann sich dabei neu strukturieren, Verklebungen und Blockaden können sich lösen.

Paracelsus: „Es gibt nur eine Krankheit, und die heißt Stauung."

Die Rückkehr zur Selbstregulation des Lymphflusses wird angestrebt, was Ver- und Entsorgung der Zellen verbessert.

Da die meisten Toxine und Infektionen, außerdem aber auch unsere seelischen Traumen im Bindegewebe gespeichert sind, ist diese tiefe, manuelle Arbeit ein unerlässlicher Schritt innerhalb der biologischen Behandlung chronischer Erkrankungen. Eine Art räumliche Gesundheit kann sich ausbilden, die jeder Zelle optimale Entgiftung, Versorgung und Differenzierung ermöglicht.

Durch den von Dr. Klinghardt eingeführten Provoked Urine PCR Test nach tiefer Bindegewebsmassage haben wir endlich auch den Nachweis, dass eine wirkliche Ausleitung von Mikroben und Toxinen nur über eine manuelle Aktivierung des Lymphflusses und eine Restrukturierung des Bindegewebes funktionieren kann. Beides ist gerade bei chronisch kranken Patienten blockiert und in seiner Funktion schwer gestört.

11 VERÖFFENTLICHUNGEN VON DR. MED. D. KLINGHARDT

Bücher

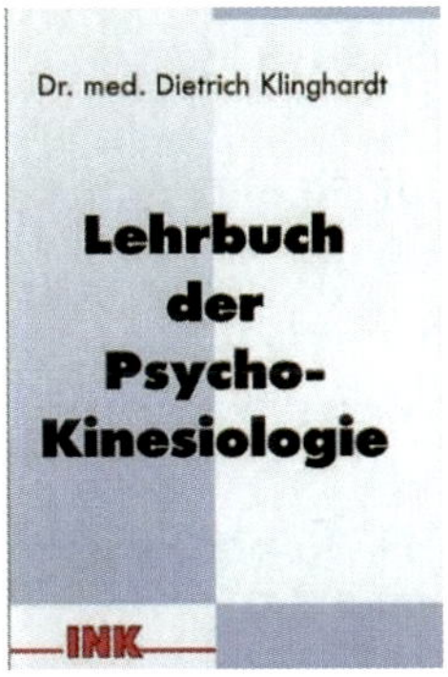

Lehrbuch der Psycho-Kinesiologie,
gebunden 330 Seiten,
Dr. med. Dietrich Klinghardt,
INK, 13. Aufl. 2015

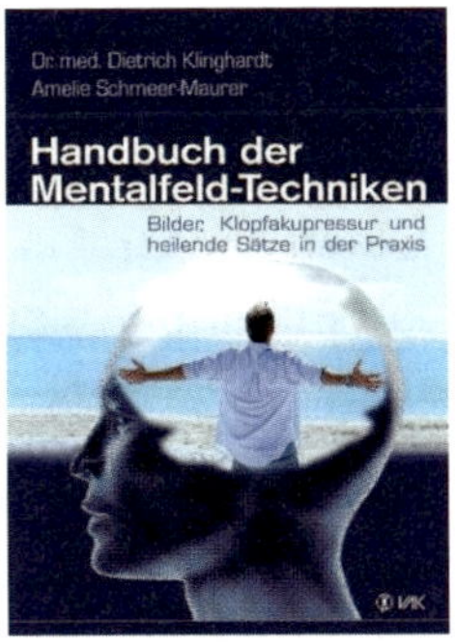

Handbuch der Mentalfeld-Techniken.
Bilder, Klopfakupressur und heilende Sätze in der Praxis
Dr. med. Dietrich Klinghardt/Amelie Schmeer-Maurer.
gebunden 330 Seiten.
AVK, 3. Aufl. 2015

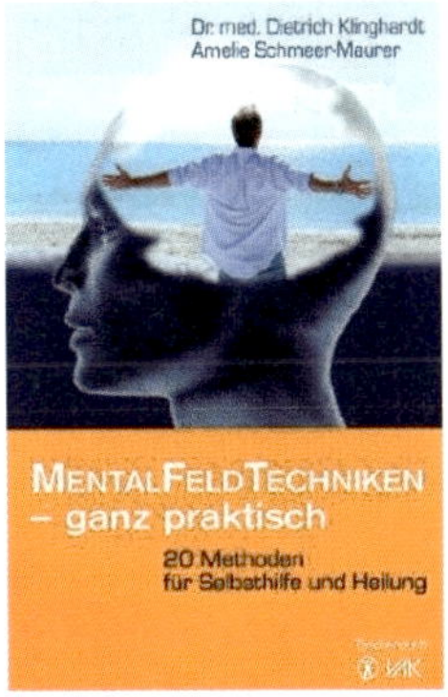

Mentalfeld-Techniken – ganz praktisch.
20 Methoden für Selbsthilfe und Heilung
Dr. med. Dietrich Klinghardt/Amelie Schmeer-Maurer,
Tb., 253 Seiten,
AVK, 3. Aufl. 2015

Wissenschaftliche Veröffentlichungen

- Dissertation an der Albert Ludwigs-Universität Freiburg:
  Diagnostik, Verlauf und Therapie bei Fingerarterienverschlüssen unterschiedlicher Genese unter besonderer Berücksichtigung arteriographischer und oszillographischer Befunde und einer intraarteriellen Reserpin-Behandlung, 1979
- Townsend Letter, July 2016. Clinical Insights from the Sophia Health Institute. By Dietrich Klinghardt, MD, PhD, and Dr. Christine Schaffner
  The authors, both physicians on the front line in treating patients who have failed in both conventional and alternative therapies, share clinical pearls from their practice, including Dr. Klinghardt's four guiding principles in the treatment of any chronic condition
- Townsend Letter, July 2015. Parasites: An Ancient Diagnosis for Modern Times. By Allison A. Hofmann, ND, and Dietrich K. Klinghardt, MD
  Parasites aren't much of a concern in the developed world, right? Isn't that something you only have to worry about on vacation? This modern assumption could be causing major factors in patient health problems to be overlooked
- Fachzeitschrift für Neurobiologie Hier&Jetzt, 1-2014. Die Schilddrüse, Inst. für Neurobiologie nach Dr. Klinghardt www.ink.ag/shop
- Johns-Hopkins University, USA, CRC Press 2013, pp 851-868. "Advancing Medicine with Food and Nutrients", Second Edition. Kapitel "Biotoxins – Supporting removal via intrinsic pathways." Dietrich Klinghardt MD, PhD
- Townsend Letter. July 2009; (312):65. Q&A with Dr. Klinghardt
- Townsend Letter [serial online]. October 2009; (315):59-66. A Sensible Approach to Eliminating Neurotoxins
- J Explore! 2005. V. 14, (4). The five levels of healing. Klinghardt, D.
- Explore Infect Dis, 2005. Lyme disease: a look beyond antibiotics. D. Klinghardt, M.D., Ph.D. Bellevue WA 1/7/05 and 1/7/06
- Acupuncture & Electro-Therapeutics Research. January 2004;29(1/2):129-132. (CoAuthor)
  Rapid recovery from right-sided hemiplegia – author's experience of brainstem sensory-motor lacunar infarction
- Acupuncture & Electro-Therapeutics Research. January 2004; 29(1/2):135-136. The Bi-Digital O-Ring Test and the Autonomic Nervous System
- Journal of Optometric Phototherapy, March 2003, pg.35-40, The Neurophysiology of Light, The Five Pathways. Dietrich Klinghardt, MD, PhD
- Explore!; Volume 11, Number 2 (2002). Neuraltherapy
- Explore! Vol 12, No2 (2002). The Klinghardt Neurotoxin Elimination Protocol
- J of Nutritional and environmental Medicine (2001) 11, 53-62. Mercury toxicity and systemic elimination agents. D. Klinghardt and J. Mercola

- Lecture at the ETH in Zurich: Heavy Metal Toxicity Update (with full discussion on chlorella), Oct 31, 2001 – available on video. Klinghardt, D.
- J Explore! 2000. V. 10 (1). Metal toxicity. Klinghardt, D.
- Fachzeitschrift für Neurobiologie Hier&Jetzt 3: 10-13, 2000. Schwermetalle und chronische Erkrankungen. Klinghardt, D.
- Erfahrungsheilkunde Band 48, 1999;7:435-438, Chlorella. Algenpräparat hilfreich bei der Amalgamausleitung. Klinghardt, D.
- Acupuncture & Electro-Therapeutics Research [serial online]. September 1998. Detoxification Agents for Mercury and Other Metals 23(3/4):287
- Acupuncture & Electro-Therapeutics Research [serial online]. September 1998; Using the Bi-Digital O-Ring Test (BDORT) to Detect Dysfunction in the Autonomic Nervous System 23(3/4):290
- ALTERNATIVE MEDICINE MAGAZINE
  Issue 21 Dec, 1997/Jan, 1998. Neural Therapy for Migraines, Seizures, and Mercury Toxicity
  Dietrich Klinghardt, M.D., Ph.D.
- Acupuncture & Electro-Therapeutics Research [serial online]. March 1997. Neural Therapy: A Traditional German Approach for the Treatment of Autonomic Dysfunction 22(1):70
- Explore, 1997. Amalgam/Mercury Detox as a Treatment for Chronic Viral, Bacterial and Fungal Illness. Dietrich Klinghardt, M.D., Ph.D.
- Explore! Vol 7, No3 (1996) The Targeted Use of Homeopathic/Isopathic Medications with the Use of Neural Kinesiology
- J Neurol Orthop Med Surg (1993) 14: 109-114. Neural Therapy. D. Klinghardt, M.D., Ph.D.
- Journal of Neurological and Orthopedic Medicine and Surgery. Bee Venom Therapy for Chronic Pain Vol 11. Issue 3; pp 195-197 (1990)

Literature References to Dr. Klinghardt's Work:

- Forsgren S., Microbes, Toxins, and Unresolved Conflicts: A Unifying Theory. Townsend Letter [serial online]. July 2009;(312):62-64. Available from: Alt HealthWatch, Ipswich, MA.
- Kohlstadt I. Klinghardt Academy's Biological Medicine 2012: Conference Highlights. Townsend Letter [serial online]. June 2012;(347):36-43. Available from: Alt HealthWatch, Ipswich, MA.
- Strasheim C., The Advantages of Diagnosing Chronic Lyme Disease With ART. Townsend Letter [serial online]. July 2011;(336):62-63. Available from: Alt HealthWatch, Ipswich, MA.

Beiträge zu Buchkapiteln:

- Buchveröffentlichung der Johns-Hopkins University, USA: Advancing Medicine with Food and Nutrients
  Second Edition. CRC Press 2013. Kapitel Dr. med Dietrich Klinghardt Biotoxins. pp 851-868
- Elemente der Gesundheit; Open Mind Academy(2012)
- Outsmarting Autism; Editor: P.Lehmer; Word Association Publishers, 2014

Zahlreiche Artikel in: Fachzeitschrift für Neurobiologie „Hier und Jetzt"
Herausgeber Dietrich Klinghardt, INK Verlag, seit 1999, *www.ink.ag/shop*

Zahlreiche Artikel in: Fachzeitschrift für Neurobiologie „Hier und Jetzt"
Herausgeber Dietrich Klinghardt, INK Verlag, seit 1999, www.ink.ag/shop

DVDs – Vortragsmitschnitte mit Dr. Klinghardt (Auswahl)

- Was uns krank macht. Vortragsmitschnitt März 2014, ca. 90 min
- Medizin 2012, Neue Symptome, neue Ursachen, neue Behandlungsmethoden, ca. 90 min
- Borreliose – Die Seuche des 21. Jahrhunderts? Vortragsmitschnitt Nov. 2012, ca. 2,5 Std
- Borrelien Symposium Nov. 2012, Seminarmitschnitt, ca. 8 Std.
- Die Lyme-Borreliose und Chronische Erkrankungen, 2008, ca. 2,5 Std.
- Laser-Therapie und HRV, 3 DVDs, ca. 5 Std.
- Labortag 2012, Seminarmitschnitt, 3 DVDs, ca. 6 Std.
- Neurobiologie des Kiefer-/Zahnbereichs und Psyche, Seminarmitschnitt, ca. 20 Std.
- Schwermetalle – die unterschätzte Gefahr, 2005
- Schwermetalle und ihre Wirkung auf die Gesundheit, 2003

DVDs mit Dr. med. Dietrich Klinghardt und Ariane Zappe

Hormone und Neurotransmitter, 2015, 3 DVDs, Seminarmitschnitt 2015

Die biologische Behandlung der Lyme-Borreliose und die Wiederherstellung eines gesundes Mikrobioms, 3 DVDs, Seminarmitschnitt 2016

DVDs Kongress

Wirkt Strahlung auf uns, 2014, 13 DVDs, c. 18 Std.

Haftungsausschluss

Die Inhalte dieser Seiten sind keine Heilaussagen. Die Diagnose und Therapie von Erkrankungen und anderen körperlichen Störungen erfordert die Behandlung durch Ärzte/Innen oder Heilpraktiker/Innen. Die Informationen auf diesen Seiten sind ausschließlich informativ, sie sollen nicht als Ersatz für eine ärztliche Behandlung genutzt werden. Das mit einer falschen Diagnose oder Behandlung verbundene Risiko kann nur durch die Einbeziehung eines Arztes oder Heilpraktikers verringert werden.

Wie jede Wissenschaft, ist die Medizin ständigen Entwicklungen unterworfen. Forschung und klinische Erfahrungen erweitern unsere Erkenntnisse, insbesondere was Behandlung und medikamentöse Therapie anbelangt. Soweit auf diesen Seiten eine Anwendung, Dosierung oder ein bestimmtes medizinisches oder ernährungstherapeutisches Vorgehen erwähnt wird, kann keine Gewähr übernommen werden.

Jeder Benutzer ist angehalten, durch sorgfältige Prüfung und gegebenenfalls nach Konsultation eines Spezialisten festzustellen, ob die gegebenen Empfehlungen und Richtwerte im konkreten Fall zutreffend sind. Jede Dosierung, Anwendung oder Therapie erfolgt auf eigene Gefahr des Benutzers.

Weshalb wir von einer Selbstbehandlung dringend abraten:
Eine der besonderen Stärken dieser Medizin liegt in der individuellen Behandlung eines jeden Patienten. Die Mittel, ihre Dosierung, ihre Kombinierbarkeit mit anderen Mitteln und die Dauer der Einnahme werden mittels ART-Testung genau festgelegt. Auf diese Weise werden Sie bestmöglich betreut, und bei Irritationen oder unerwünschten Reaktionen wird korrigiert und angepasst. Diese Art der Kontrolle kann ein Patient – selbst bei einigen Grundkenntnissen – für sich selbst nicht leisten! Der Weg über einen ausgebildeten Therapeuten führt Sie schneller und zuverlässiger und ohne kostspielige Irrtümer zu Ihrem Ziel, nämlich wieder gesund zu werden.

12 DIE AUTOREN

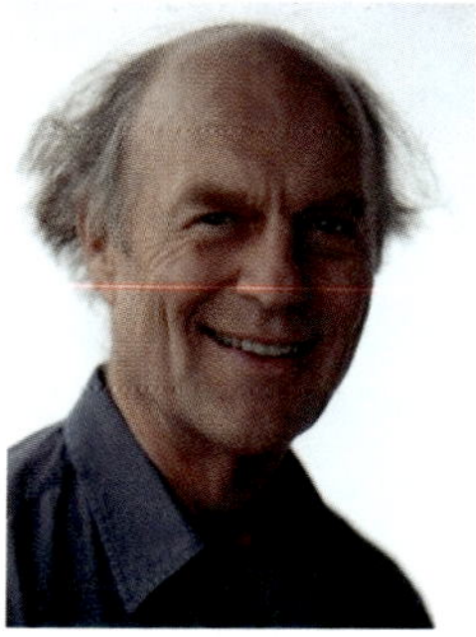

Dr. med. Dietrich Klinghardt

ist Arzt, Wissenschaftler und Lehrer. Geboren 1960 in Berlin. Medizin- und Psychologiestudium in Freiburg (Approbation 1978. Seit 1982 arbeitet er in den USA.

Auf der Suche nach den Ursachen von Erkrankungen stieß er schnell an die Grenzen der konventionellen Medizin. Indem er sich vielfältige alternative Methoden aneignete, konnte er im Lauf von Jahren eigene, auf energetischer Testung beruhende Diagnose- und Therapieformen (Autonomer Response Test, Psycho-Kinesiologie, Mentalfeld-Techniken) entwickeln, die als ANK-Methode – Angewandte Neurobiologie nach Dr. Klinghardt – in die Medizin eingegangen sind. Die ANK ist ein lebendiges System, in das ständig neue Erfahrungen aus der ärztlichen Praxis, aus Wissenschaft und klinischer Forschung einfließen und so die Lehre kontinuierlich erweitern.

Im Zentrum seines Interesses stehen die gesundheitlichen Folgen toxischer Einflüsse aus der Umwelt: Schwermetalle, Aluminium und das Thema Strahlung durch den Mobilfunk. Diese Faktoren stehen in einem engen Zusammenhang mit neurologischen Erkrankungen und Autoimmunerkrankungen und sind häufig kausal mit Immunantworten auf Erreger der Lyme-Borreliose zu sehen. Seine Antwort darauf ist die biologische Behandlungsweise, mit der er schon viele Menschen auf den Weg zurück zur Gesundheit geführt hat.

Im Jahr 1994 gründete Dr. Klinghardt die Klinghardt Academy in den USA, 1997 das „Institut für Neurobiologie nach Dr. Klinghardt – INK“ in Deutschland, 2014 folgte das „Klinghardt Institute“ in England. Die Aufgabe der Institute liegt u.a. in der Verbreitung der Methode und in der Organisation der Lehrtätigkeiten der von Dr. Klinghardt ausgebildeten Lehrer und Therapeuten.

In Seattle, USA, gründete und leitet er das Sophia Health Institute und entwickelte das Behandlungskonzept SophiaMed©. Neueste Studien und immer fortschrittlichere Labortestung bestätigen heute seine Arbeit und seinen Erfolg bei chronisch schwerkranken Patienten und autistischen Kindern. Sein Name ist weltweit mit der Behandlung der Lyme-Borreliose und ihrer Co-Erreger verknüpft. Ihm verdanken wir, dass diese Infektion inzwischen als ursächlich für die meisten chronischen Erkrankungen anerkannt wird.

In diesem Buch wird die biologische Behandlungsweise in 4 Phasen beschrieben. Dies ist die Essenz langjähriger Forschung und klinischer Erfahrung, die nun für alle Betroffenen und Therapeuten zugänglich und nachvollziehbar wird.
Er ist Autor von Standardwerken und Lehrbüchern und Herausgeber der Fachzeitschrift für Neurobiologie Hier & Jetzt (seit 1999).
Für seine wegweisende Arbeit im Bereich der integrativen Medizin erhielt er zahlreiche Auszeichnungen.

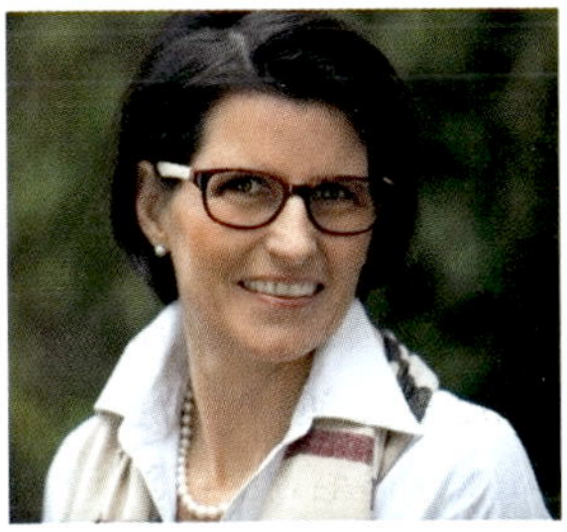

Ariane Zappe

Bevor Ariane Zappe begann, sich für alternative Medizin zu interessieren und den Berufsweg der Heilpraktikerin einschlug, war sie Airbus-Pilotin bei der Lufthansa. Die therapeutische Arbeit, in die auch Forschung und Entwicklung einbezogen ist, bedeutet für sie Anspruch und Herausforderung. Seit einigen Jahren arbeitet sie eng mit Dr. Klinghardt zusammen. Überzeugt von dessen Methode, entwickelte sie als Ergänzung des Systems die SophiaMatrix® Technik, eine tiefe, manuelle Lymph- und Bindegewebstechnik, deren ausleitende und entgiftende Wirkung heute auch durch Labortestung bestätigt werden kann. Diese Technik ist wichtiger Bestandteil der 4 Phasen-Behandlung.

In dem von ihr gegründeten SophiaHealth Institut in Kaufbeuren setzt sie mit einem Team von Therapeuten, eng nach dem Vorbild des Instituts in Seattle/USA, die in diesem Buch beschriebene biologische Behandlung in 4 Phasen um.

Ariane Zappe ist Mutter von drei Kindern und lebt mit ihrer Familie in Kaufbeuren im Allgäu.

Abschließende Bemerkung der Autoren

Die Lyme-Borreliose ist heute in den westlichen Ländern die häufigste Infektionskrankheit. Bisher wurde die Persistenz der Erreger in ärztlichen und wissenschaftlichen Kreisen deutlich unterschätzt, und die vielen betroffenen und leidenden Menschen wurden nur sehr unzulänglich therapiert. Durch die führende Rolle einzelner mutiger Ärzte, z.B. Dr. J. Burrascano mit der von ihm inspirierten Organisation ILADS, ist die Häufigkeit und Bedrohlichkeit dieser Seuche endlich erkannt worden und in das Licht der Öffentlichkeit gerückt. Plötzlich gibt es eine Fülle von wissenschaftlichen Arbeiten, die das bestätigen, was einige Ärzte in ihrer Praxis lange ahnten: die persistente Borreliose ist der Auslöser oder Co-Faktor sehr vieler Erkrankungen und Leidenszustände – die Seuche des 21. Jahrhunderts.

Die universitäre Medizin beschränkt sich auf Behandlungsversuche mit antibiotisch wirkenden Medikamenten. Dadurch ist der falsche Eindruck entstanden, dass diese Erkrankung und ihre Symptome nur durch Pharmazeutika behandelt werden könnten. Es gibt aber in der Wissenschaft noch keinen Konsens über die beste Therapie für die Lyme-Borreliose.

Es gab sogar bis vor gar nicht so langer Zeit die schulmedizinische Position, dass die meisten betroffenen Patienten an psychiatrischen Nocebo-Effekten leiden würden und nicht wirklich krank seien. Den Durchbruch – die Anerkennung der Ernsthaftigkeit der Erkrankung und der weiten Verbreitung der persistenten Erreger in den jüngsten wissenschaftlichen Veröffentlichungen – heißen wir natürlich willkommen! Wir sind keineswegs gegen den gelegentlichen Einsatz schulmedizinischer Medikamente – sie sind manchmal in akuten Situationen lebensrettend – aber wir sind einen anderen Weg gegangen, den wir in diesem Buch dargestellt haben.

Die Borrelien sind Zeichen eines entgleisten Mikrobioms: nicht nur das des Darmes, sondern auch des Mikrobioms der Nasenschleimhäute, der Kieferhöhlen, des Rachens, der Lunge und sogar des Gehirns – vor allem aber eines entgleisten Mikrobioms der Erde. Die Zerstörung der gesunden Mikroben im Ackerbau durch die Agrochemie erscheint, neben der elektromagnetischen Strahlung, immer häufiger in der Literatur als mitbeteiligt an der zunehmenden Zerstörung unseres Gehirns und unseres Denkvermögens.

Die Arbeit mit Betroffenen hat uns Vieles gelehrt. Zahlreiche unserer Patienten hatten mehrere Jahre der medizinischen Antibiose hinter sich, mit immer nur schlimmer werdenden Symptomen, und konnten durch unsere biologische Vorgehensweise wieder gesund werden. Unsere Patienten, auch die, die sich nur über das Internet informieren, lernen, im Einklang mit der Natur zu leben. Unsere Methode führt sie zurück zu mehr

Autonomie: Sie lernen, ihre Bionahrung im eigenen Garten anzubauen und gesund zuzubereiten, sich über verschiedene Einläufe, Nasenspülung und Fußbäder zu entgiften. Viele sind ihrerseits zu Kräuter-Experten geworden, zu Fachkundigen in biologischer Heilkunst, zu Lyme-Experten.

Was die Borrelien angeht, ist manches noch ungeklärt: Es gibt Borrelien mit nur 27 Genen, manche haben aber über 600! Beide sind gleich positiv in den uns verfügbaren Tests und können so nicht unterschieden werden. Kommt diese Variationsbreite von der Natur selbst? Oder ist eine Untergruppe der Patienten mit einem Labor-produzierten Keim infiziert? Warum wird den Impfstoffen Aluminium als Adjuvans zugesetzt, warum wird Aluminium überhaupt auf verschiedene Weisen und in so hohen Maßen eingesetzt? Aluminium ist erwiesenermaßen ein Wachstumsfaktor für die Borrelien... Warum werden die Ernte und das Saatgut mit Glyphosat bespritzt? Es trägt nämlich das Aluminium tief in die Gewebe, genau an die Stellen, wo man später die Borrelien findet. Warum wird für den Mobilfunk, in der WLAN-Verbindung und in den Schnurlostelefonen die Trägerfrequenz 2,4 Gigahertz benutzt? Es ist schließlich genau die Frequenz (wie wir in unseren eigenen Versuchsreihen gefunden haben), die das Wachstum und die Virulenz der Hefepilzerkrankungen antreibt, die mit der symptomatischen Borreliose so eng verknüpft sind...

Trotz alledem finden wir in der Natur immer noch die Kräuter, Mittel und Methoden, die uns gegen die ständigen Angriffe aus dem menschengemachten Umfeld resilient machen – und die uns den sanften, eleganten und nicht-toxischen Weg zurück in die Gesundheit ermöglichen. Nicht wenige, die wieder genesen sind, werden politisch aktiv: Sie wehren sich gegen die Übergriffe der Agrochemie und anderer Hintergründe toxischer Faktoren, sie unterstützen den biologischen Anbau von Lebensmitteln, fordern Einblick in die Machenschaften von Großkonzernen, und sie wünschen sich bessere Impfstoffe.

In diesem Buch zeigen wir den heutigen Wissensstand, eigene Erfahrungen, neue diagnostische Möglichkeiten und Therapieansätze, die aus der täglichen Praxis gewachsen sind und vielen betroffenen Menschen geholfen haben. Die therapeutischen Vorschläge in unserem Buch entstammen einer über 30-jährigen Erfahrung mit dieser Erkrankung und sollten sowohl für Therapeuten als auch für Patienten relevant sein. Und vor allem aber steht eine biologische nicht antibiotische, nicht-toxische Behandlung der Lyme-Borreliose im Einklang mit Natur und Erde.